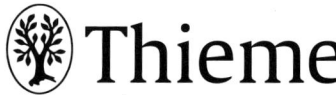

Forum Logopädie

Herausgegeben von Luise Springer
und Dietlinde Schrey-Dern

Störungen der Schriftsprache

Modellgeleitete Diagnostik und Therapie

Sylvia Costard

Für meine Schwester Marita

15 Abbildungen
63 Tabellen

Georg Thieme Verlag
Stuttgart · New York

Anschriften

Dr. Sylvia Costard
Justus-Liebig-Universität Gießen
Fachbereich Sozial- und Kulturwissenschaften
Karl-Glöckner-Str. 21b
35394 Gießen
sylvia.costard@erziehung.uni-giessen.de

Dr. Luise Springer
Lehranstalt für Logopädie
am Universitätsklinikum
RWTH Aachen
Pauwelsstr. 30
52066 Aachen

Dietlinde Schrey-Dern
Lehranstalt für Logopädie
am Universitätsklinikum
RWTH Aachen
Pauwelsstr. 30
52066 Aachen

*Bibliografische Information –
der Deutschen Nationalbibliothek*

Die Deutsche Nationalbibliothek verzeichnet diese Publikation in der Deutschen Nationalbibliografie; detaillierte bibliografische Daten sind im Internet über http://dnb.d-nb.de abrufbar.

© 2007 Georg Thieme Verlag KG
Rüdigerstraße 14
D-70469 Stuttgart
Telefon: + 49 / 0711 / 8931-0
Unsere Homepage: www.thieme.de

Printed in Germany

Zeichnungen: Helmut Holtermann, Dannenberg
Umschlaggestaltung: Thieme Verlagsgruppe
Umschlaggrafik: Dorit David, Hannover
Satz: Sommer Druck, Feuchtwangen
Druck: Grafisches Centrum Cuno, Calbe

ISBN 978-3-13-139641-9   1 2 3 4 5 6

Vorwort der Herausgeberinnen

Mit der vorliegenden Veröffentlichung liegt erstmals eine umfassende Darstellung des modellorientierten Ansatzes für die Diagnostik und Therapie von Störungen der Schriftsprache bei Kindern vor, die sich sowohl auf den Erwerb der Schriftsprache bezieht als auch auf erworbene Dyslexien/Dysgraphien im späteren Kindes- und Jugendlichenalter infolge von neurologischen Krankheiten eingeht.

Eingangs werden schriftsprachrelevante linguistische Grundlagen beschrieben und anhand vieler Beispiele erläutert. Die verschiedenen kognitiven Modelle des Lesens und Schreibens werden ausführlich beschrieben und hinsichtlich ihres Nutzens für die Therapieplanung kritisch hinterfragt.

Die Autorin diskutiert die aktuellen terminologischen und klassifikatorischen Fragen und stellt in Anlehnung an die angloamerikanische Fachliteratur Entwicklungsdyslexien und -dysgraphien, erworbene Dyslexien/Dysgraphien sowie Analphabetismus vor.

Die Beschreibung der Diagnostik und Therapie von Schriftsprachstörungen ist nicht auf den modelltheoretischen Ansatz begrenzt, sondern liefert einen Überblick über diagnostische Testverfahren und therapeutische Methoden. Darüber hinaus wird eine Gegenüberstellung von Therapiestudien zu erworbenen und entwicklungsbedingten Dyslexien/Dysgraphien vorgenommen.

Der Anhang enthält alle Materialien, die für die Durchführung einer modellgeleiteten Diagnostik (einschließlich Anamneseleitfaden) und Therapie notwendig sind.

Das Buch richtet sich an Studierende und Berufstätige der Logopädie und Sprachheilpädagogik sowie der klinischen Linguistik. Zudem werden Lernbehindertenpädagogen und Lerntherapeuten sowie Pädagogen allgemein bildender Schulen von Kapiteln profitieren, die auf ihre Tätigkeit zugeschnitten sind. Um diese unterschiedlichen Zielgruppen zu erreichen, hat die Autorin das Buch didaktisch so konzipiert, dass die jeweiligen Kapitel – je nach Vorwissen und Interesse des Lesers – ausgewählt werden können.

Wir sind überzeugt, dass die vorliegende Publikation dazu beitragen wird, den Nutzen modelltheoretischer Ansätze in der Diagnostik und Therapie kindlicher Schriftsprachstörungen aufzuzeigen. Gleichzeitig hoffen wir, dass den Praktikern Mut gemacht wird, die vorgestellten modelltheoretischen Ansätze in der Praxis anzuwenden. Wir sind gespannt auf Ihr Feedback.

Aachen, im April 2007

Dietlinde Schrey-Dern
Luise Springer

Vorwort

Als Neurolinguistin arbeitete ich sechs Jahre lang in der Abteilung Neurolinguistik der neurologischen Klinik des Universitätsklinikums Aachen. Schwerpunkt meiner Tätigkeit war die modellorientierte Differenzialdiagnostik, Planung und Durchführung von Therapien bei Erwachsenen, die häufig neben einer Aphasie an einer erworbenen Lese- und Schreibstörung litten. Das Vorgehen war modellorientiert, denn bei jedem Patienten wurde genau untersucht, welcher Prozess bzw. welche Komponente des Lesens bzw. Schreibens nicht funktionierte. Es folgte eine individuell auf den einzelnen Patienten zugeschnittene Therapie. Ich lernte, dass die Therapie von Schriftsprachstörungen nur effektiv ist, wenn man den genauen funktionalen Ort der Störung kennt. Aus dem englischsprachigen Raum liegen seit langem modellorientierte Einzelfallstudien zu Entwicklungsdyslexie/-dysgraphie („Lese-Rechtschreibschwäche") vor (z.B. Temple u. Marshall 1983, Johnston 1983, Coltheart et al. 1983, Seymour u. MacGregor 1984, Campbell u. Butterworth 1985, Stuart u. Howard 1995). Eine praktisch-ausgerichtete Übersicht zur modellorientierten Diagnostik und Therapie bei Entwicklungsdyslexie/-dysgraphie findet sich bei Springer u. Wucher (2001). Auch in dem Buch von Klicpera u. Gasteiger-Klicpera (1998) werden verschiedene Unterformen von Entwicklungsdyslexie/-dysgraphie modellorientiert erklärt.

Bei einem Treffen von Lerntherapeutinnen 2001 in Ohrbeck, die sich mit Entwicklungsdyslexien/-dysgraphien beschäftigten, stellte ich daher die modellorientierte Vorgehensweise bei erworbenen Dyslexien/Dysgraphien als Modell für die Untersuchung von Entwicklungsdyslexien/-dysgraphien vor. Schon während des Vortrags wurde wiederholt die Frage gestellt: „Wo sind die Verbindungen?" Diese Frage drückte aus: „Was bedeuten die Erkenntnisse, die Sie so detailliert in Bezug auf erworbene Dyslexien/Dysgraphien vorgestellt haben, für uns, die wir uns

gar nicht mit erworbenen Dyslexien/Dysgraphien, sondern mit Entwicklungsdyslexien/-dysgraphien beschäftigen?" Was ich in Ohrbeck ahnte, wurde in meiner mittlerweile mehr als vierjährigen Tätigkeit im Bereich kindlicher Sprach- und Sprechstörungen als wissenschaftliche Assistentin am Institut für Heil- und Sonderpädagogik, Fachrichtung Sprachheilpädagogik der Universität Gießen zur Gewissheit. Ich musste erkennen, dass der modellorientierte Ansatz keinen Eingang in den Bereich Entwicklungsdyslexie/-dysgraphie gefunden hat. Ich konnte mir das nur so erklären, dass erworbene Dyslexien/Dysgraphien und Entwicklungsdyslexien/-dysgraphien offenbar doch kaum Berührungspunkte aufwiesen, und man sie daher nicht aufeinander beziehen konnte. Im Nachhinein konnte ich die in Ohrbeck gestellte Frage nach den Verbindungen für mich nur so beantworten: „Es gibt keine."

Meine Neugierde auf die Beantwortung der Frage „Wo sind die Verbindungen?" wurde schlagartig wieder geweckt als ich auf das Buch von Jackson u. Coltheart (2001) „Routes to Reading Success and Failure" stieß. Darin wird erstmals ein theoretisches Konzept ausgebaut, mit dem alle Formen des Lesens unter Einbezug des Leseerwerbs auf der Basis desselben Modells, des Dual-Route Cascaded Models (DRC), erklärt werden. Damit entsteht eine Verbindung zwischen erworbenen Dyslexien und Entwicklungsdyslexien. Darüber hinaus werden Verbindungen zu ungestörtem Lesen, unauffälligem Leseerwerb und „precocious reading", also frühzeitigem Lesen, das Kinder in seltenen Fällen bereits mit drei Jahren zeigen, und damit in einem Alter, in dem sie vermutlich noch keine phonologische Bewusstheit im engeren Sinn aufweisen, hergestellt. Jackson u. Coltheart (2001) kritisieren, dass keine Kommunikation zwischen den verschiedenen Disziplinen, die sich mit dem Lesen beschäftigen, stattfindet. So erscheinen Studien zu ungestörtem Lesen, Entwicklungsdyslexien und erworbenen Dyslexien in unterschiedlichen Zeitschriften, die jeweils auf eines dieser Gebiete spezialisiert sind. Zudem werden sie auf unterschiedlichen, wiederum spezialisierten, Symposien vorgestellt. Grund oder Folge – jedenfalls gehen die meisten Wissenschaftler, die sich mit dem Lese- und Schreiberwerb beschäftigen, davon aus, dass die Erkenntnisse der kognitiven Neuropsychologie für ihr Gebiet keine Relevanz haben und umgekehrt.

Mit dem Erscheinen des Buches von Jackson u. Coltheart (2001) rückt der modellorientierte Ansatz jedoch im deutschsprachigen Raum auch im Bereich Entwicklungsdyslexie/-dysgraphie allmählich ins Bewusstsein. So stehen Schriftsprachmodelle in dem Buch von Klicpera et al. (2003) noch stärker im Vordergrund als bei Klicpera u. Gasteiger-Klicpera (1998). Gleichzeitig wird das Phasenmodell von Frith (1986) und Günther (1986) zunehmend in Frage gestellt (Klicpera et al. 2003:24ff). Die Darstellung von Klicpera et al. (2003) endet mit der Forderung, dass bei der Diagnostik und Therapie von Entwicklungsdyslexie/-dysgraphie im deutschen Sprachraum stärker modellorientiert vorgegangen werden sollte. Mittlerweile liegen zahlreiche neuere modellorientierte Einzelfallbeschreibungen zu Entwicklungsdyslexien/-dysgraphien aus dem englischsprachigen Raum (Brunsdon et al. 2002a, Brunsdon et al. 2002b, Brunsdon et al. 2005, Hayes et al. 2004) und auch einige aus dem deutschsprachigen Raum (Schröder u. Stadie 2003, Krehnke u. Stadie 2003, Cholewa et al. 2004) vor, in denen teilweise erstaunliche Therapieerfolge nachgewiesen werden konnten.

Dass eine modellorientierte Vorgehensweise bei der Diagnostik und Therapie von Entwicklungsdyslexien/-dysgraphien sinnvoll ist, steht damit außer Zweifel. Allerdings fehlte bislang ein praktisch ausgerichtetes Buch, in dem die modellorientierte Diagnostik und Therapie konkret, ausführlich und anwendungsbezogen erklärt wird. Meine 2003 vorgebrachte Anregung, ein Buch zu veröffentlichen, das die theoretischen Grundlagen modellorientierter Diagnostik und Therapie bei Entwicklungsdyslexie/-dysgraphie praxisnah erklärt und praktische Tipps zur Durchführung einer modellorientierten Diagnostik und Therapie enthält, stieß bei Luise Springer und Christiane Neuschäfer-Rube auf großes Interesse. Sie ermutigten mich zur Fertigstellung dieses Buches und ich bin sehr dankbar für das mir entgegengebrachte Vertrauen. Auf diese Weise ist ein Buch entstanden, in dem Bezüge zwischen Entwicklungsdyslexien/-dysgraphien und erworbenen Dyslexien / Dysgraphien hergestellt werden. Somit werden die Erkenntnisse interdisziplinär nutzbar gemacht.

Zum Schluss möchte ich noch einmal die Frage aufgreifen, die mir in Ohrbeck von den Lerntherapeuten gestellt wurde, die ich in Aachen häufig mit Lehr- und Forschungslogopäden und Klinischen Linguisten diskutiert habe, und die mir immer wieder von den Lehramts- und Diplom-Studierenden in Gießen gestellt wird, sobald ich in einem Seminar zu Entwicklungsdyslexien/-dysgraphien das Zwei-Wege-Modell und die Evidenz für das Vorhandensein der Verarbeitungswege anhand von erworbenen Dyslexien / Dysgraphien vorstelle, die Frage also: „Wo sind die Verbindungen?"

Hier ist eine erste Antwort.

Aus Verständnisgründen wurde meist die männliche Form der Berufsbezeichnungen gewählt, die aber stets die weibliche Form mit einschließen soll.

Dank

Ein solches multidisziplinäres Buch hätte nie entstehen können, wenn nicht eine Reihe von Fachkollegen aus den Disziplinen Lehr- und Forschungslogopädie, Neuro- und Psycholinguistik, Schulpädagogik und Linguistik aus ihrer jeweiligen beruflichen Perspektive verschiedene Vorformen des Buchmanuskripts kritisch hinterfragt und entscheidend verbessert hätten. Zunächst gilt mein großer Dank Walter Huber und Franz-Josef Stachowiak, durch die ich die modellorientierte Diagnostik und Therapie bei erworbenen und entwicklungsbedingten Schriftsprachstörungen kennen und schätzen lernte. Ilona Rubi-Fessen danke ich für zahlreiche wichtige Kommentare und Diskussionen zum theoretischen und praktischen Teil des Manuskripts, insbesondere zu den Modellen der Schriftsprachverarbeitung und zur Diagnostik. Viele entscheidende Hinweise zur Strukturierung des Buches und wichtige Literaturhinweise und Verbesserungsvorschläge zum klinisch-diagnostischen Teil, die zur Entstehung des Buches maßgeblich beigetragen haben, verdanke ich Luise Springer. Daniela Kamutzki hat zu Vorformen des Manuskripts wichtige und sehr hilfreiche Kommentare, Anmerkungen und Verbesserungsvorschläge gemacht. Christina Bader hat ihre außerschulische und schulische Erfahrung im Bereich Entwicklungsdyslexie/-dysgraphie in dieses Buch eingebracht. Ihr verdanke ich zahlreiche Hinweise und Ergänzungen insbesondere zum praktischen Teil. Arno Koch danke ich für das Durchsehen einzelner Kapitel. Die Fehler und Ungereimtheiten, die in diesem Buch auftreten, gehen alleine auf mich zurück. Ich möchte mich auch für die hilfreiche Begleitung des Buchprojektes durch Frau Witschel und Herrn Elm vom Thieme-Verlag bedanken. Über Kommentare, Anmerkungen und Verbesserungsvorschläge von den Leserinnen und Lesern dieses Buches würde ich mich sehr freuen.

Gießen, im April 2007

Sylvia Costard

Inhaltsverzeichnis

11 Therapie 118

Anhang 141

Literatur 170

Sachverzeichnis 181

Einführung

Dieses Buch ist so angelegt, dass Sie mit dem Lesen nicht auf der ersten Seite beginnen und sich dann bis zur letzten Seite durcharbeiten müssen.

Die verschiedenen Leser dieses Buches verfügen über ganz unterschiedliches Vorwissen: So haben Auszubildende der Logopädie und Studierende der Lehr- und Forschungslogopädie, der Klinischen Linguistik sowie des Studiums der Heil- und Sonderpädagogik, SchriftsprachtherapeutInnen und Lehrer/Lehrerinnen ein unterschiedliches Vorwissen zu Entwicklungsdyslexien/-dysgraphien. Entsprechend verfolgen Sie mit dem Durcharbeiten des Buches auch unterschiedliche Ziele.

Sie sollten sich daher zunächst mit jenen Kapiteln oder Abschnitten befassen, die für Sie von zentraler Bedeutung sind. Das Buch ist durch zahlreiche Querverweise so angelegt, dass dies möglich ist.

- Interessieren Sie sich für modellorientierte Diagnostik und Therapie, sollten Sie mit Kapitel 2 beginnen.
- Wollen Sie vordringlich wissen, wie der Schriftspracherwerb abläuft und welche Besonderheiten bei Entwicklungsdyslexie/-dysgraphie vorliegen, sollten Sie sich zuerst mit Kapitel 4 beschäftigen.
- Sind Sie praktisch orientiert und möchten das modellorientierte Verfahren direkt ausprobieren, können Sie direkt mit Kapitel 10 beginnen.

Das Thema Entwicklungsdyslexie/-dysgraphie nimmt in der gegenwärtigen Fachliteratur einen großen Raum ein. Viele unterschiedliche Fachdisziplinen wie Logopädie, Psycho- und Neurolinguistik, Psychologie, Neuropsychologie, Sprachheilpädagogik, Kinder- und Jugendpsychiatrie versuchen zur Aufklärung dieses Phänomens beizutragen. Entsprechend vielschichtig und komplex sind die Erkenntnisse zu Erscheinungsbild, Ursachen, Diagnostik und Fördermöglichkeiten. Die Bezeichnung Entwicklungsdyslexie/-dysgra-

phie wird in diesem Buch weitgehend synonym mit Lese-Rechtschreib-Störung (Blanz 2001: 23, Warnke et al. 2004), Lese-Rechtsschreib-Schwierigkeit oder -Schwäche (Scheerer-Neumann 2004: 36), Lese- und Schreibschwierigkeiten (Klicpera u. Gasteiger-Klicpera 1998), LRS und Legasthenie (Klicpera et al. 2003) verwendet. Sie ist angelehnt an die internationale Terminologie.

In letzter Zeit wird zunehmend gefordert, bei der Diagnostik und Therapie der Entwicklungsdyslexie/-dysgraphie modellorientiert vorzugehen. Im deutschsprachigen Raum findet sich eine praktisch-ausgerichtete Übersicht zur modellgeleiteten Diagnostik und Therapie der Entwicklungsdyslexie/-dysgraphie bei Springer u. Wucher (2001). Auch Klicpera und Mitarbeiter gehen in ihrer Darstellung der Entwicklungsdyslexie/-dysgraphie ausführlich auf verschiedene Schriftsprachmodelle ein und fordern, dass der funktionale Ort der Störung bei der Diagnostik und Therapie von Entwicklungsdyslexie und -graphie stärker im Vordergrund stehen sollte (Klicpera et al. 2003: 155):

> Unserer Meinung nach sollte auch im deutschen Sprachraum intensiver versucht werden, verschiedene Formen von Schwierigkeiten beim Lesen und Rechtschreiben zu differenzieren. Zumindest im Rechtschreiben sollte es möglich sein, Kinder zu unterscheiden, deren Schwierigkeiten primär darin bestehen, eine Phonemfolge zu analysieren und den Segmenten passende Grapheme zuzuordnen. Diese Form von Lese- und Rechtschreibschwierigkeiten sollte von einer Form abgegrenzt werden können, deren Problem primär im unzureichenden Aufbau orthographischen Wissens besteht (Klicpera et al. 2003: 155).

Bei der praxisnahen modellorientierten Diagnostik der Entwicklungsdyslexie/-dysgraphie steht die individuelle Therapieplanung im Vordergrund. Sie hat gegenüber anderen Verfahren folgende Vorteile:

- Sie liefert differenzierte Ergebnisse, die direkt in eine konkrete Therapieplanung umgesetzt werden können.
- Mit ihr können strukturelle Veränderungen als Therapieerfolge nachgewiesen werden.

Die Basis für die modellorientierte Diagnostik und Therapie sind genaue Vorstellungen darüber, wie das Lesen und Schreiben funktioniert. So kann man nicht von *dem* Lese- bzw. Schreibprozess sprechen, denn Lesen und Schreiben setzen sich aus einer Reihe von Teilprozessen zusammen, z. B.:

- visuelle Worterkennung
- Wiedererkennen eines Wortes als vertraute lexikalische Einheit
- Erfassung der Wortbedeutung
- Kenntnis über die Aussprache eines Wortes
- Kenntnis darüber, wie ein Wort geschrieben wird.

Die Vorstellungen davon, durch welche Prozesse Lesen und Schreiben zustande kommen, werden in Form von kognitiven Verarbeitungsmodellen formuliert. Für die Diagnostik und Therapie der Entwicklungsdyslexie/-dysgraphie hat sich besonders das Zwei-Wege-Modell der Schriftsprachverarbeitung bewährt.

Nach dem modellorientierten Ansatz liegen bei allen Formen des Lesens und Schreibens die gleichen Subsysteme vor, und zwar bereits von Beginn des Schriftspracherwerbs an. Dies gilt sowohl für das geübte Lesen und Schreiben als auch für den Schriftspracherwerb, Entwicklungsdyslexien/-dysgraphien und erworbene Dyslexien/Dysgraphien.

> **!** Erworbene Dyslexien/Dysgraphien treten bei Erwachsenen häufig nach Schlaganfall, bei Kindern häufig nach Schädel-Hirn-Traumen auf.

Zu Beginn des Schriftspracherwerbs sind einige dieser Subsysteme ausgereift, andere zunächst nur rudimentär vorhanden. Die Beschaffenheit und die Funktionen des Lese- und Schreibsystems verändern sich mit zunehmender Übung. Wenn ein Subsystem in seiner Funktion beeinträchtigt ist, liegt eine Schriftsprachstörung vor. Jede Funktionsstörung geht mit einem bestimmten, vorhersagbaren Fehlermuster einher.

Eine Therapie ist effektiv, wenn sie am funktionalen Ort einer Störung ansetzt. Da dieser von Kind zu Kind unterschiedlich sein kann, muss er systematisch aufgedeckt werden. Das Instrument hierzu ist die modellorientierte Diagnostik. Wenn die funktionale Ursache eingegrenzt ist, kann ein individueller Therapieplan erstellt werden. Die Therapie ist beim modellorientierten Ansatz also direkt auf das individuelle Lese- und Schreibverhalten eines Kindes zugeschnitten.

Dabei spielt es keine Rolle, ob ein Kind eine durchschnittliche Intelligenz aufweist oder nicht, denn es geht ausschließlich darum herauszufinden, welche Teilfunktionen des Lesens bzw. Rechtschreibens unterstützt werden müssen. Diese Sichtweise wird durch eine Reihe von Studien unterstützt, in denen in Bezug auf das Erscheinungsbild (Stanovich 1994), die Ätiologie (Pennington et al. 1992) und die Prognose (Share 1989, Klicpera et al. 1993a) kein Unterschied zwischen Entwicklungsdyslexie/-dysgraphie bei durchschnittlicher Intelligenz und bei Lernbehinderung zu finden ist. Aus dem gleichen Grund spielt es im Prinzip keine Rolle, ob eine entwicklungsbedingte oder eine erworbene Schriftsprachstörung vorliegt.

Die Durchführung der modellorientierten Diagnostik und Therapie erfordert ein großes Fachwissen. So muss der Therapeut in der Lage sein:

- hypothesengeleitet aus einer Vielzahl von Untersuchungsaufgaben und Stimuli eine gezielte Auswahl zu treffen, mit der er den genauen Ort der Störung aufdecken kann
- Fehlermuster als Indikatoren für den Ausfall einer bestimmten Komponente oder eines Teilprozesses zu erkennen
- aus den Ergebnissen der Diagnostik angemessene Therapieziele abzuleiten
- strukturelle Veränderungen, die im Verlauf der Therapie auftreten, zu erkennen.

Dies ist nur möglich, wenn er sowohl mit den komplexen Zusammenhängen, die beim Lesen bzw. Schreiben zwischen den verschiedenen Subsystemen bestehen, als auch mit den Zusammenhängen, die zwischen geübter Schriftsprache, Schriftspracherwerb und Entwicklungsdyslexie/-dysgraphie bestehen, sehr vertraut ist. Diese Zusammenhänge will das vorliegende Buch vermitteln.

Bei der im Folgenden vorgestellten modellorientierten Diagnostik und Therapie geht es um die Verarbeitung der Schriftsprache *auf Wortebene*, obwohl es meist der kommunikative Zweck des

Lesens bzw. Schreibens ist, einen geschriebenen Text zu verstehen bzw. einen Text zu schreiben.

Die Beschränkung auf die Wortebene ist darauf zurückzuführen, dass die kognitiven Verarbeitungsmodelle, die zu einer modellorientierten Diagnostik und Therapie herangezogen werden, auf der Basis von Wörtern und Buchstabenketten entwickelt worden sind. Sätze und Texte spielen bei der Erforschung des Lese- und Schreibprozesses eine sehr viel geringere Rolle als Wörter und Buchstabenketten, weil sie mit vielen unkontrollierbaren Variablen verbunden sind. Viele Probleme beim Lesen und Schreiben haben aber ihre Wurzeln auf der Wortebene, weshalb eine Untersuchung der Wortebene sehr wichtig ist. Für eine Diagnostik auf Satz- oder Textebene müssen andere Verfahren herangezogen werden.

Linguistische Grundlagen

Einheiten der Schriftsprache

Bei der Beschreibung von Erscheinungsbild, Ätiologie, Diagnostik und Therapie von Dyslexien/Dysgraphien werden eine Reihe linguistischer Fachbegriffe verwendet. Dabei spielen die Begriffe Graphem, Buchstabe und orthographische Signalgruppe eine wichtige Rolle. Im Folgenden soll kurz skizziert werden, was unter den einzelnen Begriffen zu verstehen ist.

Buchstabe

> **!**
> **Buchstaben** sind Schriftzeichen alphabetischer Systeme, die ohne Bezug zur Bedeutung von Wörtern definiert sind.

Unsere Schrift verwendet, wie viele andere Schriften auch, das lateinische Alphabet. Buchstaben können z. B. in Bezug auf die Schriftart (Type), kursive vs. nichtkursive Schreibweise, Groß- vs. Kleinschreibung, Fettdruck vs. Normaldruck und in Bezug auf die Buchstabengröße variieren (Günther 1988: 66). Man unterscheidet Buchstabengruppen und Signalgruppen.

> **!**
> **Buchstabengruppen** sind i. d. R. zwei, in einigen Fällen auch mehr Buchstaben, die in einem Wort zusammen auftreten und eine optische und phonetische Einheit bilden (abgeändert nach Findeisen et al. 1995: 106).

Buchstabenkombinationen treten in Wörtern mit unterschiedlicher Häufigkeit auf, was für die visuelle Durchgliederung von Wörtern eine entscheidende Rolle spielen kann.

> **!**
> In der psychologischen Literatur zur visuellen Worterkennung findet man den Begriff **orthographische Signalgruppe**. Dieser bezeichnet eine Kombination von Buchstaben, die in einer bestimmten Sprache mit einer hohen Wahrscheinlichkeit zusammen auftreten und aus diesem Grund optisch hervorstechen.

Orthographische Signalgruppen sind nicht mit Graphemen gleichzusetzen. Sie weisen auch keine Silben- oder Morphemstruktur auf. Sie kommen aber in Morphemen vor (Schründer-Lenzen 2004: 32). Wahrscheinlich helfen orthographische Signalgruppen bei der visuellen Durchgliederung von Wörtern. Sie sind allerdings nicht nur optische, sondern auch phonetische Einheiten, da ihnen ein Lautwert entspricht (Findeisen et al. 1995: 106). Im Gegensatz zu Morphemen sind sie allerdings nie Bedeutungsträger.

Beispiele für orthographische Signalgruppen sind „utt" wie in *Mutter, Futter* oder „ing" wie in *Finger, Ringer, Zwinger* (Schründer-Lenzen 2004: 32). Einige Autoren zählen ebenfalls Wörter wie *ein, auf, und, alt, ich* zu den orthographischen Signalgruppen. Nach der oben genannten Definition dürfte es sich aber nur um orthographische Signalgruppen handeln, wenn sie weder ein eigenständiges Wort bilden noch einen Morphemstatus aufweisen.

Graphem

> **!**
> **Grapheme** sind die kleinsten bedeutungsunterscheidenden Segmente der Formseite geschriebener Wörter (Eisenberg 1998: 291). Bei ihnen handelt es sich um Buchstaben oder Buchstabengruppen, die mit einem Phonem korrespondieren. Sie sind also schriftliche Realisierungen eines Phonems.

Tabelle 1.1   Grapheminventar des Deutschen

20 Konsonantgrapheme		
17 Einzelbuchstaben	<p>	<Puppe>
	<b>	<Biene>
	<t>	<Tasse>
	<d>	<Dose>
	<k>	<Kette>
	<g>	<Geige>
	<f>	<Frau>
	<w>	<Wasser>
	<ß>	<Ruß>
	<s>	<Sonne>
	<z>	<Ziege>
	<j>	<Jacke>
	<h>	<Hose>
	<m>	<Mund>
	<n>	<Nase>
	<l>	<Lampe>
	<r>	<Rad>
2 Bigraphe	<qu>	<Qualle>
	<ch>	<Milch>
1 Trigraph	<sch>	<Schnee>
9 Vokalgrapheme		
	<a>	<Kahn>, <Kann>
	<e>	<Beet>, <Bett>
	<ie>	<bieten>
	<i>	<bitten>
	<o>	<Ofen>, <offen>
	<u>	<spucken>
	<ä>	<Ähre>
	<ö>	<Höhle>, <Hölle>
	<ü>	<Hüte>, <Hütte>

Das **Grapheminventar** einer Sprache wird über Minimalpaarbildung ermittelt. Dazu wird gefragt, welche Buchstaben eines Wortes sich ersetzen lassen, um die Bedeutung des Wortes zu verändern. Eisenberg (1998: 291) illustriert diese Ersetzung am Beispiel des Wortes *Schaum*, in dem die ersten drei Buchstaben sich nur gemeinsam austauschen lassen wie die Wörter *Baum, Raum, Saum, kaum* zeigen. Bei <sch> handelt es sich also um ein Graphem, das aus drei Buchstaben besteht.

!

Grapheme, die aus zwei Buchstaben bestehen, werden als **Bigraphe** bezeichnet, Grapheme aus drei Buchstaben als **Trigraphe**.

Im Deutschen existieren die Konsonantenbigraphe <ch> und <qu>. Der einzige Trigraph im Deutschen ist das <sch>. Insgesamt besteht das Grapheminventar des Deutschen aus 20 Konsonantgraphemen und neun Vokalgraphemen (Eisenberg 1998: 291) (Tabelle 1.1). Graphematische Formen werden in spitzen Klammern geschrieben.

Die Grapheme <c, y, v, x> gehören nicht zum produktiven Kernwortschatz, sondern zu einem erweiterten Grapheminventar des Deutschen und sind deshalb in Tabelle 1.1 nicht aufgeführt. So erscheint z. B. der Konsonant <v> im Kernwortschatz ausschließlich als markierte Form anstelle von <f> in Wörtern wie <Vogel> oder <Vater>, <x> anstelle von <chs> in <Hexe> oder <Faxen> (Eisenberg 1998: 291).

Einheiten der Lautsprache

Die Schriftsprache hat einen engen Bezug zur Lautsprache, denn die Lautsprache ist der Ausgangspunkt des Schriftspracherwerbs. Auch bei der Erklärung von Problemen des Schriftspracherwerbs stehen die präliteralen lautsprachlichen Fähigkeiten stark im Vordergrund und sind eng mit der Prävention, Diagnostik und Intervention entwicklungsbedingter Dyslexien/Dysgraphien verbunden.

Im folgenden Kapitel wird besonders die Silbe ausführlich behandelt, da sie eine zentrale Einheit des Laut- und Schriftspracherwerbs darstellt. Die Bedeutung der Silbe zeigt sich z.B. bei Reim- und Singspielen wie *Backe backe Kuchen*, *Himpelchen und Pimpelchen* und Kinderliedern wie *Summ summ summ*, *Alle meine Entchen*, *Bruder Jakob* usw., die auf der Kontrastierung von Silben beruhen. Insbesondere die vorschulische Fähigkeit, ein Wort in Silben zu segmentieren, gilt als ein wichtiger Indikator für den Erfolg des späteren Schriftspracherwerbs.

Zunächst wird aber eine andere Einheit der Lautsprache definiert, die für das Verständnis von Schriftsprachstörungen und ihrer Therapie ebenfalls von zentraler Bedeutung ist: das Phonem.

Phonem

Ob ein Laut in einer Einzelsprache einen Phonemstatus aufweist, kann, wie bei Graphemen, über Minimalpaare ermittelt werden. So sind die Laute /r/ und /l/ im Deutschen distinktiv, also bedeutungsunterscheidend, wie an dem Minimalpaar *rot* und *Lot* zu erkennen ist.

! Das **Phonem** ist die kleinste Lauteinheit, durch die Bedeutungen differenziert werden können. Phoneme werden in Schrägstriche gesetzt.
Phone sind Lauteinheiten, die noch nicht in Bezug auf ihre Funktion im Sprachsystem analysiert worden sind. Sie werden in eckige Klammern gesetzt.
Allophone sind Varianten ein- und desselben Phonems.
Minimalpaare sind Wörter oder Pseudowörter, die sich nur in einem Phonem voneinander unterscheiden wie *Sonne* und *Tonne*, *Boden* und *Bogen*, *Ball* und *Bad*.

Dagegen sind die Laute [r] (Zungenspitzen-r) und [R] (Zäpfchen-r) im Deutschen nicht distinktiv, denn egal mit welchem /r/ ein Wort wie /radio/ im Deutschen ausgesprochen wird, es wird immer mit derselben Bedeutung verknüpft. Bei ihnen handelt es sich um Allophone.

Die Klassifikation von Lauten erfolgt in Bezug auf die Einzelsprache, da es von Sprache zu Sprache unterschiedlich sein kann, ob ein Laut bedeutungsunterscheidend ist oder nicht. So sind z.B. die Laute [r] und [l] im Chinesischen nicht distinktiv, sondern Allophone eines Phonems.

Um das Phoneminventar in einer Sprache zu bestimmen, müssen die Einheiten der Lautsprache, also meist Wörter, zunächst in Phone segmentiert werden.

Das Phoneminventar des Deutschen besteht aus 16 Konsonantenphonemen und 14 Vokalphonemen (Wiese 2000: 10) (Tabelle 1.**2**). Sind einem Phonem mehrere Allophone zugeordnet, spielt es keine Rolle, welches der Allophone zur Notation verwendet wird, ob also das Phonem /x/ als /x/ oder /ç/ dargestellt wird. In einer phonologischen Transkription könnte das Wort *echt* also als /ɛçt/ oder /ɛxt/ geschrieben werden.

Frikative sind Laute, deren Artikulation über Engebildung erfolgt, wobei ein Reibegeräusch entsteht. Sie werden daher auch manchmal als Reibelaute bezeichnet. Der Luftstrom entweicht kontinuierlich. Beispiel: /f/, /s/ und /x/.

Plosive sind Laute, deren Artikulation über einen oralen Verschluss und anschließender plötzlicher Öffnung des Verschlusses erfolgt. Beispiel: /p/, /t/, /k/.

Plosive und Frikative fasst man unter dem Terminus **Obstruenten** zusammen.

Nasale sind Laute, bei denen ein Verschluss im Mundraum vorliegt. Der Luftstrom entweicht aber ungehindert durch den Nasenraum, da das Gaumensegel (Velum) gesenkt ist. Die Nasale des Deutschen sind /m/, /n/, /ŋ/.

Bei **Lateralen** wird in der Mundmitte ein Verschluss gebildet. Die Luft kann aber an der Seite entweichen. Ein Lateral im Deutschen ist /l/.

Vibranten sind im Deutschen die gerollten r-Laute, also Laute, die durch kurze Kontaktlaute oder der Wiederholung der Kontaktlaute zweier Artikulationsorgane entstehen. Im süddeutschen Raum findet man häufig das Zungenspitzen-[r] (alveolares [r], gerolltes [r]). Das Zäpfchen-[R] (uvulares [R]) ist im norddeutschen Raum häufig. Eine /r/-Variante, die nicht zu den Vibranten, sondern zu den Frikativen zählt, ist das frikative /ʁ/,

Tabelle 1.2 Phoneminventar des Deutschen

16 Konsonantphoneme

Plosive	/p/	/pʊpə/	Puppe
	/b/	/bi:nə/	Biene
	/t/	/tasə/	Tasse
	/d/	/do:zə/	Dose
	/k/	/kɛtə/	Kette
	/g/	/gaɪgə/	Geige
Frikative	/f/	/fraʊ/	Frau
	/v/	/vasə/	Wasser
	/s/	/ru:s/	Ruß
	/z/	/zɔnə/	Sonne
	/ʃ/	/ʃne:/	Schnee
	/x/	/draxə/	Drache
Nasale	/m/	/mʊnt/	Mund
	/n/	/nɑ:zə/	Nase
Lateral	/l/	/lampə/	Lampe
Vibrant	/r/	/ro:zə/	Rose

/r/ umfasst das Zungenspitzen-[r], das uvulare gerollte [R], das uvulare frikative [ʁ] sowie das vokalische [ɐ] (Ramers u. Vater 1992:110 f)

/x/ umfasst die beiden Allophone [x] *Drache* und [c] *echt* (Ramers u. Vater 1992: 98 f)

14 Vokalphoneme

	/ɑ:/	/kɑ:n/	Kahn
	/a/	/kan/	kann
	/e:/	/be:t/	Beet
	/ɛ/	/bɛt/	Bett
	/i:/	/bi:tən/	bieten
	/ɪ/	/bɪtən/	bitten
	/o:/	/o:fən/	Ofen
	/ɔ/	/ɔfən/	offen
	/u:/	/ʃpu:kən/	spuken
	/ʊ/	/ʃpʊkən/	spucken
	/ø:/	/hø:lə/	Höhle
	/œ/	/hœlə/	Hölle
	/y:/	/hy:tə/	Hüte
	/ʏ/	/hʏtə/	Hütte

bei dem der Luftstrom kontinuierlich durch eine Engebildung im Bereich des Zäpfchens entweicht. Diese Variante kommt im rheinischen Sprachgebiet vor.

Affrikaten sind Kombinationen von Plosiv und Frikativ, die annähernd an der gleichen Stelle gebildet werden, z. B. /p͡f/, /t͡s/.

Als **Vokale** werden Laute bezeichnet, bei denen die Luft ungehindert durch den Mund- und Rachenraum entweichen kann. Beispiel: /a/, /i/, /u/.

Diphthonge sind Vokale, bei denen eine Gleitbewegung der Zunge von einer Vokalposition in eine andere erfolgt. Die Diphthonge des Deutschen sind /aɪ/, /aʊ/, /ɔɪ/.

Bei einigen Lauteinheiten ist umstritten, ob sie im Deutschen einen Phonemstatus aufweisen oder nicht. Bei den Konsonanten sind dies /ʒ/, /j/, /ŋ/, /h/ sowie die Affrikaten /p͡f/, /t͡s/, /t͡ʃ/, /d͡ʒ/ und der „glottal stop" /ʔ/, bei Vokalen /ɛ:/, /ə/ und nach Wiese auch /ɐ/ sowie die Diphthonge (Ramers u. Vater 1992: 82 ff, Wiese 2000: 10 ff). Eine ausführliche Darstellung des phonologischen Systems des Deutschen findet sich bei Ramers u. Vater (1992), Wiese (2000) und Hall (2000).

Silbe

Die Einheit Silbe ist viel stärker in unserem Bewusstsein verankert als die Einheit Phonem. Sie ist die rhythmische Einheit von Liedern und Reimspielen und spielt daher bereits im Spracherwerb eine große Rolle.

Beim Erwerb der Schriftsprache spielen Silben ebenfalls eine große Rolle. So zeigen Röber-Siekmeyer u. Pfisterer (1998) in einer Therapiestudie, dass Zweitklässler ein silbenorientiertes Arbeiten gegenüber einem buchstabenorientierten Vorgehen vorziehen. Die didaktische Nutzung des Silbenmodells erweist sich in dieser Studie als sehr erfolgreich. Auch bei der Überprüfung und Förderung der phonologischen Bewusstheit, deren Entwicklung in einer engen Wechselbeziehung zum Schriftspracherwerb steht, spielt die Silbe eine wichtige Rolle. Dies zeigt sich auch darin, dass Analphabeten zwar Wörter in Silben segmentieren können, nicht aber in Phoneme (Morais 1985, Wiese 1988).

Im Folgenden werden die wichtigsten Merkmale von Silben im Deutschen beschrieben.

7

Abb. 1.**1** Die Sonoritätshierarchie im Deutschen (nach Wiese 2000:260).

zunehmende Sonorität					
Plosive <	Frikative <	Nasale <	Laterale <	Vibranten <	Vokale
p b	f v	m n ŋ	l	r	
t d	s z		Liquide		
k g	ʃ				
	ç j				
	x				
	ʁ				
	h				
Obstruenten		Sonoranten			

> Die **Silbe** ist die Grundeinheit des kontinuierlichen Artikulationsablaufs, der aus Sequenzen von Öffnungs- und Schließungsvorgängen besteht. Sie ist phonetisch schwer zu definieren, jedoch im Bewusstsein von Sprechern und Hörern sehr stark verankert (Ramers u. Vater (1992: 131). Zur Beschreibung ihrer Struktur wird das Konzept der Sonorität herangezogen.
> Den artikulatorischen Öffnungs- und Schließungsvorgängen wird in der Linguistik eine Zu- bzw. Abnahme von Klangintensität zugeordnet, die auch als **Sonorität** bezeichnet wird.
> An den **Silbenrändern** befinden sich die Segmente mit der geringsten Sonorität. Den **Silbengipfel** bildet das Element mit der höchsten Sonorität. Von den Rändern zum Silbengipfel nimmt die Sonorität zu.

Es wird vermutet, dass die Sonorität die Position eines Segments in der Silbe bestimmt. Einzelne Laute, aber auch ganze Lautklassen können auf einer Sonoritätsskala angeordnet werden. Die von Wiese (2000: 260) für das Deutsche postulierte Sonoritätshierarchie zeigt Abb. 1.**1**.

Die Abfolge der Sonoritätsskala ist universal, d. h. für alle Sprachen gleichermaßen gültig. Die Einzelsprachen unterscheiden sich nur in Bezug auf die Differenziertheit der Skala. Da allerdings keine akustischen Korrelate für Sonorität nachgewiesen werden konnten, liegt keine externe Evidenz für Sonorität vor (Heike 1992: 5). Es ist also kritisch zu hinterfragen, ob die Sonorität von Segmenten nicht eher aus der Abfolge der Segmente hergeleitet wird anstatt die Abfolge der Segmente zu erklären.

Für bestimmte Teile der Silbe gelten Restriktionen, die sich nur auf diesen Teil und nicht auf weitere Teile der Silbe beziehen und als Evidenz dafür gewertet werden, dass die Silbe aus Konstituenten besteht (Wiese 1988, Vater 1992: 126) (Abb. 1.**2**).

> **Silbenkonstituenten** sind sprachliche Einheiten von Silben, die unabhängig voneinander sind und voneinander abgegrenzt werden können. Zu ihnen gehören Ansatz, Reim, Nukleus und Koda.
> - Der **Ansatz** umfasst alle Segmente, die sich vor dem Silbengipfel befinden, z. B. *Str-* in *Strumpf, Tr-* in *Trumpf*. Der **Reim** umfasst den Silbengipfel und alle folgenden Segmente, z. B. *-umpf* in *Strumpf* und *Trumpf*. Er wird wiederum unterteilt in Nukleus und Koda.
> - Der **Nukleus** umfasst den Silbengipfel und ist der einzige obligatorische Bestandteil von Silben. Dies lässt sich an Wörtern wie *a.ber* und *o.val* verdeutlichen (Wiese 1986: 5, Vater 1992). In *Trumpf* und *Strumpf* ist *-u-* der Nukleus.
> - Die **Koda** umfasst alle Segmente, die dem Nukleus folgen, also z. B. *-mpf* in *Strumpf* und *Trumpf*.

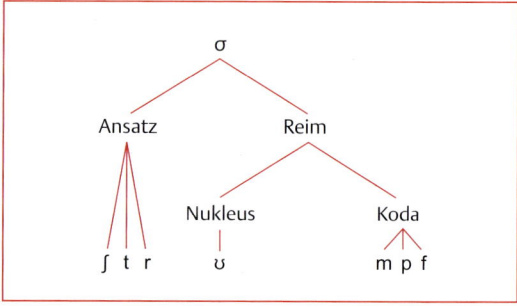

Abb. 1.**2** Das hierarchische Modell der Silbe (nach Ramers u. Vater 1992:136).

Die Restriktionen betreffen z. B. die Anzahl von Segmenten, die vor und nach dem Silbengipfel auftreten können.

Die Segmentierung von Wörtern in subsilbische Einheiten gelingt intuitiv wie an Reimspielen und Liedern zu sehen ist, da diese ja bereits in frühester Kindheit eine große Rolle spielen. Die Faszination von Reimspielen und Liedern beruht darauf, dass der Ansatz ausgetauscht und nur der Reim beibehalten wird wie bei *Berg* und *Zwerg*, *Kahn* und *Bahn*. In dem Wort *Berg* besteht der Ansatz aus *B-*, der Reim aus *-erg*, bei *Zwerg* der Ansatz aus *Zw-*, der Reim aus *-erg*. Bei *Kahn* besteht der Ansatz aus *K-*, der Reim aus *-ahn*. Entsprechend kann *Bahn* segmentiert werden in *B-* als Ansatz und *-ahn* als Reim. Da der Reim in beiden Wortpaaren jeweils identisch ist, „reimen" sie sich.

Wenn Kinder selbst anfangen, mit Sprache zu spielen und Reime zu bilden, kann man davon ausgehen, dass sie ein intuitives Gespür für subsilbische Konstituenten entwickelt haben. Eine Silbe in Ansatz und Reim zu segmentieren weist einen höheren Schwierigkeitsgrad auf als die Segmentierung eines Wortes in Silben, wie zahlreiche Untersuchungen zeigen (Scheerer-Neumann u. Hofmann 2002).

Die Fähigkeit, ein Wort in Ansatz und Reim zu unterteilen, erleichtert auch den Schriftspracherwerb. Kinder können auf diese Weise Analogien zwischen bereits bekannten Wörtern und neu zu erlernenden, aber phonologisch ähnlichen Wörtern herstellen und dies für das Schreiben nutzen. Die Anforderungen an das orthographische Lexikon werden dadurch wesentlich reduziert und die Wahrscheinlichkeit, dass der Schriftspracherwerb erfolgreich verläuft, vergrößert sich. Dies gilt zumindest in Bezug auf Sprachen wie dem Deutschen, in denen eine sehr enge Verzahnung von mündlicher und schriftlicher Sprache besteht.

Der Nukleus wird in der Regel von einem Kurzvokal, Langvokal oder Diphthong gebildet. Bei umgangssprachlicher Sprechweise von Wörtern wie /haː.bən/ *haben*, die als /haː.bn̩/ ausgesprochen werden, kann er aber auch von einem Konsonanten gebildet werden. Der entsprechende Konsonant wird dann in der phonetisch-phonologischen Umschrift mit einem kleinen Unterstrich als silbisch markiert. Akustische Korrelate für Silbischkeit konnten bisher allerdings nicht gefunden werden, sodass es sich hierbei vermutlich eher um ein phonologisches als ein akustisches Phänomen handelt (Heike 1992: 3).

Bei Langvokalen und Diphthongen werden dem Nukleus zwei Positionen zugeordnet. Unklar ist allerdings, ob der Nukleus immer aus zwei Positionen besteht (Wiese 1986: 5) oder auch mit nur einer Position assoziiert sein kann (Vater 1992: 126). Wörter, die auf einen Kurzvokal enden wie *da, wo, du, sie, ja*, sprechen eher für die zweite Annahme (Vater 1992: 126). Für eine ausführliche Diskussion der Struktur des Nukleus siehe Vater (1992).

Bei bestimmten Vokal-Konsonant-Vokal-Folgen ist eine eindeutige Zuordnung des intervokalischen Konsonanten zur vorangehenden oder folgenden Silbe nicht immer möglich. Folgt der Konsonant einem gespannten Langvokal wie bei *Robe* /roːbə/ oder *Miete* /miːtə/, ist er eindeutig dem Onset der zweiten Silbe zugeordnet (Abb. 1.**3**). Probleme ergeben sich aber bei der Zuordnung von Konsonanten, die einem ungespannten Kurzvokal folgen, wie bei *Robbe* /rɔbə/ und *Mitte* /mɪtə/ (Ramers 1992: 246 f.).

Ramers (1992) führt eine Reihe von Argumenten dafür an, den intervokalischen Konsonanten nach ungespanntem Vokal nicht, wie nach Langvokal, der Folgesilbe zuzuordnen, sondern beiden Silben (Abb. 1.**3**), sodass es sich um einen ambisilbischen Konsonanten handelt.

! Ein **ambisilbischer Konsonant** ist ein Konsonant, der zwei Silben zugeordnet ist.

Geübte Schreiber orientieren sich beim „Hören" der Lautsequenz meist an der Schreibweise und glauben, zwei /b/ oder zwei /t/ zu hören bzw. zu sprechen. Tatsächlich wird aber bei Wörtern wie *Robbe* und *Mitte* genau ein /b/ bzw. ein /t/ gesprochen.

Kinder, die das Lesen und Schreiben erst lernen, sind von der Schriftsprache noch wenig beeinflusst. Im Gegensatz zu vielen schriftkundigen Erwachsenen hören sie also tatsächlich nur den

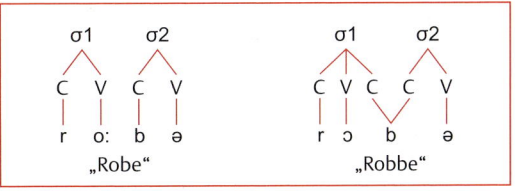

Abb. 1.**3** Intervokalische Konsonanten im Deutschen.

einen Konsonanten, wenn sie ein gutes Gehör haben und sich allein auf ihren Höreindruck verlassen sollen. Wenn der Therapeut eine reine Höraufgabe stellt, darf er also nicht erwarten, dass das Kind zwei Konsonanten hört, sondern dass es nur einen Konsonanten hört. Entsprechend ist es nicht möglich, die Schreibweise von zwei /b/ oder zwei /t/ über den Höreindruck zu vermitteln.

Dennoch sind Kinder überraschend schnell in der Lage, nach ungespanntem Vokal zwei Konsonanten zu sprechen, also z.B. *Rob-be*, und daraus die Schreibweise abzuleiten. Dies haben sie aber nicht über den Höreindruck gelernt. Vielmehr haben sie die in der Therapie oder im Unterricht vermittelte Regularität erkannt, dass im Unterricht, anders als in der Realität, nach einem Kurzvokal zwei Konsonanten gesprochen werden müssen. Diese Regularität, und nicht der Hör-

eindruck, hilft ihnen bei der korrekten Schreibweise. Eine ausführliche Beschreibung der Silbenkonstituenten im Deutschen findet sich bei Hall (2000) und Wiese (2000).

Insgesamt zeigt sich damit, dass weder eine allgemein anerkannte Definition von Silben vorliegt noch Übereinstimmung darüber besteht, welche subsilbischen Konsonanten anzunehmen sind und wo die Silbengrenzen liegen.

Gleichzeitig wird deutlich, dass unsere Vorstellungen von Silben und Phonemen sehr stark von unseren Erfahrungen mit der Schriftsprache geprägt sind. Entsprechend schwierig ist es für Kinder und Erwachsene im präliteralen Stadium, Silben und Phoneme als eindeutig identifizierbare und voneinander abgrenzbare Einheiten zu erkennen.

Beziehung von Schriftsprache und Lautsprache

Schriftsysteme

!

Schrift ist die Benutzung konventionalisierter visueller Zeichen zur Symbolisierung sprachlicher Bedeutungen, wobei die sprachlichen Elemente direkt abgebildet werden (Gelb 1963, Günther 1988: 31, 41).

Ein verschriftlichtes Wort oder Morphem hat immer die gleiche Form, und es ist allgemein bekannt, mit welcher Bedeutung diese Form verknüpft ist. Damit nimmt Schrift immer gleichzeitig Bezug auf die Formseite sprachlicher Zeichen und auf ihre Bedeutungsseite.

Bei *bildhaften Darstellungen* wie Verkehrsschildern, von denen zwar eine Bedeutung abgeleitet werden kann, die aber keinen Bezug auf konkrete Wörter oder Morpheme haben und dadurch auf verschiedene, nicht konventionalisierte Weisen ausformuliert werden können, handelt es sich nicht um Schrift, da die Formseite nicht konventionalisiert ist.

Aber auch bei Darstellungen wie dem *phonetischen Transkriptionssystem IPA* (internationales phonetisches Alphabet) handelt es sich nach dieser Definition *nicht* um Schrift, da der Sinn von Schrift, sprachliche Bedeutungen zu symbolisieren, nicht angestrebt wird. Stattdessen geht es um die phonetisch genaue Wiedergabe gesprochener

Äußerungen. Hier ist also die Bedeutungsseite nicht konventionalisiert. Damit wird auch deutlich, dass der Sinn von Schrift *nicht* darin besteht, gesprochene Äußerungen möglichst lautgetreu abzubilden (Günther 1988: 31).

Alle Schriftsysteme weisen also sowohl konventionalisierte Formen als auch konventionalisierte Bedeutungen auf. Sie unterscheiden sich jedoch dadurch, welche Anteile bei ihnen im Vordergrund stehen. So besteht nicht in allen Sprachen eine so enge Beziehung zwischen der Schrift- und der Lautsprache wie im Deutschen, was sich sowohl in der Entstehungsgeschichte der Schrift als auch bei der Betrachtung gegenwärtiger Schriftsysteme zeigt.

Von der Schriftsprache stehen bereits sehr frühe Zeugnisse zur Verfügung, sodass sich die Schriftsprachentwicklung anders als die Lautsprachentwicklung nahezu von Anfang an verfolgen lässt. Zu den Vorläufern der Schriftsprache zählen bildhafte Darstellungen, die zur Kommunikation benutzt wurden wie Höhlenmalereien. Bei ihnen ist die Bedeutung leicht aus der Darstellung zu erschließen. Da sie jedoch keinerlei Bezug auf die bedeutungtragenden Einheiten der Lautsprache, also auf Wörter und Morpheme, haben, ist ihre sprachliche Ausformulierung nicht eindeutig. Die Ausformulierung ist in zahlreichen unterschiedlichen Varianten möglich, denn die Schrift macht hier keinerlei Vorgaben (Günther 1988: 18 f). Diese Form der Schriftsprache ist die **Semasiographie**. Im Gegensatz zu der oben vorangestellten Definition fassen Gleitman u. Rozin (1977) den Schriftbegriff weiter, indem sie die Semasiographie als Ausgangspunkt für die Entwicklung der Schrift sehen, die historisch damit beginnt, dass die Bedeutung bildhaft dargestellt wird und sich dann allmählich bis zur Darstellung der Lautsprache entwickelt. Nach diesem Ansatz ist die Semasiographie den Schriftsprachen zuzuordnen.

Bei der **Logographie** besteht, anders als bei der Semasiographie, ein direkter Bezug zwischen den visuellen Schriftzeichen und den bedeutungstragenden Einheiten der Sprache, also Wörtern und Morphemen (Gleitman u. Rozin 1977: 11, Günther 1988: 26 f). So geben Logogramme den vollen Umfang der Wortbedeutungen wieder. Zu den Logogrammen gehören u. a. die **Piktogramme**, die schon eine recht abstrakte Stufe der Schrift darstellen. Bei ihnen handelt es sich um bildhafte Zeichen, die, im Gegensatz zu den Semasiogrammen, konventionalisiert sind (Günther 1988: 27). Sie sind durch eine starke Stilisierung und Vereinfachung gekennzeichnet, sodass die Schrift keinen bildhaft-darstellenden Charakter mehr aufweist.

Zu den **logographischen Schriftsystemen** gehören das Chinesische und das Japanische. Im Chinesischen steht jedes graphische Zeichen für eine Wortbedeutung. Insgesamt besteht die chinesische Schrift aus mehr als 50 000 verschiedenen Schriftzeichen. Um eine Zeitung zu lesen, werden ca. 2000–3000 verschiedener Schriftzeichen benötigt. Da im Chinesischen jedes Zeichen direkt mit einer Bedeutung verbunden ist, ist die Bedeutung eines Zeichens in jedem Dialekt gleich, was für ein großes Land wie China mit seinen zahlreichen Dialekten ein großer Vorteil ist (Topsch 2000: 7).

Dieses System entspricht im Prinzip unserem Zahlensystem. Egal wie die Ziffern „21" ausgesprochen werden, z.B. als *einundzwanzig, vingt et un, twenty one* usw., ist immer klar, was mit ihnen gemeint ist (Topsch 2000: 7).

Im Japanischen existieren graphische Zeichen für Wortbedeutungen, das Kanji, und phonetische Zeichen für Sprechsilben, das Kana. Die Kanji-Schrift mit ca. 2000 Zeichen wurde aus dem klassischen Chinesisch übernommen. Aufgrund der großen Anzahl an Zeichen erfordert das Erlernen dieser Schrift enorme **visuelle Gedächtnisleistungen**.

Bei der **Phonographie** besteht eine direkte Beziehung zwischen den Schriftzeichen und den Einheiten der Lautsprache. Im Gegensatz zur Logographie wird also nicht die Bedeutung der Lautsprache verschriftlicht, sondern ihre lautliche Form. Die Schriftzeichen können sich auf Wörter oder Silben beziehen:

- Beziehen sie sich auf Wörter, werden Wörter mit einem ähnlichen Klang ähnlich dargestellt, auch wenn ihre Bedeutung unterschiedlich ist (Günther 1988: 30).
- Die Schriftzeichen können sich aber auch auf Silben beziehen. Ein Vorteil silbenbasierter Systeme liegt darin, dass in Sprachen viel weniger unterschiedliche Silben als unterschiedliche Bedeutungen existieren, sodass relativ wenige Schriftzeichen zur Darstellung der Wörter ausreichen.
  - Beim **Rebus-System** wird ein visuelles Zeichen mit einem bestimmten Wort verknüpft, sodass eine feste Verbindung von Form und Bedeutung vorliegt. Dieses Wort kann im Rebus-System zusammen mit anderen Wörtern zu einem komplexen Wort verknüpft werden, das sich vom Klang her aus den einzelnen Wörtern zusammensetzt. Günther (1988: 23) gibt als Beispiel die Wörter *man* und *goes*, die zu *mangoes* verknüpft werden können.
  - Im Vergleich zum Rebussystem liegt beim **syllabischen Schriftsystem** eine stärkere Abstrahierung von der Bedeutung der Wörter vor, da jede Silbe, unabhängig von ihrer Bedeutung, durch ein eigenes Schriftzeichen dargestellt wird.

Bei der **alphabetischen Schrift** wird auch die Silbe noch zerlegt. Hierzu wurden in Griechenland Vokale und Konsonanten verwendet. Diese Art der Schriftsprache wurde in alle Sprachen übernommen, die im Einflusskreis der griechischen Kultur standen. Da bei den silbischen Schriften und den Alphabetschriften phonetische Zeichen die Lautstruktur repräsentieren, also entweder Sprechsilben oder Laute, erfordern diese Sprachen hohe sprachanalytische Fähigkeiten sowie ein gutes auditives Arbeitsgedächtnis. Bei den verschiedenen alphabetischen Schriftsystemen bestehen starke Unterschiede in Bezug auf die orthographische Regularität, also die Regelmäßigkeit und Eindeutigkeit der Zuordnung zwischen Graphemen und Phonemen:

- So ist die Zuordnung von Graphemen und Phonemen im Finnischen und Serbokroatischen sehr regelhaft und konstant.
- Dagegen lässt sich im Englischen und Französischen die Aussprache vieler Wörter nicht eindeutig auf der Basis ihrer Schreibweise vorhersagen.

Aufgrund der starken Unterschiede zwischen den verschiedenen Sprachen in Bezug auf die orthographische Regularität sind Erkenntnisse, die in Bezug auf eine Sprache gewonnen wurden, nicht ohne Weiteres auf andere Sprachen übertragbar. Dies gilt insbesondere für Studien aus dem englischsprachigen Raum, deren Ergebnisse aufgrund der starken orthographischen Irregularität dieser Sprache nicht ohne Weiteres auf die eher regelhaften deutschen Verhältnisse übertragbar sind.

Verhältnis von Graphemen und Phonemen im Deutschen

Sowohl Phoneme als auch Grapheme werden in Bezug auf die Funktion im Sprachsystem ermittelt. Da Grapheme in orthographischen Wortformen somit den gleichen Status aufweisen wie Phoneme in phonologischen Wortformen (Eisenberg 1998: 292), liegt es nahe, nach Korrespondenzen zwischen Phonemen und Graphemen zu suchen.

Zunächst einmal ist jedoch festzustellen, dass keine Eins-zu-eins-Beziehung zwischen Phonemen und Graphemen besteht. Im Deutschen können einem Phonem mehrere Grapheme (Abb. 1.**4**) und einem Graphem mehrere Phoneme zugeordnet werden (Abb. 1.**5**).

Welches Phonem durch welche Buchstaben bzw. Buchstabenkombinationen dargestellt werden kann, zeigt Tabelle 1.**3**.

Die schriftsprachlichen Realisierungen treten mit einer unterschiedlichen Wahrscheinlichkeit auf, sodass einige Schreibweisen wahrscheinlicher sind als andere. Abstrahiert man zudem von der Groß- und Kleinschreibung, so ergeben sich für das Deutsche eine Reihe einfacher und eindeutiger Korrespondenzen zwischen Phonemen und Graphemen. Mit den Pfeilen in Tabelle 1.**4** sind Korrespondenzbeziehungen gemeint und nicht, dass ein Graphem aus einem Phonem abgeleitet wird.

Bei den Regeln für Phonem-Graphem-Korrespondenzen (PGK-Regeln) handelt es sich allgemein um **kontextfreie Ersetzungsregeln**, d.h. sie applizieren unabhängig von dem jeweiligen Kontext, in den ein Phonem eingebettet ist. Bei kontextfreien PGK-Regeln kommt jedes Phonem nur einmal in einer PGK-Regel vor (Eisenberg 1998: 292). Die einzigen Phoneme, die mehr als einmal in einer PGK-Regel vorkommen, sind /k/, /v/, /t/ und /s/, die isoliert und in den Verbindungen /kv/ und /ts/ zu finden sind. Nur bei ihnen liegen also **spezielle Kontexte** für die Anwendung der entsprechenden PGK-Regel vor. Konsonantenphoneme, die in der Tabelle nicht erscheinen, sind entweder als markierte Formen nur in Fremdwörtern enthalten oder sie unterliegen bestimmten **Kontextbedingungen** (Eisenberg 1998: 293).

Für das Lesen kann man leicht entsprechende **Graphem-Phonem-Korrespondenzen** formulieren, denn die Einzelphoneme und Einzelgrapheme sind fast durchweg eindeutig aufeinander bezogen (Eisenberg 1998: 293). Dass Grapheme nicht auf Phone, sondern Phoneme verweisen, ist z.B. daran zu erkennen, dass das Graphem <ch> auf beide Allophone des Phonems /x/ verweist, nämlich auf [ç] wie in *dicht* und [x] wie in *Dach* (Topsch 2000: 24).

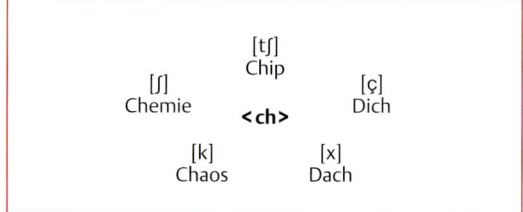

Abb. 1.**4** Möglichkeiten der orthographische Wiedergabe des Phonems /k/ im Deutschen (nach Ramers u. Vater 1992:17).

Abb. 1.**5** Möglichkeiten der Lautwiedergabe des Graphems <ch> im Deutschen (nach Ramers u. Vater 1992:18).

Tabelle 1.3 Übersicht über die graphematische Wiedergabe der Konsonanten im Deutschen (nach Topsch 2000)

Phonem	Graphematische Wiedergabe
Konsonanten	
/p/	p, pp, P, b (im Auslaut)
/b/	b, bb, B
/t/	t, tt, th, T, Th, z, Z, dt, d (im Auslaut)
/d/	d, dd, D
/k/	k, ck, q(+u), c, x, chs, ch(+l/+r), K, C, Ch(+l/+r), Qu, g (im Auslaut)
/g/	g, gg, G
/f/	f, ff, v, F, V, v (im Auslaut)
/v/	w, v, W, V
/s/	s, ss, ß, z (nach t)
/z/	s, S
/ʃ/	sch, Sch, s/S(+p), s/S(+t)
/ç/ (auch: /x/)	ch
/h/	h, H
/r/	r, rr, R
/l/	l, ll, L
Vokale	
/ɑ:/	a, aa, ah, A, Ah, Aa
/a/	a, A
/e:/	e, ee, eh, E, Eh
/ɛ:/	ä, äh, Ä, Äh
/ɛ/	e, Ä, E, Ä
/i:/	i, ie, ih, I, Ie, Ih
/ɪ/	i, I
/o:/	o, oo, oh, O, Oh
/ɔ/	o, O
/u:/	u, uh, U, Uh
/ʊ/	u, U
/ø:/	ö, öh, Ö, Öh
/œ/	ö, Ö
/y:/	ü, üh, Ü, Üh
/ʏ/	ü, Ü

Viele Wörter im Deutschen haben eine rein **phonographische Schreibung** wie <Tisch>, <kalt>, <müde> (Eisenberg 1998: 294), d. h. bei ihnen entsprechen die Grapheme der Schriftseite genau den Phonemen der Lautseite. Insbesondere bei den deutschen Stammwörtern besteht, im Gegensatz zu den Lehnwörtern, ein enger Zusammenhang zwischen Phonemen und Graphemen. So können 73 % der Wörter im Deutschen durch Phonem-Graphem-Zuordnungen korrekt geschrieben werden, bei Berücksichtigung konsistent angewandter Regeln sogar 90 % (Naumann 1989). In der Schrift werden vor allem stimmhafte und stimmlose s-Laute sowie die Vokallänge nicht konsistent realisiert.

Aufgrund der relativ eindeutigen Beziehungen zwischen der Laut- und der Buchstabenebene gehört das Deutsche zu den **alphabetischen Schriftsystemen**, deren Charakteristikum es ist, dass sie stark an der Lautstruktur der Sprache orientiert sind und die Phoneme möglichst genau durch Schriftzeichen wiedergegeben werden. Dies wird als **phonologisches Prinzip** bezeichnet. Die Schreibweise von Wörtern wird aber noch von anderen Prinzipien beeinflusst, die im Folgenden vorgestellt werden.

Prinzipien der Rechtschreibung

Die Verschriftlichung von Wörtern unterliegt bestimmten Gesetzmäßigkeiten, die als Prinzipien bezeichnet werden. Diese werden in diesem Abschnitt kurz dargestellt, da sie einen weiteren Einblick in die Struktur der Schriftsprache des Deutschen vermitteln.

Das **phonologische Prinzip** wurde im vorangehenden Kapitel bereits dargestellt. Es besagt, dass die Schreibung von Wörtern sehr stark an ihrer Lautstruktur orientiert ist und die entsprechenden Phoneme möglichst genau wiedergegeben werden. Da in vielen Fällen eine Eins-zu-eins-Zuordnung von Phonemen und Graphemen besteht, kann die korrekte Schreibung eines Wortes im Deutschen in vielen Fällen durch das Herstellen von Phonem-Graphem-Korrespondenzen hergeleitet werden. Ein Wort kann über die Bildung von Graphem-Phonem-Korrespondenzen häufig weitgehend korrekt gelesen werden.

Das **morphologische Prinzip** (auch: *morphematisches* Prinzip) besagt, dass die verschiedenen phonologischen Realisationsformen eines Mor-

13

Tabelle 1.4 PGK-Regeln im Deutschen (nach Eisenberg 1998)

Konsonanten				Vokale			
Plosive	/p/ → \<p>	/pʊpə/	\<Puppe>	Gespannte Vokale	/ɑ:/ → \<a>	/kɑ:n/	\<Kahn>
	/b/ → \<b>	/bi:nə/	\<Biene>		/e:/ → \<e>	/be:t/	*Beet*
	/t/ → \<t>	/tasə/	\<Tasse>		/ɛ:/ → \<ä>	/ɛːrə/	\<Ähre>
	/d/ → \<d>	/do:zə/	\<Dose>		/i:/ → \<ie>	/bi:tən/	\<bieten>
	/k/ → \<k>	/kɛtə/	\<Kette>		/o:/ → \<o>	/o:fən/	\<Ofen>
	/g/ → \<g>	/gaɪgə/	\<Geige>		/ø:/ → \<ö>	/hø:lə/	\<Höhle>
Frikative	/f/ → \<f>	/fraʊ/	\<Frau>		/u:/ → \<u>	/ʃpu:kən/	\<spuken>
	/v/ → \<w>	/vasɐ/	\<Wasser>		/y:/ → \<ü>	/hy:tə/	\<Hüte>
	/s/ → \<ß>	/ru:s/	\<Ruß>	Ungespannte Vokale	/a/ → \<a>	/kan/	\<kann>
	/z/ → \<s>	/zɔnə/	\<Sonne>		/ɛ/ → \<e>	/bɛt/	\<Bett>
	/ʃ/ → \<sch>	/ʃne:/	\<Schnee>		/ɪ/ → \<i>	/bɪtən/	\<bitten>
	/ç/ → \<ch>	/mɪlç/	\<Milch>		/ɔ/ → \<o>	/ɔfən/	\<offen>
	/j/ → \<j>	/jakə/	\<Jacke>		/œ/ → \<ö>	/hœlə/	\<Hölle>
	/h/ → \<h>	/hø:zə/	\<Hose>		/ʊ/ → \<u>	/ʃpʊkən/	\<spucken>
Nasale	/m/ → \<m>	/mʊnt/	\<Mund>		/ʏ/ → \<ü>	/hʏtə/	*Hütte*
	/n/ → \<n>	/nɑ:zə/	\<Nase>	Schwa-Laut	/ə/ → \<e>	/pʊpə/	\<Puppe>
	/ŋ/ → \<ng>	/tsʊŋə/	\<Zunge>	Diphtonge	/aɪ/ → \<ei>	/klaɪt/	\<Kleid>
Laterale und Vibranten	/l/ → \<l>	/lampə/	\<Lampe>		/aʊ/ → \<au>	/maʊs/	\<Maus>
	/r/ → \<r>	/rɑ:t/	\<Rad>		/ɔɪ/ → \<eu>	/bɔɪlə/	\<Beule>
Konsonanten-verbindungen	/kv/ → \<qu>	/kvalə/	\<Qualle>				
	/ts/ → \<z>	/tsi:gə/	\<Ziege>				

phems nicht in der Schriftsprache übernommen werden. Im Gegensatz zur mündlichen Sprache wird in der Schriftsprache also angestrebt, ein Morphem konstant zu halten. Dies wird als **Morphemkonstanz** bezeichnet.

!

> **Morpheme** sind die kleinsten bedeutungtragenden Einheiten. Wörter können aus einem einzigen Morphem bestehen wie *Lampe*. Sie können aber auch aus zwei oder mehr Morphemen bestehen wie *Versteck*, das sich aus den Morphemen {ver} und {steck} zusammensetzt, *Bildband*, das die Morpheme {bild} und {band} beinhaltet oder *Nilpferde*, das aus den Morphemen {nil}, {pferd} und {PLURAL} besteht. Morpheme werden in geschweiften Klammern notiert.

Das Morphem {Haus} kann phonologisch in vier verschiedenen Formen realisiert werden, nämlich als /haus/ (*Haus*), /hauz/ (*Hauses*), /hɔɪs/ (*Häuschen*) und /hɔɪz/ (*Häuser*), während es graphematisch in allen diesen Wörtern gleich auftritt. Bei der mündlichen Wiedergabe sind Varianten zwischen den Mitgliedern einer Wortfamilie insbesondere durch die Auslautverhärtung und die Umlautbildung bedingt:

- So führt die **Auslautverhärtung** dazu, dass am Silbenende ausschließlich stimmlose Konsonanten realisiert werden. Aufgrund der Morphemkonstanz wird im Schriftbild ein stimmhafter Konsonant geschrieben, wenn er in der Wortfamilie vorkommt. Ein weiteres Beispiel hierfür ist das Wort \<Kind>. Bei der Form *Kin-*

des zeigt sich, dass bei der Wortfamilie *Kind* am Wortende ein /d/ vorliegt und kein /t/. Entsprechend wird das Wort nicht, wie es das phonematische Prinzip implizieren würde, als *Kint* geschrieben, sondern als *Kind*.

- Die **Umlautbildung** betrifft z.B. Pluralbildungen wie *Apfel* vs. *Äpfel*, bei denen durch die Beibehaltung des <A> in der Pluralschreibung, und damit abweichend von der phonologischen Form, die Morphemstruktur der Singularform erhalten bleibt.
- Dem morphologischen Prinzip sind noch weitere Phänomene zuzuordnen:
  - Das Schreiben des **silbentrennenden <h>** in Wörtern wie *sah – sehen, nah – nahen*
  - das **Dehnungs-<r>** in Wörtern wie *arm – ärmer*
  - die **Schärfung** in Wörtern wie *verpuppt – Puppe* usw.

!

Unter **Dehnung** versteht man die Schreibung langgesprochener Vokale mit Dehnungszeichen wie bei *Kahn, Saat, Lehm, See* usw.
Schärfung ist die Verdopplung von Konsonanten nach ungespanntem Vokal bzw. Kurzvokal in Wörtern wie *Puppe, Welle, Hammer* usw.

Das **silbische Prinzip** beschreibt, dass die Schriftsprache aufgrund eines Bezugs zur Silbenstruktur vom phonologischen Prinzip abweicht. So wird der Konsonant /s/ vor /t/ und /p/ im **Ansatz** der ersten Silbe eines Wortes, also am Wortanfang, als <s> geschrieben und nicht als <sch> wie bei <Strumpf> und <Spiel>. Da diese Besonderheit an die Grapheme <st> und <sp> gebunden ist, werden sie als Einheit wahrgenommen (Duden-Redaktion 1995: 66).

Eine weitere Regularität bezieht sich auf das Dehnungs-h in Wörtern wie *Jahr, Kohl, Sahne, Kohle*: Es tritt häufig bei Wörtern mit einem einfachen Onset auf, bei Wörtern mit einem komplexen Onset wie bei *Strom* oder *Schwan* dagegen eher nicht (Duden-Redaktion 1995: 67).

Ein silbeninitiales <h>, das in der Lautsprache keine Korrespondenz hat, wird in der Schriftsprache i.d.R. dann eingefügt, wenn zwei Vokale aufeinander folgen wie bei <drohen> /dro:.ən/ und <sehen> /ze:.ən/.

Einige Regularitäten der Schriftsprache nehmen aber auch auf den **Silbennukleus** Bezug. Bei der Schreibung von Diphthongen im Silben-nukleus nehmen die Grapheme <a> und <e> immer die erste Position ein, die Grapheme <i> und <u> immer die zweite Position, sodass die Schreibweisen <ai>, <ei>, <au> und <eu> möglich sind. Die Schreibweise <äu> ist morphologisch bedingt. Durch die feste Bindung der Buchstaben an bestimmte Positionen ergeben sich feste Buchstabenkombinationen, die sehr schnell als Einheiten identifiziert werden (Duden-Redaktion 1995: 66).

Eine Verdopplung von Vokalgraphemen kommt insbesondere bei offenen Silben vor wie bei <Tee>, <See> und <Fee>. Eine weitere silbenbezogene Regularität besteht darin, dass ein **Doppelkonsonantgraphem** geschrieben wird, wenn im phonologischen Wort ein ambisilbischer Konsonant auftritt wie bei <Halle> /halə/, <Puppe> /pʊpə/ und Schatten /ʃatən/.

Nach dem **historischen Prinzip** (auch: *etymologischen* Prinzip) werden historische Formen tradiert, selbst wenn die Aussprache sich im Laufe der Zeit verändert hat. Die Schreibung entspricht in einigen Fällen also nicht der gegenwärtigen Aussprache, sondern einer früheren Aussprache und wurde nicht an die aktuelle Aussprache angepasst. Dies betrifft z.B. die Schreibweise von <sp> und <st> am Wortanfang, die im Mittelhochdeutschen noch als /sp/ und /st/ ausgesprochen wurden. Auch wurde <ie> im Mittelhochdeutschen in Wörtern wie *hier* als Diphthong /ɪɛ/ realisiert. Das Dehnungs-h in Wörtern wie *Kahn* wurde früher als Frikativ gesprochen.

Das **grammatikalische Prinzip** beschreibt die Groß- und Kleinschreibung im Deutschen. So werden alle Substantive sowie Satzanfänge groß geschrieben. Dieses Prinzip wurde erst im 16. und 17. Jahrhundert eingeführt. Ursprünglich wurden ausschließlich Namen groß geschrieben. Da die Wortarten jedoch nicht eindeutig voneinander abgrenzbar sind, bestehen in einigen Fällen Unsicherheiten darüber, ob ein Wort groß oder klein geschrieben wird.

In Bezug auf den Unterricht herrscht Uneinigkeit darüber, ob das Schreiben von Groß- und Kleinbuchstaben parallel gelehrt werden sollte oder ob Kinder zunächst nur Großbuchstaben verwenden sollten, weil diese von der Schreibmotorik her am einfachsten zu realisieren sind (Schründer-Lenzen 2004: 58 f). Häufig kann beobachtet werden, dass Kinder, die sich das Schreiben selbst beibringen, ausschließlich Großbuchstaben verwenden, obwohl in den Kinderbüchern, die ihnen zur Verfügung stehen, i.d.R. Groß- und Kleinbuchstaben verwendet werden. Auch Menschen mit erworbenen Schreibstörungen bevorzugen häufig Großbuchstaben.

Das **semantische Prinzip** dient dem Bemühen um Verständlichkeit. So weisen homophone Wörter häufig eine unterschiedliche Schreibweise auf wie z.B. <Wahl> und <Wal>. Die Grenzen dieses Prinzips zeigen sich allerdings bei der Gegenüberstellung von Wörtern wie *wiedergeben* vs. *widerspiegeln*.

!

Homophone Wörter sind vom Klang her gleich, haben aber eine unterschiedliche Bedeutung wie /va:l/ (der Meeressäuger) und /va:l/ (die Abstimmung / Entscheidung).

Orthographisch irreguläre Wörter

Bei einer Reihe von Wörtern kann die schriftsprachliche Realisierung allerdings weder über GPK und Ausnahmeregeln noch über die Prinzipien der Schriftsprache hergeleitet werden. Bei diesen **orthographisch irregulären Wörtern** handelt es sich um nichtnative Wörter wie z.B. *Garage, Blamage*. Sie können nur dann korrekt gelesen bzw. geschrieben werden, wenn dem Leser die korrekte Aussprache bzw. Schreibweise bekannt ist, er also einen lexikalischen Eintrag der Aussprache bzw. Schreibweise im mentalen Lexikon gespeichert hat.

2 Grundlagen der modellorientierten Therapie

! Zentrales Ziel der modellorientierten Diagnostik bei Dyslexien / Dysgraphien ist, die individuellen schriftsprachlichen Fähigkeiten und Defizite eines Kindes oder Erwachsenen gezielt aufzudecken und aus ihnen individuelle Therapieziele abzuleiten.

Als Voraussetzung für die Durchführung einer modellorientierten Diagnostik und Therapie muss der Therapeut genaue Vorstellungen darüber haben, wie Lesen und Schreiben funktioniert und aus welchen Teilprozessen und Komponenten es sich zusammensetzt. So liegen empirische oder experimentelle Belege für eine Reihe von Komponenten und Teilprozessen vor, z. B.:

- visuelle Worterkennung
- Wiedererkennen eines Wortes als vertraute lexikalische Einheit
- Erfassung der Wortbedeutung
- Kenntnis über die Aussprache eines Wortes
- Kenntnis darüber, wie ein Wort geschrieben wird.

Alle Formen des Lesens und Schreibens, also geübtes Lesen und Schreiben, Lese- und Schreiberwerb sowie Dyslexien / Dysgraphien beruhen auf den gleichen Teilprozessen und Komponenten:

- Beim *geübten Lesen und Schreiben* sind diese Teilprozesse und Komponenten ausgereift. Sie sind problemlos aktivierbar und in ihrem Zusammenspiel optimal aufeinander eingestellt.
- Beim *ungeübten Lesen* sind einige der Komponenten und Teilprozesse zunächst rudimentär vorhanden und reifen im Verlauf des Schriftspracherwerbs heran.
- Beim *beeinträchtigten Lesen* ist die Funktion von mindestens einer Komponente oder einem Teilprozess gestört. Dabei spielt es im Prinzip keine Rolle, ob eine schwache, aber noch unauffällige Schriftsprache, eine Entwicklungsdyslexie/-dysgraphie, Halbanalphabetismus oder eine erworbene Dyslexie / Dys-

graphie vorliegt. Der Therapeut sucht immer nach der Komponente oder dem Teilprozess des Lesens bzw. Schreibens, der nicht funktioniert und demzufolge die Auffälligkeit verursacht: Er sucht also nach dem funktionalen Ort der Auffälligkeit (De Bleser et al. 2004).

Vom zugrunde gelegten Lese- bzw. Schreibmodell ist abhängig, welche Ursache vermutet wird, da sich diese nur auf Komponenten und Teilprozesse beziehen kann, die das jeweilige Modell beinhaltet. In der Literatur findet sich eine Vielzahl unterschiedlicher Lese- und Schreibmodelle. Sie unterscheiden sich darin, welche Teilprozesse und Komponenten angenommen werden, wie differenziert die Komponenten und Teilprozesse dargestellt werden, und wie die Teilprozesse und Komponenten zueinander in Beziehung stehen. Je nachdem welches Modell der Diagnostik und Therapie zugrunde gelegt wird, sind also unterschiedliche funktionale Orte der Störung möglich.

Da die Modelle die kognitiven Leistungen in ihrer Funktion beschreiben, werden sie auch als **Funktionsmodelle** bezeichnet. Zu den kognitiven Leistungen gehört z. B. die visuelle Wahrnehmung, das Gedächtnis, die gesprochene und geschriebene Sprache. Die Beschreibung der Teilprozesse und Komponenten erfolgt funktional, d. h. es wird überprüft, ob ein Teilprozess oder eine Komponente funktioniert oder nicht.

Die Funktionstüchtigkeit der Teilprozesse und Komponenten wird durch Fehleranalysen untersucht. Es besteht eine Reihe von Hypothesen darüber, welche Komponenten und Teilprozesse am Lösen einer Aufgabe und bei der Verarbeitung bestimmter Stimuli beteiligt sind und welche Fehlermuster als Indikator für den Ausfall einer bestimmten Komponente oder Teilfunktion gelten. Die verschiedenen modellorientierten Diagnostiktests unterscheiden sich in der Auswahl der Aufgaben und der Stimulustypen, in der Anzahl der Stimuli sowie in der Form der Auswertung. Hat der Therapeut die beeinträchtigte Komponente oder den beeinträchtigten Teilprozess identifiziert, kann er die Therapie individuell planen. Für den modellorientierten Ansatz sind drei Annahmen von zentraler Bedeutung, die im Folgenden beschrieben werden:

Keine Subtypen von Dyslexien / Dysgraphien

Der Begriff Syndrom stammt aus der Medizin. Er bezeichnet ein Krankheitsbild, bei dem fest definierte Symptome immer gemeinsam auftreten. Die Einteilung in Subtypen oder Syndrome in der Dyslexie-/Dysgraphieforschung geht auf die Darstellung von Einzelfällen in den 1970er- und frühen 1980er-Jahren zurück. Das damit verbundene Erkennen von Regelmäßigkeiten und Mustern bei Schriftsprachstörungen gilt als eine der großen Errungenschaften der Dyslexie- und Dysgraphieforschung. Denn dies machte die Vielzahl ungeordneter individueller Einzelfallbeschreibungen überschaubar, sodass Erklärungsmodelle für die Schriftsprachstörungen entwickelt werden konnten.

Die Definition der Subtypen (Kapitel 8) geht allerdings nicht auf standardisierte und normierte Untersuchungsverfahren zurück, sondern auf die Beschreibung einiger prototypischer Einzelfälle. So treten bei Schriftsprachstörungen von den Symptomen, die typischerweise mit einem Syndrom in Verbindung gebracht werden, i.d.R. nur einige auf. Um welche es sich dabei handelt, variiert von Person zu Person. In einigen Fällen treten nicht einmal alle typischen Störungsmerkmale auf. Bei den verschiedenen Formen von Dyslexien / Dysgraphien handelt es sich also streng genommen nicht um feste Symptomenkomplexe.

Dennoch ist die Klassifikation in Subtypen bei der Diagnostik erworbener Schriftsprachstörungen in der klinischen und therapeutischen Praxis mittlerweile fest etabliert und hat sich seit langem bewährt. So weist De Langen (2001: 15) darauf hin, dass die Einteilung in Subtypen bei der Differenzialdiagnose helfen kann. Sie hat eine wichtige Bedeutung als didaktisches Hilfsmittel, denn die Zuordnung zu einem Subtyp hilft dem Therapeuten, verschiedene Störungsmuster zu erkennen und die jeweiligen Symptome als Ausdruck einer bestimmten zugrunde liegenden Störung zu verstehen. Er lernt dadurch, sich an der Ursache zu orientieren und nicht am Symptom (De Langen 2001: 13). Gleichzeitig dient die Klassifikation als Hilfsmittel in Fachgesprächen (De Langen 2001: 74):

> Die Definition von Syndromen und die entsprechende Syndromzuweisung bei erworbenen Lese- und Schreibstörungen ist nicht ein Ergebnis, das auf Erhebungen mit standardisierten und normierten Untersuchungsverfahren beruht, sondern ein Ergebnis, das nach und nach im Rahmen von mehreren prototypischen Einzelfallstudien erzielt wurde. ... Dennoch soll aus didaktischen und verständigungsfördernden Gründen versucht werden, eine tentative Klassifikation vorzuschlagen, die brauchbare Leitlinien für eine Differenzialdiagnostik enthält. (De Langen 2001: 15)

Auch in der Fachliteratur zu Entwicklungsdyslexien/-dysgraphien (z.B. Brundson et al. 2002 a, b, Shu et al. 2005) und zu erworbenen Dyslexien (z.B. Ska et al. 2003, Stadie u. Rilling 2006) findet man häufig einen Bezug auf Subtypen. Aktuell fordern Klicpera et al. (2003: 155) die Abgrenzung verschiedener Formen bei entwicklungsbedingten Schriftsprachstörungen.

Dass die Klassifikation in Subtypen für die Therapieplanung nicht ausreicht, wird auch von den Befürwortern der Subtypen-Klassifikation nicht infrage gestellt. So existiert – aus gutem Grund – kein Therapiekonzept oder -material, das bei der Identifikation eines bestimmten Subtyps schnell „aus der Schublade gezogen" werden könnte. Die Therapieplanung setzt immer am funktionalen Ort der Störung an und nicht am Subtyp (De Langen 2001: 137). Eine grobe Einteilung in Subtypen ist aber dennoch aus den oben genannten praktischen Gründen sehr nützlich.

Aus modelltheoretischer Sicht ist der syndromorientierte Ansatz allerdings problematisch und wird daher von einer Reihe von Wissenschaftlern (z.B. Jackson u. Coltheart 2001: 73 ff, De Bleser et al. 2004: 3) strikt abgelehnt. So müsste bei einer konsequenten Einteilung in Subtypen im Prinzip eine unendliche Anzahl unterschiedlicher Subtypen angenommen werden, da jedes Störungsbild ein anderes Profil aufweist. Zudem werden Kinder bzw. Erwachsene zu einer Gruppe zusammengefasst, die beim Lesen und Schreiben einige gemeinsame Störungsmerkmale zeigen, sich aber in Bezug auf andere Merkmale deutlich voneinander unterscheiden (Coltheart 1984: 370).

Ebenso hat sich bei Aphasien die Vermutung nicht bestätigt, dass jedem Syndrom immer ein spezifischer, in Bezug auf die Lokalisation fest definierter Läsionsort zugewiesen werden kann (Poeck et al. 1984, Willmes u. Poeck 1993), und zwar selbst bei den Patienten nicht, die ein für das jeweilige Aphasiesyndrom typisches Muster zeigen (Poeck et al. 1984, De Bleser 1988). Auf der anderen Seite sind aufgrund des Läsionsortes zumindest in vielen Fällen Vorhersagen zum Störungsmuster möglich (Huber 1997), (Kapitel 8).

Die Kritiker am Subtypenansatz befürworten eine Vorgehensweise, bei der es ausschließlich um die Identifikation des funktionalen Ortes einer Störung geht, und wenden sich strikt gegen den Syndromansatz und die Annahme von Subtypen.

Erklärung, nicht Beschreibung von Dyslexien / Dysgraphien

Mit dem modellorientierten Ansatz kann der Therapeut anhand des individuellen Lese- bzw. Schreibmusters eines Kindes feststellen, welcher Teilprozess bzw. welche Komponente des Lesens bzw. Schreibens beeinträchtigt ist und gezielt gefördert werden sollte. Er versucht also nicht nur, die Auffälligkeiten des Leseprozesses anhand von Daten zur Fehlerquantität und -qualität zu beschreiben (z.B. „sie zeigt stark unterdurchschnittliche Leistungen beim Lesen von Pseudowörtern"), sondern auf der Basis eines Lese- bzw. Schreibmodells zu erklären (z.B. „sie hat keinen Zugriff auf die sublexikalisch-einzelheitliche Route").

Einzelfallbeschreibungen statt Gruppenuntersuchungen

Modellorientierte Untersuchungen sind sehr differenzierte Einzelfallbeschreibungen. Jedes Störungsmuster stellt im Prinzip einen eigenen Subtyp dar, denn es ist hochgradig individuell. Das Zusammenfassen von Probanden zu Gruppen ist aus modelltheoretischer Sicht nicht sinnvoll, da die Probanden aufgrund der individuellen Unterschiede nicht miteinander vergleichbar sind und keine homogenen Gruppen bilden. Gruppenuntersuchungen verwischen lediglich die individuellen Unterschiede: Ihre Ergebnisse gelten nicht für jedes einzelne Mitglied der Gruppe, und sie sind von daher wenig aussagekräftig.

Auf der anderen Seite ist es sinnvoll, Einzelfallbeschreibungen so zusammenzufassen, dass sich aus ihnen Gesetzmäßigkeiten ableiten lassen. Insofern ist eine generelle Kritik an Gruppenstudien im Sinn einer Zusammenfassung von Einzelfallstudien nicht gerechtfertigt.

Allerdings werden häufig im Bereich von Entwicklungsdyslexien/-dysgraphien sehr große Gruppen von Kindern gebildet, sodass eine Homogenität der Gruppe nahezu ausgeschlossen werden kann. In diesen Studien sind i.d.R. neben den Gruppenergebnissen auch keine Einzelergebnisse aufgeführt, sodass weder die Homogenität der Gruppe kontrolliert werden kann noch interindividuelle Relativierungen bzw. Spezifizierungen in Bezug auf die Gesamtaussage gemacht werden können. Derartige Gruppenuntersuchungen sind aus modelltheoretischer Sicht äußerst kritisch zu betrachten.

Kognitive Modelle des Lesens und Schreibens

Überblick

Es bestehen unterschiedliche Vorstellungen darüber, wie das geübte Lesen und Schreiben abläuft. Diese werden in Form von kognitiven Verarbeitungsmodellen formuliert. Die Modelle zur Schriftsprachverarbeitung können in zwei große Gruppen unterteilt werden: die Zwei-Wege-Modelle und die Modelle des einfachen Zugangsweges, zu denen die interaktiven Modelle und die Analogiemodelle gehören.

Zur Diagnostik und Therapie werden bisher routinemäßig nur die **Zwei-Wege-Modelle** herangezogen. Aus diesem Grund basiert auch die modellorientierte Diagnostik und Therapie, die in diesem Buch vorgestellt wird, auf diesen Modellen. Zwar liegen auch einige Diagnostik- und Therapiestudien mit **interaktiven Modellen** vor (Abel et al. 2005), für die konkrete Therapieplanung sind sie bislang jedoch nur schwer einzusetzen. Die Kenntnis alternativer Modelle hilft aber u.a. dabei, die Möglichkeiten und Grenzen des Zwei-Wege-Modells zu erkennen. Daher sollen sie im Folgenden ebenfalls kurz skizziert werden. Zunächst werden aber die verschiedenen Modelltypen, die zur Schriftsprachverarbeitung vorliegen, im Überblick dargestellt.

Lesen und Schreiben

Die verschiedenen Verarbeitungsmodelle zur Schriftsprache unterscheiden sich u.a. darin, ob sie:

- sowohl das Schreiben als auch das Lesen erklären wie z.B. das Logogen-Modell, oder
- sich nur auf das Lesen (Humphreys u. Evett, 1985, Jackson u. Coltheart 2001) bzw. nur auf das Schreiben (Simon u. Simon 1973, Barry 1994) beziehen. Modelle, die nur das Lesen erklären, sind z.B. Modelle der visuellen Worterkennung, die weiter unten erläutert werden.

Insbesondere zum **Lesen** liegen zahlreiche kognitive Verarbeitungsmodelle vor, die z.T. sehr unterschiedliche Aspekte des Lesens sehr genau fokussieren, z.B. die Buchstaben- oder die Worterkennung. Andere Modelle erklären das **Schreiben** unter der Prämisse, dass es weitgehend auf den gleichen Prozessen und Komponenten beruht wie das Lesen und dementsprechend spiegelbildlich dazu abläuft. Wenn, wie nach diesen Modellen, für das Schreiben und Lesen einige gemeinsame Komponenten und Teilprozesse angenommen werden, ist eine genaue Abgrenzung von Lesen und Schreiben nicht möglich (Jackson u. Coltheart 2001: 110). Die Modelle des Schreibens sind i.d.R. ursprünglich zur Erklärung des Lesens entwickelt worden waren und wurden dann für das Schreiben erweitert.

Obwohl ein enges Wechselverhältnis von Lese- und Schreiberwerb besteht, kann man nicht automatisch schreiben, wenn man Lesen gelernt hat. So mussten früher in Schweden alle Kirchenmitglieder die Bibel lesen können. Schreiben konnten sie aber nicht (Venetzky 1991). Der Lese- und Schreiberwerb erfolgt häufig parallel und beide Prozesse unterstützen sich gegenseitig. Im Schulunterricht ist der Lese- und Schreiberwerb ohne gegenseitigen Bezug kaum denkbar. Aber auch beim geübten Leser/Schreiber können sich beide Prozesse gegenseitig unterstützen, z.B. wenn man ein Wort probeweise schreibt, um über den visuellen Input verschiedene Schriftbilder „auszuprobieren". Dyslexien und Dysgraphien treten ebenfalls häufig gemeinsam auf.

Die Sichtweise des Schreibens als spiegelbildlicher Prozess zum Lesen wird in der Forschung zunehmend aufgegeben, da zwischen Lesen und Schreiben **grundlegende Unterschiede** bestehen (Klicpera et al. 2003: 50):

- Input beim Lesen sind geschriebene Wörter, also stabile Einheiten, die in einem Text ein-

regulären Sprachen wie dem Deutschen würde dies häufig zum Erfolg führen. Es ist allerdings umstritten, ob die Übersetzung unabhängig von den benachbarten Graphemen erfolgt, und so werden auch Silben und silbenähnliche Einheiten als Verarbeitungseinheiten diskutiert.

Schreiben

Das sublexikalisch-einzelheitliche Schreiben nach Diktat erfolgt über die Herstellung von Phonem-Graphem-Korrespondenzen (PGK). Da die PGK im Vergleich zu den Graphem-Phonem-Korrespondenzen (GPK) im Deutschen komplizierter sind, führt die Zuordnung von Buchstaben zu Lauten häufig nicht zur orthographisch korrekten Zielform. Vermutlich wird das Schreiben daher sehr stark über das orthographische Output-Lexikon gesteuert und die sublexikalisch-einzelheitliche Route könnte beim Schreiben von sehr viel geringerer Bedeutung sein als beim Lesen (Klicpera et al. 2003: 53).

Aktivierung und Zusammenwirken der Routen beim geübten Lesen und Schreiben

Die einzelnen Teilprozesse, aus denen sich die Routen zusammensetzen, laufen **seriell**, also nacheinander und in einer festen Reihenfolge ab. Im Logogen-Modell werden die lexikalisch-ganzheitliche und die sublexikalisch-einzelheitliche Route beim geübten Lesen **parallel** und **unabhängig** voneinander durchlaufen. Sie können sich während der Verarbeitung nicht gegenseitig beeinflussen oder unterstützen.

Das Resultat des Verarbeitungsprozesses besteht ausschließlich aus dem Ergebnis der schnelleren Route. Die Ergebnisse der beiden Routen werden nicht miteinander verrechnet. Bei vertrauten Wörtern läuft die lexikalisch-ganzheitliche Route, bei Nicht- oder Pseudowörtern die sublexikalisch-einzelheitliche Route schneller ab.

Möglich ist auch eine Reanalyse: Führt eine Route nicht zum gewünschten Erfolg, kann der Lese- bzw. Schreibprozess wiederholt durchlaufen werden, und zwar entweder noch einmal über dieselbe Route oder über die alternative Route.

Innerhalb der Teilprozesse, über die die Routen ablaufen, unterscheidet man zwischen einer **diskreten** und einer **kaskadierenden Verarbeitung**.

! Bei einer **diskreten Verarbeitung** erfolgt die Aktivierung aufgrund sich ansammelnder Informationen. Wörter werden erst dann für die nachfolgende Komponente bereitgestellt, wenn ihre Aktivierung einen bestimmten Schwellenwert überschritten hat. Ist dieser überschritten, besteht Gewissheit darüber, dass ein Wort erkannt wurde. Dabei wird genau eine lexikalische Einheit, das **Logogen**, aktiviert. Im Logogen-Modell wird ein Eintrag also erst vollständig aktiviert, bevor ein weiterer Prozess in Gang gesetzt wird. Beispiel: Logogen-Modell (z. B. Morton 1969).

In Zwei-Wege-Modellen, die eine **kaskadierende Verarbeitung** postulieren, werden bereits Teilinformationen für die nachfolgende Komponente zur Verfügung gestellt, auch wenn ein Wort noch nicht erkannt wurde. Bei der kaskadierenden Verarbeitung liegen unidirektionale Verbindungen vor, d. h. die Informationen werden ausschließlich an die nachfolgende Schicht weitergegeben (Belke 2004: 17 ff). Ein Modell, in dem eine kaskadierende Verarbeitung angenommen wird, ist das Dual-Route-Cascaded-(DRC-)Modell (Jackson u. Coltheart 2001).

Da sowohl die diskrete als auch die kaskadierende Verarbeitung unidirektional ist, bestehen zwischen den Komponenten des Zwei-Wege-Modells keine interaktiven Beziehungen. Damit kann eine vorgeschaltete Komponente nicht von einer nachgeschalteten beeinflusst werden. Mittlerweile liegen zahlreiche Modifizierungen des Zwei-Wege-Modells vor, in denen aufgrund experimenteller oder empirischer Befunde interaktive Beziehungen zwischen einzelnen Komponenten zugelassen werden (z. B. Huber 1997: 171, De Langen 2001: 47).

Im Folgenden sind die Komponenten beschrieben, die beim lauten Lesen und beim Schreiben nach Diktat eine wichtige Rolle spielen. Wenn man den folgenden Abschnitt liest, erhält man sozusagen einen Zeitlupeneindruck des Lesens und Schreibens, d. h. der Lese- und Schreibprozess wird so genau erklärt, dass man jeden einzelnen Verarbeitungsschritt genau betrachten kann. Um dabei die Übersicht nicht zu verlieren, wird dem Lesen und Schreiben jeweils das entsprechende Modell als Abbildung vorangestellt (Abb. 3.**1**, 3.**2**). Die darin aufgeführten Komponenten werden anschließend genau beschrieben. Die Darstellung beginnt mit den Komponenten, die im Modell oben stehen, und arbeitet sich dann immer weiter nach unten fort.

Komponenten des lauten Lesens

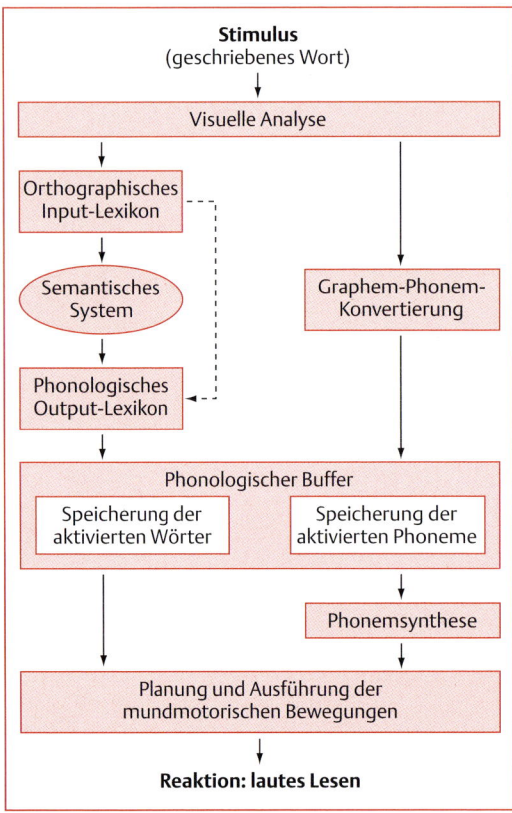

Abb. 3.**1**   Das Zwei-Wege-Modell des lauten Lesens (nach Ellis u. Young 1988).

Visuelle Analyse

Bei der visuellen Analye findet eine **visuelle Mustererkennung** von visuell dargebotenen, uns bekannten Graphen statt. Es wird also erkannt, ob ein Graph vorliegt oder nicht, und an welcher Position er im Wort steht. Die visuelle Analyse, so wie sie in diesem Modell verstanden wird, umfasst aber viel mehr als die rein visuell-perzeptorische Erkennung eines Stimulus. Sie umfasst ebenfalls die **visuell-graphematische Konvertierung**. Bei dieser wird der Graph einer Graphemkategorie zugeordnet. So wird z.B. erkannt, dass ein Druckschrift-D und ein Schreibschrift-D, ein 10 cm großes und ein 1 cm großes D, der Groß- und der Kleinbuchstabe D, ein gekipptes und ein nichtgekipptes D usw. den gleichen graphematischen Wert besitzen.

Es findet also die Übersetzung von einer visuellen Einheit in eine graphematische Einheit statt (Ellis u. Young 1988, De Langen 2001: 7). Es wird aber noch nicht identifiziert, welches Phonem dem Graphem zugeordnet ist. Man könnte ebenfalls argumentieren, dass die Identifizierung des Graphemwerts bereits der erste Teilprozess der Graphem-Phonem-Konvertierung ist. Da aber auch die Einträge im orthographischen Input-Lexikon nicht rein visuell, sondern auf der Basis von Buchstabenfolgen aktiviert werden (De Langen 2001: 50), muss die Identifizierung des Graphemwertes dem orthographischen Input-Lexikon vorgeschaltet sein. Auch De Bleser et al. (2004: 9) vermuten, dass Grapheme bei der visuellen Analyse perzeptiv erfasst, identifiziert und kategorisiert werden und anschließend für die lexikalische bzw. nichtlexikalische Weiterverarbeitung zur Verfügung gestellt werden.

Aber auch das Erkennen, welche Buchstaben zu der Einheit Wort gehören, findet bei der visuellen Analyse statt. Die Buchstaben in kurzen Wörtern werden nahezu zeitgleich erkannt, also *auf einen Blick*. Da die Buchstaben bei langen Wörtern nicht gleichzeitig ins Blickfeld gelangen, werden sie bei der visuellen Analyse zu einem Wort zusammengefügt und im Kurzzeitgedächtnis gehalten. Diese Funktion wurde bereits 1891 von Weissenberg unter dem Begriff *Buchstabenfügungszentrum* beschrieben. Ob es sich bei einer Buchstabensequenz um ein Wort oder ein Pseudowort handelt, kann auf der Ebene der visuellen Analyse noch nicht entschieden werden, sondern erst im orthographischen Input-Lexikon. Bei der visuellen Analyse werden Wörter also als visuelle sprachliche Graphemfolgen der betreffenden Einzelsprache erkannt, aber noch nicht als Wörter.

Klicpera et al. (2003: 47) verwenden nicht die Bezeichung „visuelle Analyse". Stattdessen unterscheiden sie zwischen einer visuellen Wortanalyse und eine Ebene der abstrakten Buchstabenrepräsentation. Häufig wird auch ein **visueller Input-Buffer** angenommen (z.B. De Bleser et al. 2004: 7). Dieser hält Informationen so lange aufrecht, bis z.B. zwei visuell dargebotene Wörter oder Nichtwörter miteinander verglichen werden konnten. Das Verhältnis zwischen Input- und Output-Buffer ist noch ungeklärt.

Orthographisches Input-Lexikon

Im orthographischen Input-Lexikon, das auch als visuelles Eingangslexikon bezeichnet wird (De Langen 2001: 47), sind orthographische Wortformen von vertrauten Wörtern und Morphemen gespeichert, nicht aber die entsprechenden Wortbedeutungen. Die orthographischen Wortformen sind in Form eines Netzwerks gespeichert.

Das orthographische Input-Lexikon erhält seinen Input über die Wort- und Buchstabenerkennungsmechanismen der visuellen Analyse. Durch das orthographische Input-Lexikon verfügt man über einen „Sicht"-Wortschatz, d.h. man kann schnell entscheiden, ob ein bekanntes Wort vorliegt oder nicht (Huber 1997: 182). Dadurch, dass das Wissen über orthographisch reguläre und irreguläre Wortformen im orthographischen Input-Lexikon ganzheitlich gespeichert ist, verfügen wir gleichzeitig über orthographisches Wortwissen. Aus diesem Grund ist der Begriff „orthographisches Input-Lexikon" gegenüber dem von De Bleser et al (2004) verwendeten Begriff „graphematisches Input-Lexikon" vorzuziehen.

Übung:
Decken Sie die vorliegenden Buchstabensequenzen bis auf die erste Sequenz ab. Versuchen Sie nun, aus der Buchstabensequenz das Wort zu erschließen. Decken Sie nun das zweite Wort auf und versuchen Sie es zu ergänzen. Gehen Sie entsprechend mit den weiteren Wörtern vor. Ab welchem Punkt können Sie die einzelnen Wörter erkennen?

- *B+++++++e*
  Ba+++++ne
  Bad+++nne
- *B++++e*
  Ba++ne
  Ban+ne
- *Z+++a*
  Ze+ra
- *St++n*
  St+rn
- *L++++++++e*
  Lo+++++++ve
  Lok+++++ive

Lösungen:
Badewanne, Banane, Zebra, Stern oder Stirn, Lokomotive

Über das orthographische Input-Lexikon werden die von der visuellen Analyse bereitgestellten Einheiten als Wörter erkannt, und es kann zwischen Wörtern und Pseudo- bzw. Nichtwörtern unter-

schieden werden: Verläuft der Abgleich eines visuellen Stimulus mit einem orthographischen Lexikoneintrag erfolgreich, wird ein Stimulus als Wort erkannt. Wird kein Eintrag gefunden, wird der Stimulus als Pseudo- oder Nichtwort eingestuft und über die Graphem-Phonem-Korrespondenzroute reanalysiert.

Wie die Worterkennung genau abläuft, ist unklar. Offenbar spielen einzelne Grapheme, insbesondere der Wortanfang, eine wichtige Rolle, aber auch die ganze Wortgestalt, also die Wortlänge und charakteristische Buchstaben oder Buchstabenkombinationen. Wörter werden allerdings nicht einfach durch ihre vertraute visuelle Gestalt erkannt, denn sie werden auch bei unvertrauter vertikaler Ausrichtung und bei variierter Schriftform der Einzelbuchstaben (z.B. bUcH) problemlos gelesen (Saffran 1980). Die Aktivierung der Einheiten des orthographischen Input-Lexikons kann in Abhängigkeit vom Kontext erfolgen. Dies zeigt sich in Priming-Aufgaben (Stadie u. Rilling 2006). Das Priming-Paradigma von Stadie u. Rilling wird in Kapitel 11 genauer vorgestellt.

!

Bei **Priming-Aufgaben** wird dem Probanden zunächst ein Wort gezeigt, das dem Zielwort in Bezug auf bestimmte Merkmale phonologisch oder semantisch ähnlich ist, der **Prime**. Das anschließend dargebotene Zielwort, das **Target**, wird bei vorheriger Darbietung des Primes schneller erkannt als ohne diese Vorgabe. Offenbar erfolgt durch den Kontext eine Voraktivierung von Stimuli.

Übung
Lesen Sie folgendes Wort:
Dimethylaminophenyldimethylpyrozolon.
Topsch (2000: 30) führt anhand dieses Wortes die Funktion des internen Lexikons beim Lesen vor. Man erkennt an diesem Beispiel, dass beim Leseprozess immer ein Abgleich mit dem internen Lexikon erfolgt und der Leseprozess auch nur so erfolgreich ablaufen kann. Nur wenn man im orthographischen (oder phonologischen) Lexikon die Konstituenten *Methyl*, *Amino*, *Phenyl*, *Di-*, *Pyro-* und evtl. *-zolon* abrufen kann, kann man das Wort relativ schnell korrekt durchgliedern, seinen Sinn erfassen und es korrekt aussprechen.

Im orthographischen Input-Lexikon können auch jederzeit neue Wörter kodiert werden. So werden Kinder beim Lesen häufig mit Wörtern konfrontiert, die ihnen nicht vertraut sind. Das Lesen unvertrauter Wörter erfolgt zunächst über die sublexikalisch-einzelheitliche Route und stellt hohe Anforderungen an das Gedächtnis. Mit zunehmender Vertrautheit werden die Wörter dann im orthographischen Input-Lexikon kodiert.

Nach den seriellen Zwei-Wege-Modellen sollte ein Einfluss des orthographischen Input-Lexikons auf die Buchstabenerkennung ausgeschlossen sein. Es gibt aber Hinweise auf eine interaktive Beziehung zwischen der visuellen Analyse und dem lexikalischen Input-Lexikon. So ist die lexikalische Steuerung der Buchstabenerkennung beim geübten Lesen z.B. daran zu erkennen, dass das Zielwort trotz Tippfehlern meist erkannt wird, wie z.B. *Huteien*, das als *Hufeisen* identifizierbar ist. Aus demselben Grund ist es schwierig, Tippfehler überhaupt zu erkennen.

Semantisches System

Im verbal-semantischen System sind Wortbedeutungen gespeichert. Die orthographischen oder phonologischen Wortformen sind dagegen nicht im semantischen System repräsentiert, sondern ausschließlich in den entsprechenden Lexika. Als Input für das semantische System dienen die Einheiten der Input-Lexika, also die orthographischen und phonologischen Wortformen. Da Verbindungen zwischen den Input-Lexika und dem semantischen System bestehen, führt die Aktivierung eines Eintrags in den Input-Lexika i.d.R. dazu, dass die zugehörige Bedeutung aktiviert wird.

Die Aktivierung der Wortbedeutung erfolgt automatisch und kann auch nicht bewusst unterdrückt werden, wie die folgende Übung zeigt:

Übung
Bitte nennen Sie bei den Wörtern in Abb. 3.**2** die Farbe, in der sie geschrieben sind. Überlegen Sie, bei welchen der Wörter das Benennen der Farbe leichter fällt, bei welchen schwerer.

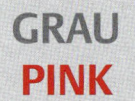 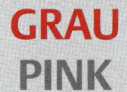

Ist Ihnen aufgefallen, dass das Benennen der Farben der rechten Wörter in der Abbildung schwieriger ist als das der Wörter auf der linken Seite? Die Aktivierung der Wortsemantik, die zu den Unterschieden beim Benennen dieser Wörter führt, läuft automatisch ab, d.h. sie kann auch bei einer Wiederholung des Experiments nicht bewusst unterdrückt werden. Das Benennen der

Farben der Wörter auf der rechten Seite wird Ihnen also auch bei der Wiederholung des Experiments schwerer fallen als das der Wörter auf der linken Seite.

Der in der Übung gezeigte Effekt wird nach seinem Entdecker als **Stroop-Effekt** bezeichnet (Stroop 1935). Probanden benennen die Farbe grün ca. 200 Millisekunden langsamer, wenn sie sie in dem Wort *Rot* sehen als wenn sie sie in dem Wort *Grün* sehen. Mit zunehmender Übung schwächt sich der Effekt etwas ab, bleibt aber erhalten (Dyer 1973, Rayner u. Pollatsek 1989: 71).

Die Wortbedeutungen im verbal-semantischen System sind nach semantischen Feldern geordnet, die aus einem Oberbegriff (Hyperonym, z.B. *Gemüse*) und unter- bzw. nebengeordneten Begriffen (Hyponyme, Kohyponyme, z.B. *Gurke, Möhre*) bestehen. Je mehr bedeutungsmäßige Merkmale zwei Wortbedeutungen gemeinsam haben, desto ähnlicher ist die Bedeutung der beiden Wörter. Zum Wortwissen gehört eine genaue und möglichst vollständige Kenntnis der einzelnen semantischen Merkmale eines Wortes.

!
Ein **Hyperonym** ist ein Oberbegriff.
Z.B. ist *Gemüse* ein Hyperonym zu Gurke, Möhre usw.
Ein **Hyponym** ist ein untergeordneter Begriff.
Z.B. ist *Gurke* ein Hyponym zu Gemüse.
Mehrere gleichgeordnete Begriffe, die demselben Hyperonym untergeordnet sind, werden als **Kohyponyme** bezeichnet, z.B. *Gurke, Möhre* usw.

Welche Bedeutung bei einem Stimulus aktiviert wird, hängt allerdings nicht ausschließlich von der dargebotenen Wortform ab, sondern auch von der Erwartungshaltung des Lesers. Dies zeigen folgende Sätze (entnommen aus De Langen 2004: 66):

Übung
Bitte lesen Sie folgende Sätze:
● *Die Ziegel des Dachs sind rot.*
● *Die Haare des Dachs sind rot.*
Die Sätze zeigen, wie die Lesart des Wortes *Dachs* aufgrund der Vorinformationen variiert.

Neben dem verbal-semantischen System umfasst das semantische System auch ein nichtverbal-semantisches System (Ellis u. Young 1988). Während im verbal-semantischen System die Bedeutungen von Wörtern gespeichert sind, ist im nichtverbal-semantischen System u. a. die Kenntnis von Objekten gespeichert. Hier werden z. B. Bilder erkannt. In Aufgaben zum semantischen System werden daher häufig neben den phonologischen bzw. orthographischen Wortformen auch Bilder als Input verwendet. Aber auch Kenntnisse über Personen sowie die bedeutungsmäßigen Verbindungen mit olfaktorischen, visuellen, akustischen oder taktilen Sinneseindrücken sind im nichtverbal-semantischen System gespeichert.

Phonologisches Output-Lexikon

Das phonologische Output-Lexikon, auch phonologisches Ausgangslexikon genannt (De Langen 2001: 47), ist ein Gedächtnisspeicher, in dem Informationen über die Wortformen, die für die Aussprache von Wörtern notwendig sind, gespeichert sind. Die Aktivierung von Einheiten aus dem phonologischen Output-Lexikon erfolgt z. B. beim mündlichen Benennen und beim lauten Lesen vertrauter Wörter.

Der phonologische Lexikoneintrag enthält Informationen zu folgenden phonologischen Merkmalen eines Wortes:
- Silbenstruktur,
- Akzentstruktur,
- CV-Struktur (s. u.),
- Segmentschicht.

Der geübte Sprecher weiß, aus wie vielen Silben ein Wort besteht und wo Haupt- und Nebenbetonungen liegen. Er weiß aber auch, aus wie vielen Phonemen ein Wort zusammengesetzt ist. Dieses Wissen ist in der CV-Struktur repräsentiert.

In Bezug auf die **CV-Struktur** besteht z. B. das Wort / kam / (*Kamm*) aus einem Konsonanten, einem Vokal und einem Konsonanten. Es hat also drei lautliche Einheiten: CVC. Die Bezeichnung „C" steht für Positionen, die nicht den Silbengipfel bilden, also meist Konsonanten, „V" bezeichnet Positionen, die den Silbengipfel bilden, also meist Vokale (Kapitel 1). Mit welchen Segmenten diese CV-Positionen konkret gefüllt werden, spielt in Bezug auf die CV-Schicht keine Rolle, denn sie abstrahiert davon. Die CV-Einheiten sind lediglich abstrakte Zeiteinheiten, sozusagen Platzhalter für die konkreten Segmente.

Das phonologische Output-Lexikon enthält natürlich auch Informationen über die Segmentschicht eines Wortes. Dadurch weiß der geübte Sprecher,

aus welchen Phonemen bzw. akustisch-artikulatorischen Merkmalen ein Wort besteht und in welcher Reihenfolge diese auftreten.

Für die Annahme eines separaten phonologischen Output-Lexikons spricht unter anderem, dass Wörter „auf der Zunge liegen" können: Bei diesen Wörtern ist die Bedeutung aktiviert, die lautliche Form dagegen nicht (Ellis u. Young 1991: 133). Die semantischen und phonologischen Informationen dieses Wortes werden also getrennt voneinander abgerufen. Manchmal ist die lautliche Form auch nur teilweise aktiviert. Dann weiß man z. B., aus wie vielen Silben ein Wort besteht, welche Silbe die Hauptbetonung trägt und / oder mit welchem Laut ein Wort beginnt. Die genaue Wortform kann aber nicht aktiviert werden.

Graphem-Phonem-Konvertierung (GPK)

Dieser Prozess bezeichnet die Zuordnung von Graphemen zu Phonemen beim Lesen. Er dient dazu, die Aussprache eines unbekannten oder wenig vertrauten Wortes, das nicht oder nur langsam aus dem Lexikon abgerufen werden kann, aus seinen Graphemen herzuleiten. Die ihm zugeordnete Route heißt Graphem-Phonem-Korrespondenzroute und wird ebenfalls GPK abgekürzt (De Bleser et al. 2004: 8). Alternativ wird auch der Begriff „Graphem-Phonem-Umwandlung" verwendet. Die Graphem-Phonem-Konvertierung erfolgt über mehrere Teilprozesse (Ellis u. Young 1991: 220):
- Identifizierung des Graphemwerts eines Graphs,
- Erkennen von Bi- und Mehrgraphen,
- Zuordnung von Graphemen zu Phonemen.

Zum **phonologischen Rekodieren** von Wörtern, also zur Umwandlung einer orthographischen in eine phonologische Wortform, gehören zusätzlich folgende Schritte:
- Speicherung der aktivierten Phoneme,
- Synthese der aktivierten Phoneme.

Zu der Frage, wie Graphem-Phonem-Korrespondenzen (GPK) hergestellt werden, bestehen unterschiedliche Ansichten. Venetzky (1970) und Coltheart (1978, 1985) postulieren, dass dies ohne Zugriff auf das Lexikon erfolgt. Grapheme, die auch als „functional spelling units" bezeichnet werden, sind Buchstaben oder Buchstabenkombinationen, die mit einem Phonem korrespondieren, z. B.:

- das Graphem <sch> mit dem Phonem [ʃ],
- das Graphem <v> in *Vater* mit dem Phonem [f],
- in *Vase* mit dem Phonem [v].

Über eine Graphem-Phonem-Korrespondenzregel erfolgt wahrscheinlich die Übersetzung eines Graphems in das Phonem, das am häufigsten mit dem Graphem verbunden ist.

Bei genauer Betrachtung des Übersetzungsprozesses stellt sich jedoch die Frage, ob nicht zusätzlich Kontextbedingungen formuliert werden müssen, damit die Übersetzung der Grapheme erfolgreich verläuft:

- So wird das Graphem <b> im Deutschen als /b/ oder /p/ realisiert.
- Die Realisierung als /p/ hängt vom Kontext ab: Aufgrund der Auslautverhärtung werden stimmhafte Obstruenten im Silbenauslaut stimmlos realisiert (Kapitel 1).

Für eine korrekte Aussprache dieser Segmente reicht also weder die Herstellung kontextfreier Graphem-Phonem-Korrespondenzen noch das Wissen über die GPK-Häufigkeit. Kay u. Marcel (1981) vermuten, dass die phonematische Realisierung eines Graphems vom Kontext abhängt und durch Analogiebildung über das Lexikon erfolgt.

Die Graphem-Phonem-Korrespondenz ist im Deutschen regulärer als die Phonem-Graphem-Korrespondenz (Klicpera et al. 2003: 51). So kann ein Phonem im Deutschen auf verschiedenste Arten geschrieben werden z.B. das Phonem /aː/ in *Schal, Saal, Mahl* (Klicpera et al. 2003: 51). Dagegen ist im Deutschen aus der Schreibweise relativ leicht abzuleiten, wie ein Wort gesprochen wird. Selbst wenn mehrere Varianten möglich sind wie bei <v> in *Vater* und in *Vase* tritt i.d.R. eine der beiden Varianten wesentlich häufiger auf. Probleme ergeben sich bei stark orthographisch-irregulären Wörtern wie *Garage* (Kapitel 1). Diese Wörter kommen im Deutschen jedoch nur selten vor.

Phonologischer Buffer

In den Lexika werden die Repräsentationen von Wörtern langfristig gespeichert. Demgegenüber dient der phonologische Buffer dazu, Informationen für die nachfolgende Verarbeitung bereitzuhalten. Bei dieser Komponente handelt es sich also, im Gegensatz zu den Lexika, um eine kurzfristige Speicherung von Informationen.

Der phonologische Buffer wird auch als phonematischer Arbeitsspeicher bezeichnet (De Langen 2001: 47). Er dient dazu, aktivierte Einheiten kurzfristig zu speichern und präsent zu halten, um sie für weitere Prozesse wie z.B. die sprechmotorische Realisierung verwenden zu können (De Bleser 2004: 5). Bei den Einheiten kann es sich um Phoneme, Phonemsequenzen, Wörter, vermutlich auch um Silben und Morpheme handeln. Da die Phonemsequenz von Wörtern, Silben bzw. Morphemen häufig hochvertraut ist, können sie vermutlich leichter im Buffer gehalten werden als unvertraute Phonemketten. Inneres Vorsprechen (rehearsal) oder lautes Wiederholen der aktivierten phonologischen Einheiten kann bei der Speicherung der Einheiten im Buffer helfen (Springer u. Wucher 2001: 55). De Bleser et al. (2004: 7) unterscheiden zwischen einem phonologischen Input- und Output-Buffer. In welchem Verhältnis beide zueinander stehen, ist bisher unklar.

Phonemsynthese

Um Pseudowörter laut zu lesen, müssen die durch die Graphem-Phonem-Konvertierung aktivierten Phoneme noch miteinander verbunden werden. Dies geschieht über die Phonemsynthese. Dass die Fähigkeit zur Herstellung von Graphem-Phonem-Korrespondenzen und die Fähigkeit zur Synthese von Phonemen voneinander unabhängig sind, zeigen zahlreiche Therapiestudien, in denen Kinder und Erwachsene mit entwicklungsbedingten Dyslexien zwar erfolgreich Graphem-Phonem-Korrespondenzen erlernten, jedoch nach der Therapie nicht in der Lage waren, diese zu synthetisieren (Matthews 1991, Mitchum u. Berndt 1991, Nickels 1992) (Kapitel 11). Die Synthese ist nicht mit den koartikulatorischen Prozessen, die bei der Planung und Ausführung der mundmotorischen Bewegungen eine Rolle spielen, zu verwechseln.

Planung und Ausführung mundmotorischer Bewegungen

Hier findet die Umsetzung des Outputs der sprachlichen Verarbeitung in die motorische Planung und Bewegung der Artikulatoren statt.

Komponenten beim Schreiben nach Diktat

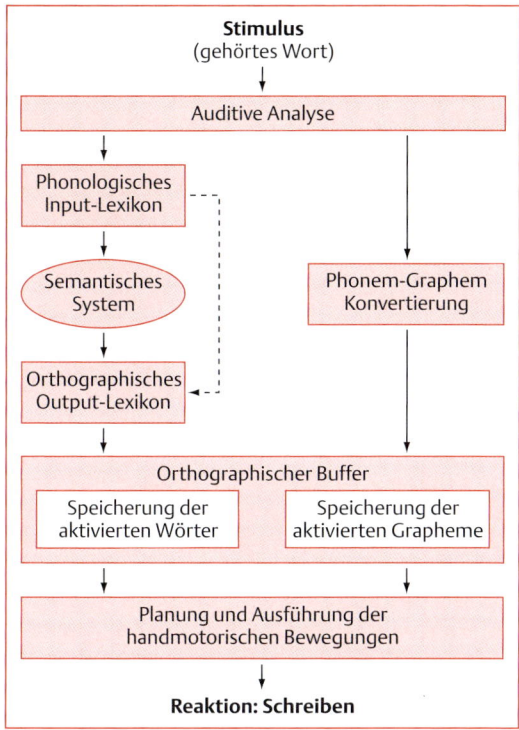

Abb. 3.**2**   Das Zwei-Wege-Modell des Schreibens nach Diktat (nach Ellis u. Young 1988).

Auditive Analyse

Die auditive Analyse geht der lexikalischen und sublexikalischen Verarbeitung auditiv dargebotener Wörter voraus. Sie umfasst die Mustererkennung, durch die Phone (Kapitel 1) perzeptiv erfasst, identifiziert und kategorisiert werden (De Bleser et al. 2004: 9), und geht damit über die rein auditive Analyse hinaus.

Bei der **perzeptiven Erfassung** von Phonen werden akustische Signale als sprachlich erkannt. Entsprechend erfolgt hier die Unterscheidung sprachlicher von nichtsprachlichen akustischen Reizen wie Tierstimmen oder Alltagsgeräuschen. Die auditive Analyse läuft bis zu diesem Schritt nicht sprachspezifisch ab.

Bei der **Identifizierung** erfolgt das Erkennen von Lautsegmenten aus dem Klangspektrum. Inwieweit hier bereits einzelsprachliche Gegeben-

heiten eine Rolle spielen, ist umstritten (Ellis u. Young 1988, Bybee 2001). In jedem Fall erfolgt sie, im Gegensatz zur visuellen Analyse, sequenziell, was dadurch bedingt ist, dass sich ihre Darbietung über die Zeit erstreckt.

Bei der **Kategorisierung** werden die identifizierten Phone einer Phonemkategorie zugeordnet. Durch die auditive Analyse kann man entscheiden, ob zwei Wörter, Pseudowörter oder Phoneme gleich oder ungleich sind. Man kann aber noch nicht entscheiden, ob es sich bei einem Stimulus um ein Wort oder ein Pseudowort handelt.

Die auditive Analyse dient gleichzeitig dazu, **sprachliche Einheiten im Sprechfluss zu erkennen**:

- Eine betonte Silbe ist im Deutschen ein Indikator für den Anfang eines Wortes, da in dieser Sprache die meisten Wörter einsilbig oder erstbetont sind.
- Der Schwa-Laut ist dagegen ein Indikator für das Wortende, denn es tritt nie am Wortanfang oder in der Wortmitte auf.

> **!** Der Vokal **Schwa** /ə/ kommt z.B. in der letzten Silbe von *Schnecke*, *wecken* usw. vor. Er wird auch als „Murmelvokal" bezeichnet. Schwa ist ein zentraler Vokal, der fast immer unbetont ist. Bei Kontrastbetonung wird er als /e/ realisiert (Ramers u. Vater 1992: 121).

Auch **Pausen** sind Indikatoren für die Grenzen von Wörtern – der Sprechfluss verläuft jedoch meist kontinuierlich und damit ohne viele Pausen. Zudem kommen Pausen häufig zwischen syntaktischen Phrasen vor, deutlich seltener dagegen zwischen Wörtern innerhalb von Phrasen, wie das Schriftbild es vermuten lassen könnte. Erschwert wird eine Identifizierung von Wörtern mittels der Pausenstruktur dadurch, dass es in der gesprochenen Sprache auch zu Unterbrechungen innerhalb eines Wortes kommen kann. Die beschriebenen Indikatoren für die Identifikation von Wörtern im Sprechfluss setzen voraus, dass der Hörer bestimmte Regularitäten seiner Einzelsprache bereits erkannt hat. Insofern geht die Erkennung sprachlicher Einheiten im Sprechfluss weit über die rein auditive Analyse hinaus (Kapitel 4).

De Langen (2001: 46f) unterscheidet zwischen akustischer Analyse und akustisch-phonematischer Konvertierung, wobei er der akustisch-phonematischen Konvertierung die Identifizierung und die Kategorisierung zuordnet. Klicpera et al.

(2003: 53) verwenden den Begriff akustisch-auditive Analyse. Zusätzlich wird häufig noch ein **auditiver Input-Buffer** angenommen (z. B. De Bleser et al. 2004: 7). Dieser hält Informationen so lange gespeichert, bis z. B. zwei Wörter oder Pseudowörter miteinander verglichen werden können.

Phonologisches Input-Lexikon

Das phonologische Input-Lexikon, das auch als auditives Eingangslexikon bezeichnet wird (De Langen 2001: 47), erhält seinen Input vom auditiven Analysesystem. Die in der auditiven Analyse als sprachlich identifizierten Einheiten werden den phonologischen Wortformen im phonologischen Input-Lexikon zugeordnet. Durch den Abgleich eines auditiv dargebotenen Stimulus mit der gespeicherten mentalen phonologischen Repräsentation erfolgt das Worterkennen, d. h. ein Stimulus wird als Wort erkannt. Gleichzeitig ist dadurch auch das lexikalische Unterscheiden zwischen Wörtern und Pseudo- bzw. Nichtwörtern möglich.

Übung

Eigentlich müsste man diese Übung in phonetischer Umschrift durchführen. Sie funktioniert aber auch mit Buchstabensequenzen. Am besten, Sie sprechen sich die Buchstabensequenzen laut vor, da es um den Klang der Wortanfänge geht.

Decken Sie die vorliegenden Buchstabensequenzen bis auf die erste zu. Versuchen Sie nun, aus der Buchstabensequenz das Wort zu erschließen. Decken Sie nun die zweite Buchstabensequenz auf und versuchen Sie sie zu ergänzen. Gehen Sie entsprechend mit den weiteren Sequenzen vor. Ab welchem Punkt haben Sie eine Vermutung darüber, um welches Wort es sich handeln könnte? Ab welchem Punkt haben Sie Gewissheit?

- B
  Ba
  Ban
  Band
- B
  Ba
  Ban
  Bana
  Banan
  Banane
- Sch
  Scho
  Schok
  Schoko
  Schokol
  Schokola
- D
  Di
  Din
  Dino
  Dinos
  Dinosa
  Dinosau

Lösungen:
Band, Banane, Schokolade, Dinosaurier

Ein Wort wird meist bereits vom Hörer erkannt, bevor es vom Sprecher zu Ende gesprochen wurde. Wie schnell es erkannt wird, hängt u. a. davon ab, wie viele Wörter existieren, die den gleichen Wortanfang teilen. Ist der Anfang eines Wortes relativ selten oder sogar einmalig, wie z. B. bei /kɛŋ/ in *Känguru*, wird das entsprechende Wort sehr schnell aktiviert. Auch muss man die Sequenz *Schokol-* nicht vollständig hören, um zu wissen, dass es sich hierbei nur um das Wort *Schokolade* handeln kann. Bei einem Wort, dessen Anfang sehr häufig vorkommt wie /ba/ (Ba-) in *Banane, Ball, Bagger, Balkon, Ballon, Band, Basilikum, Bakterie* usw. wird das Wort erst erkannt, wenn so viele Anfangslaute bekannt sind, dass der Anfang mit keinem Anfang eines anderen Wortes identisch ist, z. B. *Bana-* bei *Banane*.

! Der Punkt, an dem es sich bei einem auditiven sprachlichen Reiz nur noch um ein bestimmtes Wort handeln kann, wird als **„point of uniqueness"** bezeichnet.

Allerdings wird häufig bereits aus dem Kontext ein bestimmtes Wort eher erwartet als ein anderes, sodass das Zielwort bereits vor dem „point of uniqueness" korrekt erkannt wird, auch wenn noch andere Lesarten möglich sind. Eine genaue Vorstellung davon, wie die auditive Worterkennung abläuft, vermittelt das Kohortenmodell der auditiven Worterkennung (Dijkstra u. Kempen 1993).

Im phonologischen Input-Lexikon können auch neue Wörter kodiert werden. So werden Kinder beim Lautspracherwerb häufig mit Wörtern konfrontiert, die ihnen nicht vertraut sind. Das Nachsprechen dieser Wörter erfolgt zunächst über die sublexikalisch-einzelheitliche Route und stellt hohe Anforderungen an das Gedächtnis. Mit zunehmender Vertrautheit werden die Wörter dann im phonologischen Input-Lexikon kodiert und sind dort als Ganzes abrufbar (Kapitel 4).

Orthographisches Output-Lexikon

Im orthographischen Output-Lexikon, auch orthographisches Ausgangslexikon genannt (De Langen 2001: 47), werden die Informationen gespeichert, die notwendig sind, um ein Wort zu schreiben. Die Wörter sind als ganze Einheiten enthalten und können entsprechend auch als ganzheitliche Einheiten aktiviert werden. Orthographisch reguläre Formen werden also beim geübten Schreiben nicht über die explizite Verwendung einzelner Rechtschreibregeln wie Dehnung oder Kürzung erstellt. Als Input dienen die Informationen aus dem semantischen System. Prinzipiell ist es zwar auch möglich, dass die lexikalischen Informationen aus dem phonologischen oder orthographischen Input-Lexikon als Input dienen. Dies zeigt sich aber nur in Ausnahmefällen, nämlich beim Schreiben nach Diktat und beim Abschreiben.

Phonem-Graphem-Konvertierung

Bei der Phonem-Graphem-Konvertierung werden Phoneme, die in der visuellen Analyse identifiziert wurden, in Grapheme übersetzt, indem sie dem entsprechenden Graphem zugeordnet werden (Kapitel 1). Die Grapheme werden dann zur Weiterverarbeitung im orthographischen Buffer gespeichert und synthetisiert.

Klicpera et al. (2003: 51) gehen davon aus, dass die Phonem-Graphem-Korrespondenz im deutschsprachigen Raum weniger eindeutig ist als die Graphem-Phonem-Korrespondenz und die Übersetzung von daher schwieriger ist als die Graphem-Phonem-Korrespondenz. Aus diesem Grund wird das Schreiben womöglich unter stärkerer lexikalischer Kontrolle durchgeführt als das Lesen. Untersuchungen hierzu stehen noch aus.

Orthographischer Buffer

In den Lexika werden die Informationen über ein Wort langfristig gespeichert. Demgegenüber dienen die Buffer dazu, Informationen nur kurzfristig für die nachfolgende Verarbeitung bereitzuhalten. So hält der orthographische Buffer die im orthographischen Output-Lexikon aktivierten orthographischen Wortformen oder die über die Phonem-Graphem-Korrespondenz aktivierten Grapheme nur so lange bereit, bis sie geschrieben worden sind. Der orthographische Buffer wird beim Schreiben und Abschreiben von Wörtern, Pseudowörtern und Graphemen benötigt.

Ob die Informationen im orthographischen Buffer zeitabhängig zerfallen, ist unklar. Eine erhöhte Fehleranzahl am Wortende, wie Nolan u. Caramazza (1983) und De Langen (2001) sie finden, spricht dafür. Allerdings finden Caramazza et al. (1987) und Posteraro et al. (1988) eine erhöhte Fehleranzahl wortmittig, Miceli et al. (1985) finden keinen Positionseffekt.

Neben der Bezeichnung orthographischer Buffer wird auch der Begriff „graphematischer Buffer" (De Bleser et al. 2004: 7), „graphematischer Arbeitsspeicher" (De Langen 2001: 47) und „Graphembuffer" (Klicpera et al. 2003: 53) verwendet. De Bleser et al. (2004: 7) unterscheiden zudem zwischen einem orthographischen Input- und Output-Buffer. In welchem Verhältnis der Input- und der Output-Buffer zueinander stehen, ist bisher unklar.

Planung und Ausführung handmotorischer Bewegungen

Hier findet die Umsetzung des Outputs der sprachlichen Verarbeitung in die grob- und feinmotorische Planung und Bewegung der Arm- und Handmotorik statt.

Verarbeitung morphologisch-komplexer Wörter im Zwei-Wege-Modell

Im Deutschen sind viele Wörter morphologisch komplex wie z. B. *Schildkröte* und *Baumhaus*. Deshalb wird im Folgenden kurz auf die Besonderheiten des Verarbeitens morphologisch komplexer Wörter eingegangen.

Morphologisch-komplexe Wörter sind aus mehreren Morphemen zusammengesetzt.

Komposita sind morphologisch-komplexe Wörter, die aus mehreren Inhaltsmorphemen bestehen.

Usuelle Komposita haben einen Eintrag im Lexikon, sie sind also lexikalisiert, wie z. B. *Schildkröte* und *Baumhaus*.

- Bei **semantisch-transparenten Komposita** ist die Bedeutung aus den Konstituenten erschließbar wie bei *Teekanne, Schokoladeneis*.
- Bei **semantisch opaken Komposita** ist die Bedeutung nicht aus den Konstituenten erschließbar. Zu ihnen gehören Wörter wie *Astgabel* oder *Silberfisch*.

Potenzielle Komposita haben keinen Eintrag im Lexikon, sind aber prinzipiell bildbar wie *Buttermilchtrinker* oder *Kaulquappenfänger*.

Bei Wörtern wie *Ei-er-becher* oder *Arbeit-s-platz* tritt zwischen den inhalttragenden Elementen ein weiteres Element auf: das **Fugenelement**. Es kann eine formale Ähnlichkeit mit einem Plural- oder Genitivflexiv aufweisen, ist aber nicht mit ihm identisch.

Komposita werden im Deutschen sehr produktiv verwendet, d. h. sie werden ständig neu gebildet, und die intendierte Bedeutung wird auch verstanden, wenn sie keinen Eintrag im Lexikon haben, wie an Wörtern wie *Buttermilchtrinker* und *Kaulquappenfänger* zu erkennen ist. In einigen Fällen gehen Wortneubildungen ins Lexikon ein wie z. B. *Ozonloch*. In anderen Fällen werden sie nur für eine bestimmte Situation neu geschaffen und gehen nicht in den Wortschatz ein.

Was bedeutet „ganzheitliches" bzw. „einzelheitliches Verarbeiten" in Bezug auf Komposita? Diese Frage ist nicht nur im Hinblick auf das Verständnis des Lese- und Schreibprozesses relevant, sondern auch bezüglich der Diagnostik und Therapie von Schriftsprachstörungen. So kann das Verarbeiten von Morphemen als Zwischenstufe zwischen ganzheitlicher und einzelheitlicher Verarbeitung je nach Störungsbild ein wichtiger Therapieschritt sein.

Offenbar können usuelle Komposita einen Ganzworteintrag im mentalen Lexikon aufweisen, während potenzielle Komposita auf der Basis morphosyntaktischen Regelwissens in Form ihrer Konstituenten verarbeitet werden. So findet Libben (1987) in einer lexikalischen Entscheidungsaufgabe mit sprachgesunden Probanden bei potenziellen Komposita eine längere Latenzzeit (Kapitel 10) als bei usuellen Komposita. Offenbar wird das Lexikon bei Komposita zunächst nach einem passenden Lexikoneintrag durchsucht. Wenn kein passender Eintrag gefunden wurde, wie dies bei potenziellen Komposita der Fall ist, kommt es zur Reanalyse des Kompositums und zur Verarbeitung in dekomponierter Form. Bei Benenntests mit aphasischen Menschen (Kapitel 7) bleibt die morphologisch komplexe Struktur von Komposita meist erhalten, auch wenn die Konstituenten nicht korrekt genannt, sondern durch andere Konstituenten ersetzt werden (Semenza et al. 1997, Delazer u. Semenza 1998).

Die Verarbeitung usueller Komposita geschieht jedoch nicht einheitlich. Offenbar sind semantisch transparente Komposita wie Teekanne in Form ihrer Konstituenten gespeichert. Semantisch opake Komposita wie *Astgabel* oder *Silberfisch* werden dagegen eher als Ganzworteintrag aktiviert. Zwitserlood (1994) findet bei transparenten Komposita Priming-Effekte für die erste und zweite Konstituente, bei stark opaken Komposita dagegen nicht.

Dass semantisch transparente und opake Komposita unterschiedlich verarbeitet werden, zeigt sich auch bei Aphasie. So weist Stachowiak (1979) in einem Benenntest mit Aphasikern verschiedener Syndrome nach, dass es bei semantisch transparenten Komposita häufig zu deskriptiven Reaktionen kommt, z. B. zu Umschreibungen wie „die Scheiben sauber machen; am Auto wenn's regnet" auf den Stimulus *Scheibenwischer*, während es bei opaken Komposita häufig zu Einwortreaktionen kommt wie „Kette" auf den Stimulus *Rosenkranz*.

Blanken (1997) beschreibt einen Patienten mit Restaphasie, der in einer Benennaufgabe ebenfalls unterschiedliche Reaktionen bei transparenten und opaken Komposita zeigt. So kommt es zu nahezu doppelt so vielen *Elaborationen* wie bei opaken Komposita. Als Elaborationen wurden Reaktionen bezeichnet, bei denen zunächst nur eine Konstituente genannt wird und die andere erst nach Suchverhalten folgt. Umgekehrt treten bei transparenten Komposita nur halb so viele Umschreibungen, phonematische Paraphasien und Nullreaktionen auf wie bei opaken Komposita.

Ebenso überprüfen Blanken et al. (1998) die Fehlerreaktionen in einer Benennaufgabe bei Patienten verschiedener Aphasiesyndrome. Dabei zeigt sich, dass bei transparenten Komposita häufig einzelne Konstituenten ausgelassen oder substituiert (ersetzt) werden, bei sehr opaken Komposita hingegen nahezu nie. In Einzelfällen werden jedoch bei Aphasie auch opake Komposita in dekomponierter Form, also zerlegt in ihre Konstituenten, verarbeitet (Ahrens 1977, Stachowiak 1979). Unklar ist dabei jedoch, ob dies spontan oder durch Reanalyse nach missglücktem Zugriff erfolgt.

Auch in Blickbewegungsuntersuchungen konnte ein Einfluss der semantischen Transparenz auf die Verarbeitung von Komposita nachgewiesen werden. So ist die Blickdauer bei semantisch opaken Komposita signifikant länger als bei semantisch transparenten (Underwood et al. 1990). Placke et al. (1999) finden überraschend sogar bei semantisch opaken Komposita Evidenz für Dekompositionsprozesse, denn bei ihnen kommt es beim Lesen und lexikalischen Entscheiden zu Frequenzeffekten für die einzelnen Konstituenten in Bezug auf die Blickdauer.

Auch die Frequenz spielt eine große Rolle bei der Verarbeitung von Komposita. So waren bei aphasischen Patienten verschiedener Syndrome hochfrequente Komposita gut aktivierbar, während es bei niedrigfrequenten Komposita häufig zu Ersatzstrategien wie „Sohle am Schuh" für *Schuhsohle* kam. Zudem wurden hochfrequente Konstituenten signifikant besser aktiviert als niedrigfrequente, unabhängig davon, an welcher Position sie standen (Ahrens 1977).

Wie die Dekomposition von Komposita in ihre Konstituenten beim Leseprozess genau abläuft, insbesondere ob sie nach Morphemgrenzen oder orthographischen Signalgruppen durchgliedert werden, ist ungeklärt. In der Studie von Taft u. Forster (1976), in der eine lexikalische Entscheidungsaufgabe durchgeführt wurde, führt die Markierung der Morphemgrenze durch illegale Graphemcluster gegenüber einer nicht markierten Morphemgrenze nicht zu einer Verkürzung der Reaktionszeit. Auch werden Fugenelemente in Komposita von Patienten mit Broca- oder Wernicke-Aphasie nicht systematisch ausgelassen oder ersetzt (Elsner u. Huber 1995, 1998).

Für einen detaillierten Literaturüberblick zur Verarbeitung von Komposita verweise ich auf Cholewa (1993) und Costard (2002).

Grenzen des Zwei-Wege-Modells

Die Annahme, dass das Lesen und Schreiben über zwei voneinander unabhängige Routen abläuft, die lexikalisch-ganzheitliche und die sublexikalisch-einzelheitliche Route, erweist sich in der praktischen therapeutischen Anwendung als äußerst nützlich, da sie es ermöglicht, das Lesen und Schreiben in einzelne Teilprozesse zu unterteilen und systematisch zu untersuchen. Die folgende Kritik soll daher auch nicht infrage stellen, dass das Zwei-Wege-Modell zurzeit das in der Praxis am besten erprobte Modell ist. Es ist bisher das einzige Modell, das zur Formulierung von Therapiezielen routinemäßig überhaupt herangezogen werden kann. Sein Nutzen für die Diagnostik und Therapie von Dyslexien / Dysgraphien steht damit außer Frage.

Dennoch muss man sich darüber im Klaren sein, dass es sich bei der Vorstellung vom Lesen und Schreiben, die im Zwei-Wege-Modell formuliert und vermittelt wird, um eine Modellvorstellung handelt, die die Realität nur in Teilaspekten widerspiegeln kann. Diese Begrenztheit teilt das Zwei-Wege-Modell mit allen Modellen, denn jedes Modell kann immer nur ganz bestimmte Aspekte der Realität erklären (Kapitel 2). Obwohl (oder vielleicht gerade weil) also jedes Modell Schwächen hat, ist es hilfreich, sich über die Schwächen des zugrunde liegenden Arbeitsmodells bewusst zu sein. In dem Moment, in dem man seine Schwächen verstanden hat, hat man auch das Modell selbst noch besser verstanden.

In Bezug auf die Schwächen des Zwei-Wege-Modells ist festzustellen, dass die Annahme zweier Wege aus folgenden Gründen nicht zwingend ist, um das Lesen und Schreiben zu erklären (Humphreys u. Evett 1985):

Für die Annahme einer sublexikalisch-einzelheitlichen Route liegt keine zwingende Evidenz vor:

Der Nachweis von Regularitätseffekten (Kapitel 10) wird häufig als Evidenz für die sublexikalisch-einzelheitliche Verarbeitungsstrategie angeführt. Der *Regularitätseffekt* besagt, dass die Verarbeitung orthographisch regulärer Wörter schneller verläuft als die orthografisch irregulärer Wörter (Kapitel 1). Dieser Befund wird im Zwei-Wege-Modell so erklärt, dass bei orthographisch regulären Wörtern beide Verarbeitungswege zum gleichen Ergebnis führen, während die beiden Routen bei orthographisch irregulären Wörtern zu unterschiedlichen Ergebnissen führen und es zu einer zeitaufwändigen Reanalyse und anschließenden Verarbeitung über die sublexikalische Route kommt (Humphreys u. Evett 1985: 693). Diese Erklärung ist aber nur möglich, wenn man von zwei getrennten Routen ausgeht. Die Befundlage zeigt jedoch, dass orthographisch reguläre Wörter zwar in einigen Studien schneller verarbeitet werden als irreguläre (Gough u. Cosky 1977, Stanovich u. Bauer 1978), in anderen Studien jedoch nicht (Coltheart et al. 1979). Glushko (1979) führt diese unterschiedlichen Befunde darauf zurück, dass nicht die orthographische Regularität das entscheidende Kriterium für die Reaktionszeit ist, sondern die phonologische Konsistenz eines Wortes mit seinen orthographischen Nachbarn. Reguläre Wörter, die einen orthographisch-irregulären Nachbarn haben, werden deshalb langsamer benannt als reguläre Wörter der gleichen Frequenz, die keinen irregulären orthographischen Nachbarn haben. Bauer u. Stanovich (1980) zeigen, dass die lexikalische Entscheidungszeit für phonologisch konsistente und inkonsistente reguläre Wörter unterschiedlich ist.

> **!**
> Der Begriff der phonologischen Konsistenz ist primär in Studien zur Verarbeitung der englischen Schriftsprache zu finden. Die **phonologische Konsistenz** eines Wortes ist der Quotient aus den „Freunden" und „Feinden" des Wortes (Belke 2004: 10):
> - „Freunde" sind Wörter, mit denen eine orthographische und phonologische Ähnlichkeit besteht, z. B. bei *Garage: Blamage*.
> - „Feinde" sind Wörter, mit denen eine orthographische, aber keine phonologische Ähnlichkeit besteht, z. B. bei *Garage: Lage*.
> Wörter werden folgendermaßen in Bezug auf ihre Konsistenz eingeteilt:
> - regulär konsistent: nahezu keine Feinde
> - regulär inkonsistent: einige Feinde
> - ambig: genauso viele Feinde wie Freunde
> - irregulär: sehr viele Feinde.
> Im Deutschen wird dagegen primär nach Regularitätseffekten (Kapitel 10) gesucht.

Es liegt Evidenz dafür vor, dass Pseudowörter genau wie Wörter lexikalisch-ganzheitlich verarbeitet werden:

- Ein Pseudowort mit großer Wortähnlichkeit weist nahezu die gleichen Eigenschaften auf wie das entsprechende Wort, sodass keine klare Trennung von Wörtern und Pseudowörtern möglich ist. Damit ist unklar, auf der Basis welcher Merkmale die Aktivierung der sublexikalisch-einzelheitlichen Route erfolgen sollte (Humphreys u. Evett 1985: 691). Aufgrund der fehlenden Trennschärfe zwischen Wörter und Pseudowörtern liegt es nah, dass Pseudowörter genauso wie Wörter allein auf der Basis lexikalischen Wissens und damit im Lexikon verarbeitet werden. Zur lexikalischen Verarbeitung von Pseudowörtern liegen Erklärungsmodelle vor, die am Ende dieses Kapitels vorgestellt werden.
- Die Verarbeitung von Pseudowörtern und Nichtwörtern wird von lexikalischen Faktoren beeinflusst. Dies ist nach den Zwei-Wege-Modellen nicht zu erwarten und auch nicht erklärbar. So erhöht sich die Wahrscheinlichkeit, dass das Graphem <v> beim Lesen als das Pho-

nem /f/ realisiert wird, wenn vorher ein Wort wie *Vater* dargeboten wird. Entsprechend wird es eher als /v/ ausgesprochen, wenn vorher ein Wort wie *Vase* dargeboten wurde (Kay u. Marcel 1981).

- Die Reaktionszeit, mit der Buchstaben in einem Pseudowort erkannt werden, ist umso kürzer, je mehr Wortähnlichkeit das Pseudowort aufweist (für das Englische: Baron u. Thurston 1973, McClelland 1976 und Carr et al. 1978). Die Reaktionszeit, mit der Pseudowörter in einer lexikalischen Entscheidungsaufgabe zurückgewiesen werden, steigt ebenfalls mit zunehmender Wortähnlichkeit (James 1975, Shulman et al. 1978). Zudem ist die Benennzeit für Pseudowörter, die ein orthographisch irreguläres Wort als orthographischen Nachbarn aufweisen, länger als die für Pseudowörter, bei denen alle orthographischen Nachbarn orthographisch regulär sind (Glushko 1979).

Es liegen Hinweise für Interaktionen zwischen den Komponenten und Routen vor:

- Nach der Zwei-Wege-Theorie werden Wörter über die lexikalisch-ganzheitliche Route verarbeitet, Pseudowörter über die sublexikalisch-einzelheitliche Route. Man vermutet also, dass zwischen der Verarbeitung von Wörtern und Pseudowörtern grundlegende Unterschiede bestehen und die Prozesse beim Lesen von Wörtern vollkommen andere sind als die, die beim Lesen von Pseudowörtern ablaufen. Da in modellorientierten Ansätzen postuliert wird, dass autonome Komponenten und unabhängige Prozesse getrennt voneinander, also selektiv, ausfallen können, sollte es nach dem Zwei-Wege-Modell möglich sein, dass Pseudowörter nicht, Wörter jedoch unbeeinträchtigt verarbeitet werden können. Umgekehrt sollte dies auch der Fall sein, d. h. nach diesem Modell sollte es z. B. auch Leser geben, die Pseudowörter problemlos lesen können, nicht aber Wörter. Bisher konnte allerdings weder der vollständige selektive Ausfall der sublexikalisch-einzelheitlichen noch der lexikalisch-ganzheitlichen Route bei vollständigem Erhalt der jeweils anderen Route nachgewiesen werden.
- Es liegt Evidenz dafür vor, dass die formalen und die semantischen Aktivierungen sich gegenseitig beeinflussen. So findet z. B. Dell

(1988) in der Sprachproduktion eine überzufällig häufige Neigung zu Ganzwortsubstitutionen, die zugleich semantische und phonologische Ähnlichkeit zum Zielwort aufweisen.

Die Analogiemodelle und die konnektionistischen Modelle, auch Netzwerkmodelle genannt, liefern Erklärungsversuche für die oben genannten Punkte. Allerdings stellen sie für den therapeutischen Alltag keine Alternativen zum Zwei-Wege-Modell dar, da bisher unklar ist, wie aus ihnen routinemäßig Therapieziele abgeleitet werden können.

Analogiemodelle

Nach den in den Analogiemodellen formulierten Vorstellungen läuft das Lesen und Schreiben ausschließlich lexikalisch-ganzheitlich ab. So postulieren Glushko (1979), Kay u. Marcel (1981) und Patterson u. Coltheart (1987), dass die Herstellung von Graphem-Phonem-Korrespondenzen durch Analogiebildung zu bereits gespeichertem Wissen über Phonemabfolgen in Reimen, Silben und Wörtern und demnach in Bezug auf das Lexikon erfolgt. Nach ihrem Ansatz ist die phonematische Realisierung eines Graphems abhängig vom Kontext, von der Ähnlichkeit zu anderen bereits bekannten Wörtern und vom Wortgebrauch, nicht aber von der GPK-Häufigkeit. Nach dem Analogieansatz basiert das Lesen also ausschließlich auf lexikalisch-ganzheitlichen Prozessen. Die Annahme einer sublexikalisch-einzelheitlichen Verarbeitung ist nach diesem Modell nicht notwendig.

Übung

Lesen Sie folgende Wörter und Pseudowörter laut vor:
- *Vase*
- *Ventilator*
- *Vanille*
- *Villa*
- *Venus*
- *Violine*
- *Vigadine*
- *Ventil*
- *Vampir*
- *Video*
- *Vudio*

Lesen Sie nun folgende Wörter und Pseudowörter laut vor:
- *Vogel*
- *Vater*
- *Verlosung*
- *vier*
- *Vers*
- *Vors*

- *Vorhang*
- *Verstand*
- *voll*
- *vull*
- *vor*
- *Vertrauen*
- *Versuch*
- *Vetter*
- *Vötter*
- *Vorbild*
- *Verkleidung*
- *Versteck*

Die Pseudowörter *Vigadine* und *Vudio* treten nach Wörtern auf, in denen das initiale Graphem <v> als [v] realisiert wird. Sie werden daher eher mit [v] gesprochen. Die Pseudowörter *Vors*, *vull* und *Vötter* folgen dagegen Wörtern, in denen <v> als [f] realisiert wird. Entsprechend werden sie häufiger mit [f] gesprochen.
Wenn Pseudowörter ausschließlich auf der Basis von Graphem-Phonem-Korrespondenzen gelesen werden, sollte das Graphem <v> jedoch immer mit dem gleichen Phonem realisiert werden, unabhängig davon, mit welchen anderen Wörtern es auftritt und mit welchen Wörtern eine große Wortähnlichkeit vorliegt.
Genauer sollte das Graphem <v> im Deutschen bei einem regelbasierten kontextunabhängigen Prozess mit dem Phonem /f/ korrespondieren, da diese Verbindung in Wörtern häufiger zu finden ist und die Aussprache als /v/ eher eine Ausnahme darstellt.

Glushko (1979) vermutet, dass beim Wortlesen automatisch die Information über die Aussprache aller Wörter aktiviert wird, die gewisse Merkmale mit der zu lesenden Buchstabensequenz gemeinsam haben. Aus diesen vielfältigen Informationen wird die Aussprache dann synthetisiert. Dabei erfolgt das Aussprechen des Wortes umso rascher, je konsistenter die Information ist. So konnte nachgewiesen werden, dass Wörter mit Buchstabenfolgen, die eher konsistent ausgesprochen werden, also immer gleich gelesen werden, schneller erkannt werden als Wörter mit Buchstabenfolgen, die sehr inkonsistent ausgesprochen werden.

Der Einfluss der Konsistenz der Aussprache von Buchstabenfolgen ist nicht vereinbar mit dem Modell des zweifachen Zugangsweges, den das Logogen-Modell vorsieht. Zudem ist der Einfluss der Regelhaftigkeit der Graphem-Phonem-Korrespondenz deutlich geringer als der Einfluss der Konsistenz der Aussprache der Buchstabenfolgen. Nach dem Modell von Glushko (1979) besteht kein prinzipieller Unterschied zwischen dem Aussprechen von bekannten Wörtern und Pseudowörtern: Die Aussprache vertrauter Wörter wird di-

rekt vom lexikalischen Eintrag des Wortes abgeleitet. Bei unbekannten Wörtern oder Pseudowörtern wird die Aussprache in Analogie zur Aussprache anderer, ähnlich geschriebener Wörter konstruiert.

Kay u. Marcel (1981) zeigen ebenfalls, dass die phonematische Realisierung eines Graphems vom Kontext und nicht von der GPK-Häufigkeit abhängt. So wird ein Wort wie *Vabe* nach der Darbietung von Vater als [f]abe realisiert, nach *Vase* als [w]abe.

Das Analogiemodell hat bislang allerdings noch keine therapeutischen Konsequenzen.

Netzwerkmodelle

Die Netzwerkmodelle, auch als konnektionistische Modelle bezeichnet, werden häufig in der psychologischen Leseforschung verwendet, die sich mit der Buchstaben- und Worterkennung befasst (Seidenberg u. McClelland 1989, Van Orden et al 1990, Plaut et al. 1996, Ellis u. Humphreys 1999, Coltheart et al. 2001). Ursprünglich waren sie, ebenso wie das Logogen-Modell, zur Erklärung des Lesens von Sprachgesunden entwickelt worden. Sie bieten Erklärungen für Buchstaben- und Worterkennungsprozesse, den Einfluss der Frequenz und mittlerweile auch für beeinträchtigte Sprache.

Nach diesen Modellen liegt das sprachliche Wissen, das zum Lesen benötigt wird, in Netzwerken vor, wobei die Speicherung der verschiedenen Informationen über Wörter in getrennten, also modularen, Netzwerken erfolgt, die jeweils über bestimmte Zuordnungswege miteinander verbunden sind. Die Netzwerke bestehen aus Knoten, die die Einheiten darstellen, und Kanten, also Verbindungen zwischen den Knoten. Bei den Netzwerken handelt es sich um unterschiedliche Ebenen, z. B. die Buchstaben-, Morphem-, Wortebene oder die semantische Ebene, die parallel aktiviert werden und miteinander interagieren. Sie gehören zu den interaktiven Modellen, da sich Bottom-up- und Top-down-Prozesse gegenseitig beeinflussen (Just u. Carpenter 1980, Dell et al. 2004). Damit ist z. B. ein Feedback-Prozess von der Wortform- zur Buchstabenerkennung möglich.

! **Serielle Beziehungen** zwischen Komponenten werden in Verarbeitungsmodellen als **einfache Pfeile** dargestellt.
Interaktive Beziehungen werden durch **doppelseitige Pfeile** dargestellt.

Die Informationsverarbeitung erfolgt durch die Aktivierung der Netze, wobei sich die Aktivierung über die Kanten und Knoten im Netzwerk in alle Richtungen ausbreitet, was als **„spreading activation"** bezeichnet wird. Neben positiver Aktivierung ist auch inhibierende, also negative, hemmende Aktivierung vorgesehen. Die Knoten besitzen im Ruhezustand unterschiedliche Aktivierungsniveaus, die wesentlich von ihrer Verwendungsfrequenz abhängen und sind bis zur maximalen Aktivierung graduell aktivierbar. Die Knoten mit den höchsten Aktivierungsniveaus setzen sich am stärksten durch und geben ihre Aktivierung am stärksten weiter (Blanken 1991). Im Gegensatz zum Logogen-Modell existiert jedoch kein Schwellenwert, sodass die Einträge des Lexikons auch bei geringer Aktivierung aktiviert werden können.

 Netzwerke
Sprachverarbeitung findet in **Netzwerken** statt:
- Knoten = Einheiten, Kanten = Verbindungen
- Netze = unterschiedliche Ebenen (z. B. Buchstaben-, Morphem-, Wortebene; semantische Ebene).
- Die Ebenen können parallel aktiviert werden und miteinander interagieren.

Die Informationsverarbeitung erfolgt durch die **Aktivierung der Netze:**

- Ausbreitung der Aktivierung über die Kanten und Knoten im Netzwerk in alle Richtungen (spreading activation)
- neben positiver auch negative (hemmende / inhibierende) Aktivierung.

Die Knoten sind graduell aktivierbar (bis zur maximalen bzw. Vollaktivation).

Die Knoten mit den **höchsten Aktivierungsniveaus** setzen sich am stärksten durch / geben ihre Aktivierung am stärksten weiter.

Die Knoten besitzen unterschiedliche Aktivierungsniveaus im Ruhezustand, die wesentlich von ihrer **Verwendungsfrequenz** abhängen.

Ein weiterer grundlegender Unterschied zwischen den konnektionistischen Modellen und den Zwei-Wege-Modellen besteht darin, dass die konnektionistischen Modelle weder explizite Regeln wie z.B. Graphem-Phonem-Korrespondenzregeln noch in sich abgeschlossene, also unveränderbare, lexikalische Repräsentationen vorsehen. Stattdessen wird die Aussprache von Wörtern dadurch ermöglicht, dass der Leser durch vielfache Übung die Zuordnung von Buchstabenfolgen und Phonemfolgen erlernt hat.

Anstelle von Regeln, die immer nur eine Annäherung darstellen können, wird ein quasi regelhaftes Verhältnis zwischen Phonemen und Graphemen postuliert, das durch statistische Kovariation gekennzeichnet ist: Die Zuordnung zwischen der internen Repräsentation der orthographischen Struktur von Wörtern und dem Wissen um ihre Aussprache geschieht über probabilistische Verbindungen. So existieren bestimmte Regelmäßigkeiten, die in der Schreibweise vieler Wörter wiederkehren und eine gewissen Redundanz bewirken. Buchstaben kommen mit unterschiedlicher Häufigkeit vor, sie treten mit größe-

rer Wahrscheinlichkeit in einigen Wortpositionen auf als in anderen und folgen mit unterschiedlicher Wahrscheinlichkeit aufeinander. Aus der Summe bzw. dem Muster der Aktivierung können automatisch Vorhersagen über die anderen Buchstaben des Wortes abgeleitet werden. So werden durch die Identifikation eines Buchstabens an einer bestimmten Wortposition alle Wörter aktiviert, in denen dieser Buchstabe an dieser Stelle vorkommt.

Die individuelle Erfahrung des Lesers ist in einer begrenzten Anzahl von Einheiten repräsentiert, die vom Netzwerk aufgrund der bisherigen Erfahrung mit der Umwandlung der Schrift in mündliche Sprache gebildet wurden. Entsprechend liegen keine unveränderbaren Verbindungen zwischen Graphemen und Phonemen vor. Stattdessen ist Lernen möglich: Die Zuordnungen sind durch neue Daten veränderbar, wobei die Frequenz als Basis des Lernprozesses gilt. Damit sind die Netzwerke flexibel. Mit diesem Modell ist der Einfluss von Kontext und Wortfrequenz auf den Leseprozess schlüssig zu erklären.

Flexibel
- Lernen: durch neue Daten veränderbar
- Frequenz als Basis (⟷ symbolistische Modelle: Regelsysteme).

Die konnektionistischen Modelle liefern Erklärungen für Buchstaben- und Worterkennungsprozesse, Fehlermuster bei pathologischer Sprache sowie den Einfluss der Frequenz. Bisher liegen lediglich einzelne klinische Studien vor, bei denen Therapieversuche auf Basis der konnektionistischen Modelle durchgeführt wurden (Abel et al. 2005). Für den therapeutischen Alltag sind die Therapiekonzepte jedoch bisher noch nicht ausgereift.

4 Schriftspracherwerb

Überblick

Modellorientierte Sichtweise

Im Schriftspracherwerb erwirbt das Kind sowohl die lexikalisch-ganzheitliche als auch die sublexikalisch-einzelheitliche Strategie (Kapitel 3). Es entdeckt diese Strategien entweder selbst, oder sie werden ihm durch die Unterrichtsform nahegelegt. Die Strategien werden mit zunehmender Übung automatisiert und festigen sich schließlich zu Rout(in)en (Huber 1997: 170). Alle Komponenten, die für das Durchlaufen der Routen im ausgereiften Schriftsprachsystem vorhanden sind, sind auch bei Lese- und Schreibanfängern von Beginn an vorhanden (Jackson u. Coltheart 2001: 100), jedoch teilweise nur in rudimentärer Form. Zu Beginn des Schriftspracherwerbs sind folgende Komponenten bereits stark ausgereift:

- phonologisches Input-Lexikon,
- phonologisches Output-Lexikon,
- semantisches System,
- Kenntnis von Buchstabennamen wie /ɑ:/, /be:/, /t͡se:/, /de:/ usw.

Andere Komponenten, wie das orthographische Input- und Output-Lexikon, reifen erst im Verlauf des Schriftspracherwerbs heran. Durch die zunehmende Ausreifung der Komponenten und ihrer Verbindungen wird das Schriftsprachsystem immer effizienter (Jackson u. Coltheart 2001: 100 f).

Da alle Komponenten bereits von Anfang an vorhanden sind, sollten im Schriftspracherwerb nach der modellorientierten Sichtweise verschiedene Schreibweisen und Lesarten von Wörtern nebeneinander vorkommen. So sollten hochvertraute Wörter zu Beginn des Schriftspracherwerbs

Tabelle 4.1   Möglichkeiten, ein Wort während des Schriftspracherwerbs zu lesen

Leseweise	Indikatoren

Alphabetische Leseweise	• **stark fragmentarische Wiedergabe der Grapheme eines Wortes**
	  – Herstellung erster bewusster Graphem-Phonem-Korrespondenzen
	  – einzelne Laute werden gelesen
	    z. B. „M" bei *Mutter*
	
	• **sehr genaue Wiedergabe der Grapheme eines Wortes**
	  – Phonemfolgen bilden die Graphemstruktur des Wortes genau ab
	    z. B. /m//u//t//t//e//r/ bei *Mutter*, /m//o//n//d/ bei *Mond*
	  – parallel zur Herstellung der Graphem-Phonem-Korrespondenzen erfolgt die Phonemsynthese zu /mutter/ bzw. /mond/ und der Versuch, das Wort im phonologischen Input-Lexikon zu aktivieren

Orthographisch-beeinflusste Leseweise	• phonologische und orthographische Regelmäßigkeiten werden berücksichtigt z. B. /mu.t.t.ɐ/ bei *Mutter* /mont/ bei *Mond* • Wort wird zunehmend schnell entsprechend der Zielform synthetisiert und bereits relativ schnell abgerufen
Orthographische Leseweise	• gelesenes Wort entspricht der Zielform, das Lesen erfolgt zunehmend flüssig • Wortabruf ist automatisiert und erfolgt schnell

bereits zumindest eine schwache Repräsentation im orthographischen Lexikon aufweisen und relativ schnell gelesen bzw. orthographisch korrekt geschrieben werden können, während weniger vertraute Wörter noch keine Einträge besitzen. Die Entwicklung des modellorientierten Ansatzes führt damit zu einer Abkehr vom Phasenmodell.

Die Tabellen 4.**1** u. 4.**2** geben einen Überblick über verschiedene Schreibweisen, mit denen ein Wort während des Schriftspracherwerbs gelesen bzw. geschrieben werden kann.

Phasenmodell

Im Phasenmodell wird der Lese- und Schreiberwerb in verschiedene Stufen eingeteilt, die sequenziell durchlaufen werden. Das Durchlaufen einer Phase gilt als Voraussetzung für den Einstieg in die nächste Phase (Frith 1985, 1986, Günther 1986, Ehri 1999).

!

Rechtschreiberwerb nach dem Phasenmodell (nach Frith 1986 und Günther 1986):
- Beim Schreiben in der **präliteral-symbolischen Phase** werden Wörter wie Bilder produziert. Die Kinder zeigen vorkommunikative Aktivitäten wie Kritzelbilder, bei denen keine Buchstaben abgebildet sind.
- In der **logographischen Phase** schreiben Kinder zwar Buchstaben, stellen aber keine bewussten Phonem-Graphem-Korrespondenzen her. Entsprechend weichen die geschriebenen Wörter stark von ihrer phonologischen und orthographischen Wortgestalt ab.
- In der **alphabetischen Phase** stellen Kinder beim Schreiben zunehmend einen Zusammenhang zwischen den Phonemen und Graphemen von Wörtern her.
- In der **orthographischen Phase** werden die orthographischen Regeln beim Schreiben von Wörtern zunehmend beachtet.

!

Leseerwerb nach dem Phasenmodell (nach Frith 1986 und Günther 1986):
- In der **präliteral-symbolischen Phase** beim Lesen erkennen Kinder die Funktion von geschriebenen Wörtern und Texten, stellen aber noch keinen Bezug zwischen Wortform und -bedeutung her. Wenn Kinder z.B. so tun, als ob sie einen Text lesen, wird dies der präliteral-symbolischen Phase zugeordnet.
- In der **logographischen Phase** werden bestimmten Wortformen Bedeutungen zugeordnet, wobei allerdings keine Graphem-Phonem-Korrespondenzen her-

Tabelle 4.2 Möglichkeiten, ein Wort während des Schriftspracherwerbs zu schreiben

Schreibweise	Indikatoren

Alphabetische Schreibweise
- zeigt sich bei vielen Wörtern, die Kinder im Alter von ca. 4/6 Jahren schreiben*
- bei vielen Wörtern, die Kinder im Alter von ca. 5/7 Jahren schreiben*
	- **stark fragmentarische Wiedergabe der Phoneme eines Wortes (= „Skelettschreibweise")**
	  – Herstellung erster bewusster Phonem-Graphem-Korrespondenzen
	  – Ausschließlich auffallende Laute sind geschrieben
	  – Wortfragmente, z.B. <MT> statt *Mutter*
	- **sehr genaue Wiedergabe der Phoneme eines Wortes**
	  – Graphemfolgen bilden die Lautstruktur der Umgangssprache ab
	  – z.B. <Mutta> statt *Mutter*, <froin> statt *freuen**

Orthographisch-beeinflusste Schreibweise - zeigt sich bei vielen Wörtern, die Kinder im Alter von ca. 6/7 Jahren bzw. 1./2. Klasse schreiben*	- es werden phonologische und orthographische Regelmäßigkeiten berücksichtigt - z.B. <Mutta> wird zu <Muter>, <fresn> wird zu <fresen>* - Übergeneralisierungen, z.B. <harbe> anstelle des korrekten <habe> in Analogie zu <arbeiten> und <Garten>
Orthographische Schreibweise - zeigt sich bei vielen Wörtern, die Kinder ab einem Alter von ca. 8/9 Jahren schreiben*	- die Schreibweise ist orthographisch korrekt

* Altersangaben und Beispiele aus „Landesinstitut für Schule" (2002:14ff). Die Altersangaben beziehen sich beim „Landesinstitut für Schule" auf die Phasen im Phasenmodell.

gestellt werden. Wimmer u. Goswami (1994) sowie Klicpera et al. (2003: 28) bezweifeln, dass im deutschen Sprachraum eine ausgedehnte logographische Vorgehensweise durchlaufen wird. Womöglich wird sie nur von wenigen Kindern genutzt, und wenn, dann nur sehr kurz.

- In der **alphabetischen Phase** nutzen die Kinder ihre Kenntnisse über die Korrespondenzen von Graphemen und Phonemen.
- In der **orthographischen Phase** erfolgt der schnelle Wortabruf und damit das Aktivieren von Wörtern als Einträge aus dem orthographischen Lexikon.

In Tabelle 4.3 sind die Annahmen des Phasenmodells und des modellorientierten Ansatzes einander gegenübergestellt:

! Die Annahmen des Phasenmodells werden zunehmend infrage gestellt. Man vermutet heutzutage, dass sich der schnelle Wortabruf und die Fähigkeit zur Herstellung von Graphem-Phonem-Korrespondenzen gleichzeitig entwickeln und sich gegenseitig in ihrer Entwicklung unterstützen. Entsprechend findet man bei ein- und demselben Kind zu ein- und demselben Zeitpunkt Wörter in verschiedenen Lese- bzw. Schreibweisen nebeneinander.

Als Evidenz hierfür gilt z. B. der Befund in der Wiener Längsschnittstudie (Klicpera et al. 1993b), dass die Fehler, bei denen die Lautstruktur nur unzureichend wiedergegeben wird, im Verlauf der ersten vier Schuljahre stetig und in gleichem Maße abnehmen. In der pädagogischen Literatur werden diese Fehler häufig als „Verstoß gegen die Lauttreue" beschrieben.

! Der Begriff **Lauttreue** ist ein in der Pädagogik häufig verwendeter Begriff (Findeisen u. a. 1995, Reuter-Liehr 2001: 53), dessen Definition unscharf ist und der entsprechend uneinheitlich verwendet wird. Ob mit ihm die Eins-zu-eins-Zuordnung von Graphemen und Phonemen gemeint ist, wie der Terminus dies vermuten lässt, ist unklar.

So gelten nach Reuter-Liehr (2001: 53) auch Wörter wie *Himmel* und *Gewitter* als lautgetreu (neben dem Begriff „lautgetreu" findet man auch den Begriff „lauttreu"). In diesem Fall wäre der Begriff „lautgetreu" irreführend. Da der Begriff „Lauttreue" uneinheitlich genutzt wird, sollte man immer nachlesen, was ein Autor genau unter „Lauttreue" versteht. Wenn man den Begriff selbst verwendet, sollte man entsprechend definieren, was man selbst darunter versteht.

Die kontinuierliche Abnahme von Fehlern, die die Lautstruktur nur unzureichend wiedergeben, zeigt, dass sich die sublexikalisch-einzelheitliche Route kontinuierlich entwickelt, und zwar auch dann noch, wenn viele Wörter bereits lexikalisch-ganzheitlich verarbeitet werden können.

Die sublexikalisch-einzelheitliche und die lexikalisch-ganzheitliche Strategie entwickeln sich also parallel und nicht nacheinander. Damit sind auch die Befunde von Mitterer (1982) erklärbar, nach denen sprachlich unauffällige Kinder im Schriftspracherwerb je nach Anforderung entweder vorwiegend die eine oder die andere Route verwenden. Zudem lässt sich beim unbeeinträchtigten Schriftspracherwerb und bei Entwicklungsdyslexie/-dysgraphie eine große interindividuelle Variabilität beobachten (Baron 1979, Treiman 1984).

Im Folgenden wird der Auf- und Ausbau einiger Komponenten, Fähigkeiten und Kenntnisse, die im Schriftspracherwerb eine wichtige Rolle spielen, ausführlicher erläutert. Bei der Beschreibung wird deutlich, wie eng die einzelnen Komponenten und Prozesse miteinander verzahnt sind.

Tabelle 4.3 Der Schriftspracherwerb im Phasenmodell und nach dem modellorientierten Ansatz

Phasenmodell	Modellorientierter Ansatz
• Schriftspracherwerb läuft bei allen Kindern im Prinzip gleich ab	• beim Schriftspracherwerb zeigen sich interindividuelle Unterschiede.
• Schriftspracherwerb läuft in diskreten, also voneinander trennbaren, Schritten ab	• Schriftspracherwerb läuft itemspezifisch unterschiedlich ab (Spezielle Phasen, in denen alle Wörter auf die gleiche Weise verarbeitet werden, werden nicht angenommen).
• Fähigkeit zur sublexikalisch-einzelheitlichen Verarbeitung geht der Fähigkeit zur lexikalisch-ganzheitlichen Verarbeitung voraus	• Fähigkeiten zur sublexikalisch-einzelheitlichen und zur lexikalisch-ganzheitlichen Verarbeitung werden parallel erworben

Auf- und Ausbau der Komponenten des Schriftsprachsystems

Auf- und Ausbau der phonologischen Lexika

Die phonologischen Lexika enthalten bereits zu Beginn des Schriftspracherwerbs mehrere tausend Einträge. Zu der Repräsentation eines Wortes im phonologischen Input- und Output-Lexikon gehören u. a. Informationen (Kapitel 3):

- zur Silbenstruktur,
- zur Akzentstruktur,
- zu den Phonemen, aus denen die phonologische Wortform besteht, und
- zu ihrer Reihenfolge.

Der Auf- und Ausbau der phonologischen Lexika ist eine wesentliche Voraussetzung für den Schriftspracherwerb, da er das genaue Verstehen und Produzieren der phonologischen Wortstruktur ermöglicht, die für die Schreibung von Wörtern im Deutschen von entscheidender Bedeutung ist (Kapitel 1). Es umfasst aber nicht notwendig das Bewusstsein für die Phonemketten, aus denen Wörter bestehen. Die meisten Kinder verfügen zu Beginn des Schriftspracherwerbs über phonologische Repräsentationen für zahlreiche Wörter, in denen meist alle genannten Repräsentationsebenen enthalten sind.

Kinder verfügen bereits präliteral über sehr gut ausgebaute phonologische Lexika, obwohl der Erwerb der phonologischen Repräsentationen höchste Anforderungen an ein Kind stellt. So ist bereits das „Heraushören" von Wörtern aus dem kontinuierlichen Sprachfluss zu Beginn des Lautspracherwerbs eine äußerst schwierige Aufgabe. Dies kann man sich am besten klar machen, wenn man sich vorstellt, man müsste aus einem chinesischen oder finnischen Lied Wörter herausfiltern. Dies entspricht der Situation des Kindes zu Beginn des Spracherwerbs, das ebenfalls noch keine Wörter kennt.

Beim „Heraushören von Wörtern" hilft es den Kindern, dass sie bereits sehr früh einen sicheren Zugriff auf die Silben- und Akzentstruktur von Wörtern haben. Denn betonte Silben, Endsilben und besonders betonte Endsilben sind perzeptorisch sehr auffällig und spielen daher im Gedächtnis eine große Rolle (Kapitel 3). Dies spiegelt sich z. B. in der Ammensprache oder „motherese" wider, mit der Eltern mit ihren Kindern im 1. Lebensjahr sprechen: Durch eine übertriebene Prosodie, die von den Eltern im Laufe des 2. Lebensjahres des Kindes deutlich reduziert wird, machen die Eltern ihr Kind auf die Hauptkategorien aufmerksam, die meist den Satzakzent tragen. Damit wird es dem Kind möglich, den Sprechfluss auf der Basis betonter Silben zu segmentieren (Ferguson 1977, Gleitman u. Wanner 1982). Der sichere Zugriff auf die Einheit Silbe ist vermutlich darauf zurückzuführen, dass die Silbe artikulatorisch aus einer Sequenz von Öffnungs- und Schließbewegungen besteht und damit eine sehr konkrete, visuell und akustisch deutlich wahrnehmbare Einheit ist (Kapitel 1).

Kinder haben aber bereits vor dem Beginn des Schriftspracherwerbs ebenfalls umfassende Kenntnisse zur Phonemstruktur von Wörtern, obwohl der Erwerb der Phonemstruktur von Wörtern ebenfalls höchste Anforderungen an das Sprachsystem stellt. So muss das Kind die einzelsprachlich relevanten Eigenschaften eines Wortes aus den verschiedensten Realisationsformen, die es im Laufe der Entwicklung von diesem Wort gehört hat, herausfiltern.

Dazu bedarf es der Fähigkeit, von der tatsächlichen Lautrealisation so stark zu abstrahieren, dass z. B. ein /k/ erkannt wird, unabhängig davon, in welcher Lautumgebung es vorkommt und von wem und auf welche Weise – innerhalb bestimmter Grenzen – es gesprochen wird. Das ist aber nicht so einfach, denn die mündliche Sprache ist, physikalisch gesehen, ein kontinuierlicher Sprechfluss ohne Pausen und ohne klar und eindeutig voneinander abgrenzbare Einheiten. Die Phoneme sind nicht einfach aneinander gereiht und es wird auch nicht nacheinander ein Phonem nach dem anderen gesprochen.

Stattdessen geht die Aussprache eines Phonems in die Aussprache der vorangehenden und folgenden Phoneme über. Während der Realisation eines Lautes werden die Artikulationsbewegungen für den nächsten oder sogar einen noch später folgenden Laut vorbereitet und sogar schon bis zu einem gewissen Grad ausgeführt. So wird ein /k/, das einem /u/ vorangeht oder folgt, weiter hinten im Mundraum gebildet als ein /k/, das einem /i/ vorangeht oder folgt. Die beiden /k/-Laute werden also artikulatorisch auf unterschiedliche Weise gebildet. Entsprechend unterscheiden sich ihre akustischen Merkmale.

43

Das Kind muss aber außerdem noch erkennen, dass z. B. das /k/ in seiner Sprache eine wichtige, nämlich bedeutungsunterscheidende, Funktion hat, und es muss seine Aufmerksamkeit auf die für seine Sprache relevanten Phoneme richten. Gleichzeitig muss es von der tatsächlichen Realisationsart aber auch so weit abstrahieren können, dass es z. B. die verschiedenen [r]-Varianten ein- und demselben Phonem /r/ zuordnet. So reagieren z. B. amerikanische Säuglinge mit 6 – 8 Monaten auf den Unterschied zwischen nichtnativen Hindi-Kontrasten, 10 – 12 Monate alte Kinder dagegen nicht mehr (Werker u. Tees 1984; Werker u. Lalonde 1988). Dieser Befund wird so interpretiert, dass die Kinder mit 6 – 8 Monaten den Fokus ihrer Aufmerksamkeit noch nicht auf die einzelsprachlich relevanten Merkmale der Wörter ausgerichtet haben. Mit 10 – 12 Monaten richten sie dagegen ihre Aufmerksamkeit ausschließlich auf die einzelsprachlich relevanten phonologischen Kontraste und ignorieren Kontraste, die nicht ihre Sprache betreffen, bzw. nehmen sie gar nicht erst wahr.

Ob die Kinder damit aber tatsächlich schon die bedeutungsunterscheidende Funktion der phonetisch-phonologischen Merkmale verbinden, ist nicht nachgewiesen. So ignorieren 14 Monate alte sprachunauffällige Kinder Unterschiede bezüglich des Artikulationsortes (/bi/ vs. /di/) beim Erlernen neuer Wort-Objekt-Paare, obwohl sie den Unterschied perzeptiv wahrnehmen (Stager u. Werker 1997, Werker u. Stager 2000). Dieser Befund wird so interpretiert, dass Kinder erst, wenn ihr Wortschatz eine ausreichende Größe aufweist, Unterschiede in Bezug auf den Artikulationsort mit einem Bedeutungsunterschied assoziieren (Stager u. Werker 1997, Werker u. Stager 2000). Der enge Zusammenhang zwischen Wortschatzgröße und dem Erkennen der bedeutungsunterscheidenden Funktion von Phonemen wird darin gesehen, dass Kinder z. B. das Wort *Tisch* problemlos auch mit einer nur groben phonologischen Repräsentation von *Tisch* erkennen, wenn ihr phonologisches Input-Lexikon nur aus wenigen Wörtern, die zudem keine große Ähnlichkeit mit dem Wort *Tisch* aufweisen, besteht. Erweitert sich ihr phonologisches Input-Lexikon aber z. B. um das Wort *Fisch*, müssen die Kinder schon sehr genaue phonologische Repräsentionen der Wörter *Tisch* und *Fisch* haben, um sie – aus kommunikativen Gründen – voneinander unterscheiden zu können. Demnach besteht ein Zusammenhang zwischen

der Ausbildung des phonematischen Systems und der Größe des phonologischen Input-Lexikons (Jusczyk et al. 1994; Beckman u. Edwards 2000; Edwards et al. 2004). Damit wird deutlich, dass allein die Fähigkeit, genau hinzuhören, nicht ausreicht, um Laute aus dem kontinuierlichen Sprechfluss „herauszuhören" und phonologische Repräsentationen auf- und auszubauen. Der enge Zusammenhang zwischen auditiver Wahrnehmung und lexikalischem Wissen zeigt sich auch an „Verhörern" bei muttersprachlichen Liedtexten. Die entsprechenden Lieder werden erst „richtig gehört", wenn der tatsächliche Liedtext bekannt ist:

Beispiele für „Verhörer" bei Liedtexten (aus Hacke u. Sowa 2004)

Leser B. [schrieb], er habe als Kind oft das Lied vom *Hänschen klein* gehört, darin die Zeilen: „Da besinnt sich das Kind, eilet heim geschwind". B. aber verstand den Text immer anders, er hörte: „Dabesin sieht das Kind, eilet heim geschwind." B. hatte dafür nur eine Erklärung: Es müsse einen Herrn Dabesin (wohl ein Bekannter der Eltern) geben, der das entlaufene Kind sehe und zu den Eltern eile, die es dann holen ... " (S. 11)

Frau H. teilte mit, eine Freundin habe jahrelang beim Titellied der Sesamstraße verstanden: „Wer, wie, was? Wieso, weshalb, warum? Verdis Pappkarton." Richtig heißt es bekanntlich: „Wer nicht fragt, bleibt dumm." Frau E. aus Wuppertal ... [hörte] immer ...: „Bär, bie, bass? wie sueweseit, warum?" (S. 21 f)

Heinz-Rudolf Kunze dichtet: „Dein ist mein ganzes Herz, Du bist mein Reim auf Schmerz". Dazu schrieb Frau E. aus Hamburg, ihr Vater habe dies immer so gehört: „Dein ist mein ganzes Herz, Du bist mein Rheumaschmerz" (S. 48)

Eine besondere Schwierigkeit stellt der Aufbau standardsprachlicher phonologischer Repräsentationen bei dialektalen Abweichungen von der Standardsprache dar. So fehlt z. B. im Rheinischen der [ç]-Laut, was dazu führt, dass Wörter wie *Kirche* und *Kirsche* identisch als [kɪrʃə] ausgesprochen werden und Wörter wie *ich, mich, nicht, dicht, Licht* mit /ʃ/ gesprochen werden. Im Hessischen fehlt regional die Stimmhaftigkeitsopposition (Strauch 2005). Die Dialektforschung beschäftigt sich u. a. mit der Frage, wie standardsprachliche phonologische Repräsentationen in stark dialektal gefärbten Sprachräumen erworben werden.

Ein Überblick zum beeinträchtigten Lautspracherwerb findet sich in Costard (2005).

Beim Auf- und Ausbau der phonologischen Lexika spielt aber auch die Schriftsprache eine gewisse Rolle. Das ist daran zu erkennen, dass es geübten Lesern und Schreibern häufig sehr viel schwerer fällt, mündliche Sprache lautlich genau zu verschriftlichen als Leseanfängern. Häufig zeigen sich bei geübten Lesern und Schreibern Fehler bei der Transkription, die durch das Schriftbild beeinflusst sind wie z. B. eine unterschiedliche Transkription von identisch gesprochenen aber unterschiedlich geschriebenen Wörtern.

Übung

Sprechen Sie sich die Wörter in 1–6 laut und möglichst exakt vor. Überlegen Sie, was Ihre Beobachtungen für das Verhältnis von Lautsprache und Schriftsprache bedeuten. Bei den Aufgaben 1–3 können Sie auch versuchen, jemand anderem nur über die Aussprache eines der Wörter zu vermitteln, welches der beiden Worte gemeint ist:

1. *Mann* vs. *man*
2. *Fahne* vs. *Vater*
3. *Wal* vs. *Wahl*
4. *Rad* vs. *Rat*
5. *Puppe* vs. *Schreibprodukt*
6. *Garten* vs. *Gabeln*
7. Lesen Sie die folgenden umgangssprachlich gesprochenen Sätze und versuchen Sie, aus ihnen die geschriebene Form herzuleiten:
   [haː.ma.boː.n] und [faː.ma.rɪ.nɪ.ʃtat]

Mögliche Beobachtungen bei der Übung:

1. *Mann* /man/ vs. *man* /man/
   Man hört weder die Klein- oder Großschreibung, noch dass das eine Wort mit einem Doppelkonsonanten geschrieben wird, das andere nicht (Topsch 2000: 5).
2. *Fahne* /faːnə/ vs. *Vater* /faːtɐ/
   Man hört weder, dass das eine Wort mit <f> beginnt, das andere mit <v>, noch, dass einmal ein <a> geschrieben wird, einmal ein <ah>. In beiden Fällen hört man ein langes /aː/ (Topsch 2000: 5).
3. *Wal* /vaːl/ vs. *Wahl* /vaːl/
   Man hört nicht, dass in dem einen Wort ein <h> in der Schriftform vorkommt, bei dem anderen Wort nicht.
4. Rad /raːt/ vs. Rat /raːt/
   Am Silbenende sind Konsonanten im Deutschen aufgrund der Auslautverhärtung immer stimmlos (Kapitel 1). Deshalb hört man bei *Rad* am Ende kein /d/, sondern ein /t/. Entsprechendes gilt für *Wand* /vant/ vs. *Watt* /vat/, *Bob* /bɔp/ vs. *Pop* /pɔp/, *Gag* /gɛːk/ vs. *Leck* /lɛk/ und *Schlag* /ʃlaːk/ vs. *Scheck* /ʃɛk/.
5. *Puppe* /pʊ.pə/ vs. *Schreibprodukt* /ʃraɪp.pro.dʊkt/
   Man spricht und hört bei *Puppe* in der Wortmitte nur ein einziges /p/. Bei einer schnellen Aussprache von *Schreibprodukt* sogar auch, nur bei einer deutlichen Aussprache von *Schreibprodukt* hört und spricht man tatsächlich in der Wortmitte zwei /p/.
6. *Garten* /gaːtən/ vs. *Gabeln* /gaːbəln/
   Das /r/ wird in *Garten* nicht nur kaum ausgesprochen, sondern in der Umgangssprache eher gar nicht (außer in bestimmten Dialekten). Die beiden ersten Silben in *Garten* und *Gabeln* unterscheiden sich also i. d. R. nicht voneinander.
7. Die Sätze lauten: „Haben wir Bohnen?" und „Fahren wir in die Stadt?"
   Bei den gesprochenen Sätzen sind die Wortgrenzen „auditiv", also in diesem Fall in der phonetischen Umschrift, nicht erkennbar. Entsprechend schwer ist es, sie in einzelne Wörter aus dem Sprechfluss zu segmentieren. Hierbei handelt es sich um das gleiche Phänomen, das es uns unmöglich macht, in einem gehörten fremdsprachigen Text Wörter zu erkennen. Die Segmentierung wird erst möglich, wenn uns einzelne Wörter bekannt sind.
   Zudem wird an diesem Beispiel deutlich, dass die phonematische Gestalt der umgangssprachlich gesprochenen Wörter stark von der Zielsprache abweichen kann. Anzumerken ist noch, dass es sich bei den dargestellten Wörtern nicht um Dialekt handelt, sondern um Umgangssprache.

Entsprechend kann der Erwerb der Schriftsprache den Auf- bzw. Ausbau der phonologischen Repräsentation eines Wortes auch unterstützen oder sogar verändern. So werden Wörter manchmal von geübten Erwachsenen jahrelang falsch ausgesprochen, weil sie ursprünglich falsch „gehört" wurden. Meist weicht die falsch gehörte Form nur in wenigen Merkmalen von der Standardsprache ab. Ein Beispiel hierfür ist das Wort *Rechtshänder*, das auch als *Rechtshändler* zu hören und zu lesen ist. Bei Kindern im Spracherwerb finden sich solche „Verhörer" noch relativ häufig.

Phonologische Bewusstheit

Die zunehmende Anzahl und die zunehmende Ausdifferenzierung der phonologisch-lexikalischen Repräsentationen führen dazu, dass Kinder sich immer stärker über die phonologischen Merkmale und Ebenen der Lautstruktur von Wörtern bewusst werden. Dieses Bewusstsein für die Lautstruktur gesprochener Sprache wird als **phonologische Bewusstheit** bezeichnet.

! Die **phonologische Bewusstheit** ist die Fähigkeit, einen bewussten Zugriff auf die phonologischen Einheiten von Wörtern, also auf Silben, Silbenkonstituenten und Phoneme zu haben, d.h. die phonologischen Einheiten zu analysieren und Veränderungen wie Ersetzungen, Umstellungen, Auslassungen und Hinzufügungen durchführen zu können. Sie umfasst verschiedene lautanalytische und -synthetische Prozesse, die sich hinsichtlich der Komplexität der zu verarbeitenden Strukturen (Einzellaute, Lautverbindungen, Silben, Reime, Wörter, Nichtwörter) sowie der mit den Aufgaben verbundenen Komplexität der kognitiven Prozesse unterscheiden.

Der Aufbau der phonologischen Bewusstheit ist nicht identisch mit dem Aufbau phonologischer Repräsentationen von Wörtern im phonologischen Lexikon, steht aber vermutlich in einem engen Zusammenhang damit. Offenbar besteht ein enger Zusammenhang zwischen der Größe des Wortschatzes und der Ausbildung der phonologischen Bewusstheit (Lonigan 2007). Lonigan (2007: 28) vermutet, dass Wörter mit zunehmender Größe des Wortschatzes stärker in segmentierter Form gespeichert werden, sodass ein Zugriff auf kleinere phonologische Einheiten möglich ist.

Die phonologische Bewusstheit beginnt mit der Fähigkeit, beim Hören eines Wortes von seiner Bedeutung abstrahieren zu können und die Aufmerksamkeit allein auf die Lautsequenz zu richten. Es kann davon ausgegangen werden, dass diese Fähigkeit in gewissem Maße entwickelt ist, sobald Kinder eine spielerische Sensibilität für Reime und Alliterationen zeigen.

! Von einer **Alliteration** spricht man, wenn ein oder mehrere Wörter mit dem gleichen Anfangslaut beginnen wie *rote Rüben*, wenn also der Silbenonset identisch ist (Scheerer-Neumann u. Hofmann 2002: 123).

Die phonologische Bewusstheit entwickelt sich von größeren Einheiten wie Silben und Onset-Reim, zu kleineren Einheiten wie Phonemen (Wimmer u. Goswami 1994, Muter u. Snowling 1997, Stackhouse u. Wells 1997, Jansen et al. 2002). So ist der bewusste Zugriff auf Silben für Kinder bereits sehr früh im Vorschulalter möglich, der Zugriff auf Phoneme dagegen häufig erst mit Erwerb der Schriftsprache in der Grundschule. Auch die Aufgaben zur phonologischen Bewusstheit stellen unterschiedliche Anforderungen an

das Sprachsystem. So ist das „Entdecken" oder die Identifikation von Lauten (z.B. „Kommt in *Mond* ein / m / vor?) relativ einfach. Dagegen sind Aufgaben zur Segmentation und Manipulation von Phonemen wie z.B. Alliterationsaufgaben relativ schwer zu lösen (Stackhouse u. Wells 1997, Scheerer-Neumann u. Hofmann 2002).

! Ebenen zur Überprüfung der phonologischen Bewusstheit:
  • Silbenebene
  • Onset / Alliteration-Reim
  • Phonemebene

Aufgaben zur Überprüfung der phonologischen Bewusstheit:
  • Identifikation
  • Segmentierung
  • Synthetisierung
  • Manipulation.

Die Entwicklung der phonologischen Bewusstheit und der Schriftspracherwerb beeinflussen sich gegenseitig. So ist die phonologische Bewusstheit einerseits die Voraussetzung für den erfolgreichen Schriftspracherwerb, andererseits entwickelt sie sich als Folge der Schriftsprachkenntnisse.

In zahlreichen Korrelations- und Trainingsstudien konnte ein enger Zusammenhang zwischen phonologischer Bewusstheit im Kindergartenalter und der Wortlesefähigkeit in den ersten Grundschulklassen nachgewiesen werden (Schmalohr 1968, 1976, Mannhaupt u. Jansen 1989, Schulte-Körne 2002a). Eine enge Beziehung zwischen den phonemanalytischen Kompetenzen unmittelbar vor Schulbeginn und dem Erfolg im Schriftspracherwerb während des ersten Schuljahres gilt inzwischen als erwiesen. Ein Training der phonologischen Bewusstheit vor Schulbeginn verbessert die Leseleistung (Schneider et al. 1994). Die aus der phonologischen Bewusstheit resultierende Einsicht in die segmentale Struktur phonologischer Repräsentationen gilt daher auch als notwendige Voraussetzung, um die Beziehung von Phonemen und Graphemen zu erkennen, und damit für die Phonem-Graphem-Korrespondenz und die Graphem-Phonem-Korrespondenz beim sublexikalisch-einzelheitlichen Verarbeiten (Elbro et al. 1998) (Kapitel 3).

Umgekehrt lernen Vorschulkinder, mit denen das Lesen geübt wird, während dieser Zeit auch die Segmentierung von Wörtern in Phoneme. Kinder lernen das Lesen allerdings schneller, wenn sie Wörter bereits in Phoneme segmentieren können. So führen Wimmer et al. (1991) ein Trainingsexperiment durch, in dem Kinder den Zentralvokal vertrauter Wörter durch einen anderen unähnlichen Vokal ersetzen sollten. Es zeigt sich, dass die Leistungen in diesem Test zu Beginn der ersten Klasse gute Prädiktoren für die späteren Lese- und Schreibfertigkeiten sind. Entsprechend hatten erwachsene Analphabeten große Probleme damit, selbst einfache Phonem-Segmentierungsaufgaben bei Nichtwörtern durchzuführen. Erst nach einem Alphabetisierungskurs war die Bewältigung dieser Aufgaben möglich (Morais et al. 1979). Im Chinesischen zeigt sich, dass diejenigen Leser, die alphabetische Schrift erlernt hatten, in der Lage waren phonologisch zu segmentieren, diejenigen, die nur die logographische Schrift erlernt hatten, dagegen nicht (Read et al. 1986). Allerdings können japanische Kinder in einem höheren Schulalter phonologisch segmentieren, obwohl sie weder mit der Kana-Schrift, einer Silbenschrift, noch mit der Kanji-Schrift, einer logographischen Schrift, ein alphabetisches Schriftsystem lernen. Offenbar reichen die wenigen Kana-Zeichen, die für subsilbische Elemente stehen, um ein Bewusstsein für Phoneme zu schaffen (Mann 1986) (Kapitel 1).

Bei Schuleintritt gelingt es ca. 50 % der Kinder im deutschsprachigen Raum Wörter in Silben zu gliedern, 17 % der Kinder können Wörter sogar bereits in Phoneme segmentieren. Am Ende des ersten Schuljahres können 90 % der Kinder Wörter in ihre Phoneme zerlegen. Einiges spricht dafür, dass auch noch in späteren Schuljahren ein Zusammenhang zwischen phonologischer Bewusstheit und Schriftsprachleistungen besteht (Scheerer-Neumann u. Hofmann 2002). Schulte-Körne (2001a) findet einen signifikanten Zusammenhang zwischen den lautanalytischen Fähigkeiten und der Rechtschreibung von Grundschulkindern. Auch ein signifikanter Zusammenhang zwischen der Entwicklung der phonologischen Bewusstheit und dem Lesen von Pseudowörtern bzw. der Entwicklung der sublexikalisch-einzelheitlichen Lesestrategie konnte nachgewiesen werden (Campbell u. Butterworth 1985, Hulme u. Snowling 1992, Howard u. Best 1996). Ein Zusammenhang zwischen der Entwicklung der phonologischen Bewusstheit und der Entwicklung der lexikalisch-ganzheitlichen Verarbeitung bei Entwicklungsdyslexie zeigt sich dagegen nicht (Goulandris u.

Snowling 1991, Castles u. Coltheart 1996). Die phonologische Bewusstheit gilt mittlerweile als ein recht zuverlässiger Prädiktor für die Entwicklung des Schriftspracherwerbs in der Grundschule und zwar bereits dann, wenn noch keine Kenntnis der Buchstaben-Laut-Zuordnung vorhanden ist (Landerl u. Wimmer 1994, Näslund 1990).

Aufgrund unterschiedlicher Schriftsysteme und unterschiedlich starker orthographischer Regularität (Kapitel 1) bestehen sprachspezifische Unterschiede in Bezug auf den Erwerb phonologischer Bewusstheit und ihrer Bedeutung für den Schriftspracherwerb. Aus diesem Grund können die Befunde aus dem englischsprachigen Raum nicht ohne weiteres auf den deutschsprachigen Raum übertragen werden. Die englische Schriftsprache ist ja orthographisch sehr irregulär, die deutsche dagegen eher regulär. Die kontinuierliche analytisch-synthetisch orientierte Herangehensweise führt bei deutschsprachigen Kindern offenbar zu einer frühen Entwicklung der Fähigkeiten im Bereich der phonologischen Bewusstheit auf der Phonemebene. Im Deutschen zeigten sich in einem Alliterationstest, der im zweiten Schuljahr durchgeführt wurde, deutlich bessere Leistungen als im Englischen. Offenbar ist der sublexikalische Zugriff im englischsprachigen Raum aufgrund der starken orthographischen Irregularität der Sprache schwerer zu erlernen als im Deutschen (Scheerer-Neumann u. Hofmann 2002).

Die phonologische Bewusstheit ist allerdings keine Komponente des Zwei-Wege-Modells und damit auch nicht des Schriftsprachsystems. Sie resultiert lediglich aus dem Zusammenspiel von Komponenten, die teilweise auch vom Schriftsprachsystem genutzt werden. So betonen Jackson u. Coltheart in Bezug auf das Lesesystem (Jackson u. Coltheart 2001: 113):

> By arguing that phonological awareness is something distinct from the reading system, we do not mean to dismiss its importance. Beginning in the preschool years, explicit instructional programs may focus a child's attention directly on sound patterns within words. Not surprisingly, such programs contribute to the development of the child's awareness of phoneme units within words (Bus & van IJzendoorn 1999). Most children bring prior knowledge that words' sounds can be divided into syllables (and, within syllables, into initial and remaining sounds) to the task of learning to read. Preschoolers who have not acquired this understanding at home can be helped by brief instruction (Bus & van IJzendoorn 1999, Byrne 1998)... For us, developing phonological

awareness is a phenomenon that may interact with the development of the reading system (Stahl & Murray 1998), but that occurs outside the boundaries of that system (Jackson u. Coltheart 2001: 113).

Die phonologische Bewusstheit und der Lese- und Schreibprozess nutzen offenbar je nach Anforderung die gleichen Komponenten. Probleme in einer Komponente oder einem Teilprozess zeigen sich dann unabhängig voneinander sowohl bei Aufgaben zur phonologischen Bewusstheit als auch beim Schriftspracherwerb. So zeigen Krehnke u. Stadie (2003) auf der Basis einer modellorientierten Diagnostik, dass bei der 9;4 Jahre alten Schülerin K.S. eine Beeinträchtigung des phonologischen Buffers vorliegt. Diese Beeinträchtigung führt sowohl zu den stark unterdurchschnittlichen Leistungen von K.S. bei Aufgaben zur phonologischen Bewusstheit als auch zu ihren Schwierigkeiten beim Erwerb der sublexikalisch-einzelheitlichen Lesestrategie (Kapitel 8).

Eine Aufgabe zur phonologischen Bewusstheit ist vermutlich umso schwieriger, je mehr Komponenten an ihrer Durchführung beteiligt sind und je höher die Anforderungen an die einzelnen Komponenten sind. Insbesondere das phonologische Lexikon, das Wissen von Laut- und evtl. auch Buchstabennamen und der phonologische Buffer spielen sowohl in Bezug auf die phonologische Bewusstheit als auch in Bezug auf den frühen Schriftspracherwerb eine wesentliche Rolle.

Erwerb von Buchstaben, den Korrespondenzen von Graphemen und Phonemen und deren Synthese

Eine wichtige Voraussetzung für den erfolgreichen Schriftspracherwerb ist, dass Kinder eine Vorstellung von der Funktion der Schriftsprache entwickeln. Nur wenn sie bei anderen Personen sehen, wie Schrift verwendet wird, entwickeln sie ein Interesse am Schreiben und Lesen von Buchstaben, Wörtern und Texten. Die Vorbilder können Eltern, ältere Geschwister oder Freunde, die schon zur Schule gehen, sein. Die Kinder ahmen diesen Vorbildern das Lesen und Schreiben nach. So passen sie sich bereits in einem Alter von zwei bis fünf Jahren beim imitierenden präliteralen „lauten Lesen" ihrer Lieblingsbücher in Wortwahl und Intonation an den Sprachstil gelesener Sprache an.

Sie entwickeln gleichzeitig eine Sensibilität für die Merkmale schriftlicher Texte. Beim Lesen „erkennen" sie Wörter in einigen Fällen anhand ihrer auffälligen **visuellen Merkmale**.

Wenn ein Kind z.B. das charakteristische Graphem <x> dem Wort *Taxi* zuordnet, und das Kind das Wort <Taxi> sieht, „liest" es das Wort <Taxi> scheinbar tatsächlich korrekt. Wörter oder Pseudowörter, die dem Wort <Taxi> visuell ähnlich sind, und ebenfalls ein <x> enthalten, werden von dem Kind allerdings ebenfalls als „Taxi" „gelesen".

Bereits sehr früh schreiben Kinder Kritzelbriefe und erste Buchstabenformen. Beim Schreiben von Wörtern verwenden sie beliebige Buchstaben für ein Wort. Schreibfehler sind in diesem Stadium dadurch charakterisiert, dass die Wörter stark von der phonologischen Struktur des Zielworts abweichen und dass orthographische Konventionen ebenfalls nicht beachtet werden (Klicpera et al. 2003: 32). Das Schreiben von Kritzelbriefen und das Nachahmen von Schrift sind wichtige Indikatoren dafür, dass ein Kind die Funktion von Schriftsprache erkannt hat.

In Abb. 4.**1** ist das Schreiben von ersten Buchstabenformen von Katharina im Alter von 4;0 Jahren abgebildet. Die Schreibweise ist logographisch. Man sieht, dass das Schreiben linear angelegt ist und das Schriftbild aus wiederkehrenden und gleichen Elementen, den Buchstaben, besteht. Obwohl es aus dem Schriftbild nicht direkt zu erkennen ist, ist davon auszugehen, dass Katharina beim Schreiben noch keine Phonem-Graphem-Korrespondenzen hergestellt hat.

In Abb. 4.**2** ist ein Kritzelbrief abgebildet, den Katharina ein halbes Jahr nach dem Schreiben der ersten Buchstabenformen in Abb. 4.**1** geschrieben hat. In diesem Brief sind bereits einzelne Buchstabenformen zu erkennen. Offenbar ahmt Katharina mit diesem Brief auf einer präliteralen Ebene das Schreiben eines Textes nach. Zum gleichen Zeitpunkt schreibt Katharina Buchstaben und Wörter korrekt ab wie z.B. ihren eigenen Namen sowie einzelne Buchstaben (Abb. 4.**3**). Das Wort in der letzten Zeile ist frei geschrieben. Hier zeigt sich eine logographische Schreibweise: es werden Buchstaben aufgeschrieben, aber ohne Bezug zur Lautstruktur des vermuteten Zielwortes <Katharina>.

Die Neugier auf Schriftsprache und die im Deutschen starke orthographische Regularität führt dazu, dass Kinder bereits sehr früh Buchsta-

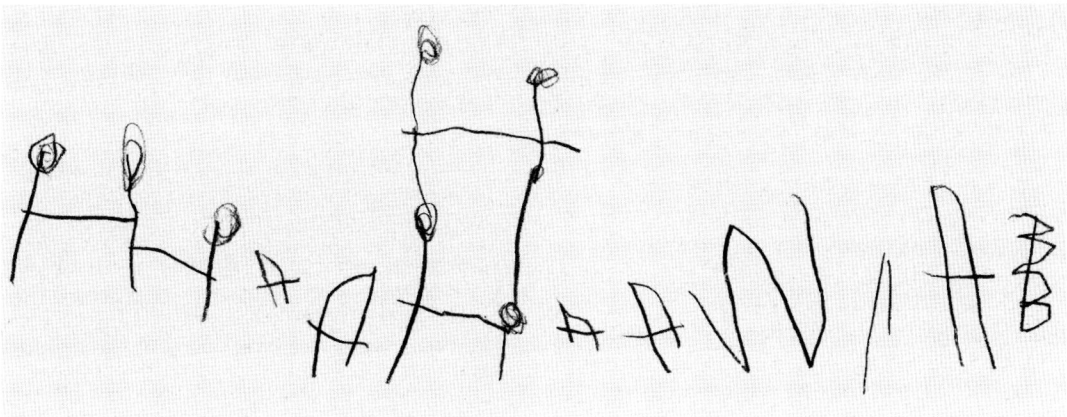

Abb. 4.**1**   Erste Buchstabenformen von Katharina (4;0).

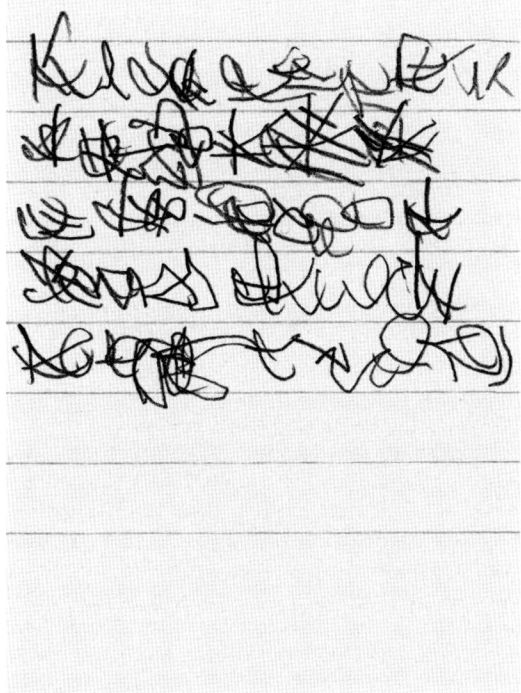

Abb. 4.**2**   Kritzelbrief von Katharina (4;7).

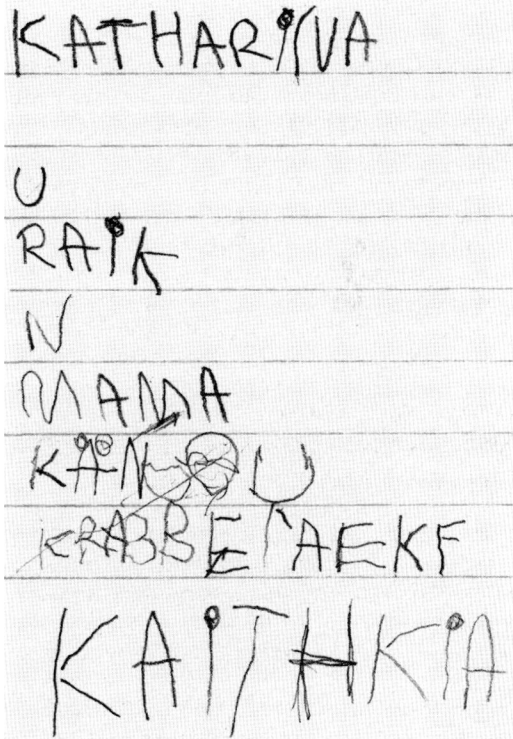

Abb. 4.**3**   Abgeschriebene Wörter und frei geschriebene Buchstabensequenzen von Katharina (4;7).

ben und Wörter abschreiben, und versuchen Bezüge zwischen der Laut- und Schriftsprache herzustellen. Dazu dient ihnen häufig zunächst der eigene Name, aber auch andere Wörter, die für sie von Bedeutung sind wie z. B. *Mama* und *Papa*. Fragen und Aufforderungen, mit denen Kinder versuchen die Schriftsprache zu „entschlüsseln", sind beispielsweise:

- „Schreibt man *Mama* so?"
- „Kannst Du mal lesen, was ich hier geschrieben habe?"
- „Heißt das, was ich hier geschrieben habe, *Papa*"?
- „Kannst Du mal *Liebe Oma* hierhin schreiben?"

Aus diesen spielerischen Schreib- und Leseübungen können sich bereits vor dem Schuleintritt erste **Buchstabenkenntnisse** und **Kenntnisse zu den Korrespondenzen von Buchstaben und Graphemen** entwickeln. Die gelernten Druckbuchstaben werden auch in anderen Wörtern entdeckt. Gleichzeitig haben Kinder dadurch bereits vor Beginn des Schriftsprachunterrichts häufig sehr konkrete Vorstellungen von der Schreibweise einiger Wörter. Diese sind – was z. B. den eigenen Namen betrifft – häufig unabhängig davon, ob die Wörter orthographisch regulär sind oder nicht. Eltern sollten ihr Kind auf keinen Fall dazu drängen, Buchstaben, Phonem-Graphem-Korrespondenzen bzw. Graphem-Phonem-Korrespondenzen und / oder Wörter vor Schuleintritt zu lernen. Sie sollten ihm aber geduldig seine Fragen beantworten, sodass es seine Hypothesen zum Schreiben und Lesen bestätigen oder verwerfen kann.

Lesen

Mit zunehmender Kenntnis über die Korrespondenzen zwischen Graphemen und Phonemen werden die Grapheme eines Wortes beim Lesen sequenziell erfasst und jeder Buchstabe wird möglichst genau in ein Phonem übertragen, also benannt oder lautiert. Dieses schrittweise Generieren der Aussprache von Wörtern aus Buchstaben oder Buchstabengruppen bezeichnet man als **phonologische Rekodierung** (Klicpera et al. 2003: 44). Die einzelnen Buchstaben werden nicht nur gelesen, sondern müssen nach dem Erlesen auch noch miteinander verbunden, also **synthetisiert**, werden. Die Kinder lesen ein geschriebenes Wort i. d. R. laut, damit sie es über seine phonologische Form im phonologischen Input-Le-

xikon abrufen können. Sie versuchen also, einen Bezug zum phonologischen Input-Lexikon herzustellen. Im Laufe des Erlesens eines Wortes stellen sie häufig eine ganze Reihe von Hypothesen darüber auf, um welches Wort es sich handeln könnte.

Ein Beispiel für hypothesengeleitetes Lesen zeigt sich bei Daniel (5;6), der seiner Schwester Katharina (3;6) ihr Lieblingsbuch „Murmeltier komm kuscheln wir" vorliest. Der Text beginnt mit dem Wort *Max*. Daniel erkennt, dass es sich bei dem ersten Graphem um ein <M> handelt und kann auch die entsprechende Korrespondenz zu dem Phonem / m / herstellen. Nach mehrmaligen Leseversuchen mit / m /, die zu keinem sinnvollen Wort führen, hat Katharina erkannt, dass das Wort, an dem Daniel sich versucht, mit / m / beginnt. Sie fragt: „Murmeltier?" Daniel betrachtet das Wort noch einmal lange, „liest" dann, indem er buchstabierendes Lesen imitiert: „Mur-mel-tier" und stellt überzeugt fest: „Ja, da steht Murmeltier". In dieser Situation zeigen beide Kinder, dass sie Basisfähigkeiten im Bereich der Schriftsprache erworben haben.

!
Die Buchstabenkenntnis umfasst
- die Kenntnis von Buchstabennamen: das Alphabet kann aufgesagt werden;
- die Kenntnis, wie ein Buchstabe aussieht: ein Buchstabe wird wiedererkannt;
- die Kenntnis, wie ein Buchstabe geschrieben wird: ein Buchstabe kann geschrieben werden.
- Sobald der Lautwert eines Buchstabens erkannt wird, liegt die Kenntnis der entsprechenden Graphem-Phonem-Korrespondenz vor.

Klicpera et al. (1993b) finden in einer Längsschnittstudie für den Wiener Raum, dass Kinder, die später das Lesen durchschnittlich bis gut erwarben, ca. 10 % der vorgegebenen Buchstaben bereits vor Schuleintritt erkennen konnten.

Die sequenzielle Verarbeitung der Buchstaben erfolgt zunächst sehr kontrolliert. Kontrollierte Verarbeitungsprozesse sind dadurch gekennzeichnet, dass sie bewusst reguliert werden müssen, große Aufmerksamkeit erfordern und nicht parallel zu anderen Prozessen durchgeführt werden können. Sie sind sehr zeitaufwändig und langsam (La Berge u. Samuels 1974).

Mit zunehmender Übung läuft das phonologische Rekodieren immer automatisierter und schneller ab: Es muss nicht mehr bewusst eingeleitet oder gesteuert werden, beansprucht nicht viel Aufmerksamkeit (LaBerge u. Samuels 1974) und kann parallel zu anderen Prozessen durchgeführt werden (Posner u. Snyder 1975). Mit zunehmender Automatisierung verliert die Wortlänge, gemessen an der Buchstabenanzahl des jeweiligen Wortes ihren Einfluss auf die Lesegeschwindigkeit, was als Indikator für einen direkten Zugang zum orthographischen Input-Lexikon zu werten ist. Die zunehmende Automatisiertheit in Form einer schnelleren Lesegeschwindigkeit zeigt sich für einzelne Stimuli vermutlich bereits sehr früh, da die Herstellung von Graphem-Phonem-Korrespondenzen bei geübten Stimuli durch die lexikalische Kontrolle, die auch schon bei schwachen orthographischen Einträgen vorhanden ist, leichter gelingen sollte als bei ungeübten. Untersuchungen hierzu liegen bisher nicht vor.

Schreiben

Anfangs werden die meisten Wörter in **alphabetischer Schreibweise** geschrieben. Dabei spielt die eigene Aussprache der Wörter eine entscheidende Rolle. So schreiben Kinder zunächst viele Wörter **lautorientiert**, d.h. sie hören ihre eigene Aussprache ab und schreiben die Buchstaben, die sie in ihrer eigenen Aussprache wahrnehmen. Zunächst werden nicht alle Laute geschrieben, sondern nur solche, die den Kindern besonders auffallen. Es kommt zur Auslassung von Vokalen wie z.B. bei der Verschriftlichung von *Kater* als KTR (Klicpera et al. 2003: 30). Diese unvollständige Verschriftlichung einzelner Wörter bezeichnet man als **Skelettschrift**.

Die Silben erhalten immer häufiger einen Vokal. Zunehmend bilden immer mehr Wörter die Lautstruktur der Umgangssprache sehr genau ab, z.B. *Mutta* das Wort *Mutter*. Dabei werden auch die lautlichen Eigenheiten aufgeschrieben, die von geübten Schreibern nicht mehr wahrgenommen werden wie z.B. bei der Schreibung von *Freund* als <Fereund> (Klicpera et al. 2003: 30). Das folgende Beispiel zeigt die alphabetische Schreibweise eines Satzes. Die Wortgrenzen, die aus phonetischer Sicht im kontinuierlichen Sprachstrom nicht existieren, werden in diesem Beispiel noch nicht konsequent eingehalten:

Beispiel
Daniel; 6;6 tippt vier Wochen nach Schulbeginn folgendes in den Computer ein (freies Schreiben):
DI SCHNÄKE ALSO ÄSWA EINMALNE SCHNÄKE DILEPTE
(Vermutete Zielform: Die Schnecke. Also es war einmal ne Schnecke, die lebte)

Die folgende Übung verdeutlicht, was unter der alphabetischen Schreibweise von Wörtern zu verstehen ist.

Übung
- Bitte schreiben Sie die Wörter *Bürste, Fenster, Ohr, Stein, Stern, Jeans* und *Strand* möglichst genau so wie „man sie spricht" (bzw. so wie Sie sich vorstellen, dass ein Kind sie in alphabetischer Schreibweise schreiben würde). Schreiben Sie bitte in großen Druckbuchstaben. Benutzen Sie zur Verschriftlichung des Phonems /ʃ/ das Graphem <sch>.
- Versuchen Sie anschließend, die Wörter *Bürste, Fenster, Ohr, Stein, Stern, Jeans* und *Strand* in den folgenden Beispielen zur alphabetischen Schreibweise zu finden (Abb.4.**4** – 4.**7**).
- Bitte versuchen Sie zu erkennen, wie die Zielformen in den Beispielen in Abb.4.**4** – 4.**7** lauten.
- Beurteilen Sie, ob alle Wörter in Abb.4.**4** – 4.**7** in alphabetischer Schreibweise geschrieben sind.

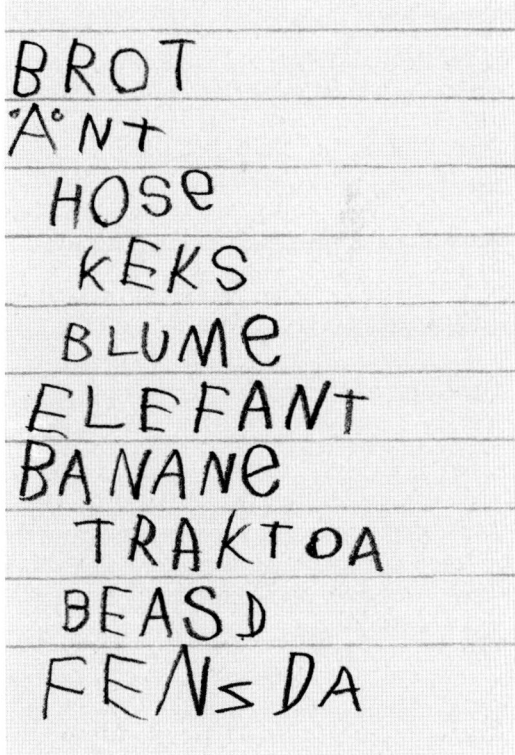

Abb. 4.4 Schreiben nach Diktat von weitgehend regulären Wörtern von Daniel (6;7) Brot, Ente, Hose, Keks, Blume, Elefant, Banane, Traktor, Bürste, Fenster.

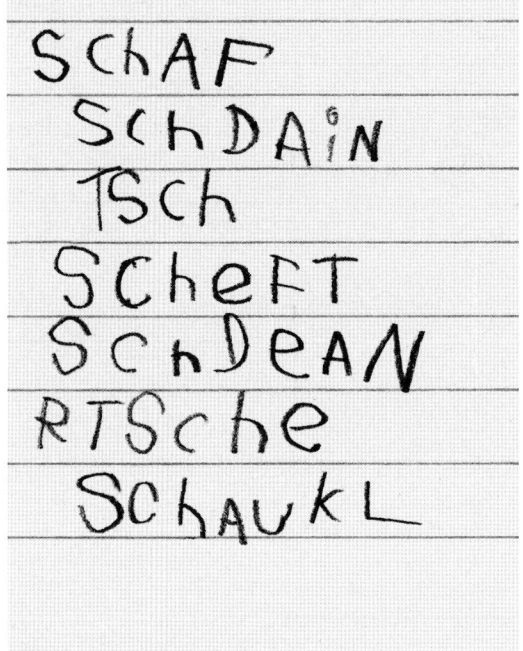

Abb. 4.**5** Schreiben nach Diktat von weitgehend regulären Wörtern mit Bi- und Mehrgraphen von Daniel (6;7) Schaf, Stein, Tisch, Stift, Stern, Rutsche, Schaukel.

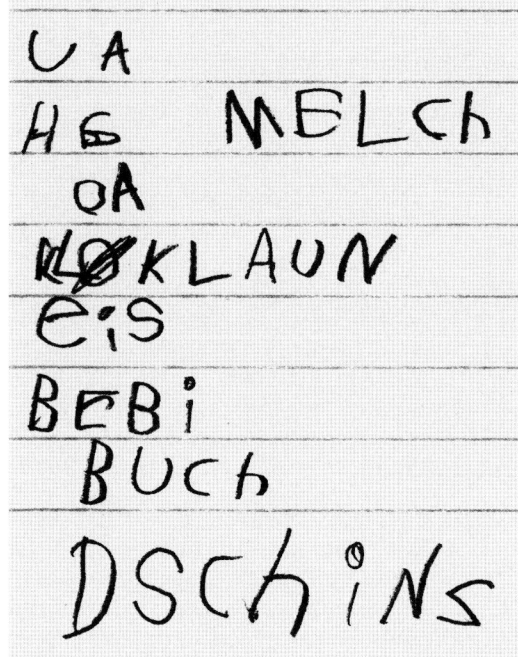

Abb. 4.**6** Schreiben nach Diktat von regulären und irregulären Wörtern von Daniel (6;7): Uhr, Milch, Ohr, Clown, Eis, Baby, Buch, Jeans.

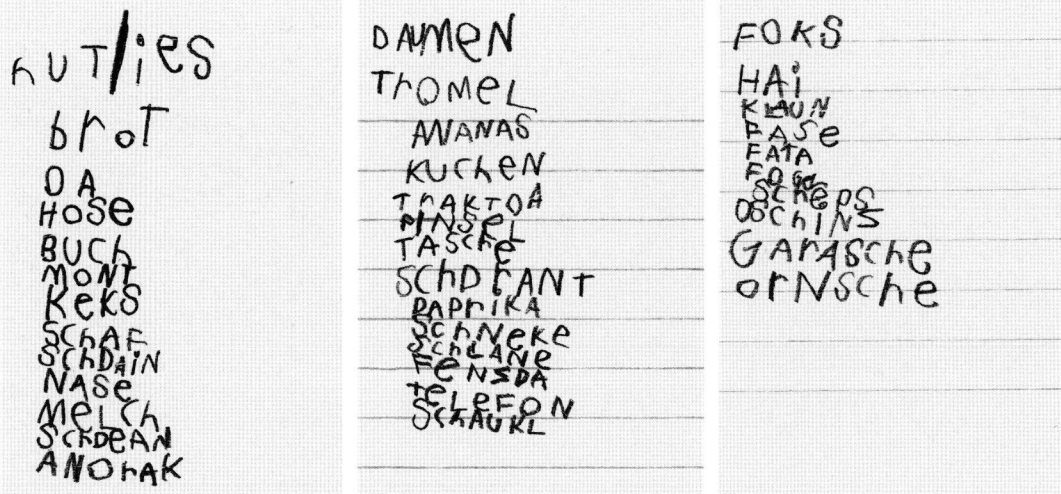

Abb. 4.**7a–c** Schreiben nach Diktat von regulären und irregulären Wörtern von Daniel (6;7) einen Tag nachdem er die Wörter in 4.**5** und 4.**6** geschrieben hatte.
a (Links): Hut, Eis (neben Hut), Brot, Ohr, Hose, Buch, Mond, Keks, Schaf, Stein, Nase, Milch, Stern, Anorak.
b (Mitte): Daumen, Trommel, Ananas, Kuchen, Traktor, Pinsel, Tasche, Strand, Paprika, Schnecke, Schlange, Fenster, Telefon, Schaukel.
c (Rechts): Fuchs, Hai, Clown, Vase, Vater, Vogel, Chips („Scheps"), Jeans, Garage, Orange.

Bei dieser Übung wird die Diskrepanz zwischen der lautlichen und der orthographischen Struktur von Wörtern deutlich. So weichen selbst scheinbar orthographisch reguläre Schreibweisen wie *Bürste* und *Fenster* überraschend stark von der Lautstruktur ab.

Alle Wörter wurden innerhalb von zwei Tagen geschrieben. Erwartungsgemäß zeigt sich bei den orthographisch-regulären Wörtern eine große Ähnlichkeit zu der Zielform, und die orthographisch irregulären Wörter weichen stark von der Zielform ab. Es fällt auf, dass der Diphthong /aɪ/ meist seiner lautlichen Realisation entsprechend als <ai> wiedergegeben wird. Aus diesem Grund wird das Wort *Hai* korrekt geschrieben. Hierzu gibt es allerdings eine Ausnahme: das Wort *Eis*. Dieses Wort wird korrekt mit <ei> geschrieben (Abb. 4.**6**). Offenbar hat es bereits einen relativ starken Eintrag im orthographischen Output-Lexikon, was nicht überraschend ist, da das Wort *Eis* im Alltag sehr häufig zu lesen und sehr auffallend ist. Dass es sich bei <eiS> um eine logographische Schreibweise handelt, ist auszuschließen, denn dann wäre nicht zu erklären, warum die Groß- und Kleinschreibung der Buchstaben so stark von der im Alltag abweicht. Zudem werden beim wiederholten Schreiben einen Tag später die Vokale des Diphthongs <ei> zu <ie> vertauscht, das <e> wird aber beibehalten (Abb. 4.**7**). Damit zeigt sich, dass bei den meisten Wörtern eine alphabetische Schreibweise (z.B. *Milch, Clown, Jeans*) vorliegt. Zum gleichen Zeitpunkt kommt es aber bei einzelnen Wörtern auch zu einer orthographischen Schreibweise (*Eis*). Dies sagt der modellorientierte Ansatz voraus, nicht aber das Phasenmodell. Ob dies im Schriftspracherwerb auch bei anderen Kindern nachweisbar ist, müsste systematisch in wissenschaftlichen Einzelfallstudien untersucht werden.

Übung

1. Bitte erklären Sie, warum es bei den folgenden Wörtern zu Vokal- bzw. Konsonantenauslassungen kommt, obwohl die Konsonanten und Vokale bei den anderen Wörtern äußerst genau und sicher wiedergegeben werden! Sind die Auslassungen bei allen Wörtern gleich zu erklären?
- <Änt> für <Ente>
- <BEASD> für <Bürste>
- <TSch> für <Tisch>
- <ScheFT> für Stift
- <RTSche> für Rutsche
- <SchAuKL> für Schaukel

Lösung
- Bei den Wörtern <Änt> und <BEASD> wird offenbar der Buchstabenname /te/ bzw. /de/ eingesetzt und nicht der entsprechende Laut. Geht man von dem Buchstabennamen aus, werden beide Wörter lautlich korrekt wiedergegeben.
- Vokal- und Konsonantenauslassungen zeigen sich ansonsten nur bei <TSch>, <ScheFT>, <RTSche> und <SchAuKL>, also bei Wörtern, in denen ein Trigraph vorkommt. Dies könnte darauf zurückzuführen sein, dass die Verarbeitungskapazität bei Daniel noch nicht ausreicht, um sich gleichzeitig auf das Schreiben von <sch> zu konzentrieren und die Lautstruktur präzise wiederzugeben. Der Schwerpunkt der Aufmerksamkeit wird offenbar auf das Schreiben von <sch> gelegt.

Im weiteren Verlauf gelingt es Kindern zunehmend bei immer mehr Wörtern, von der konkreten phonetischen Realisationsform zu abstrahieren und sich der korrekten orthographischen Schreibweise zu nähern. So wird z.B. das Wort <fresn> nicht mehr als <fresn> geschrieben, sondern als <fresen>, Wörter wie *Mutter* werden mit <er> am Wortende geschrieben. Untersuchungen, ob die Schreibweise von <er> in Wörtern wie *Mutter* sich abrupt auf den gesamten Schriftwortschatz ausbreitet, oder kontinuierlich von hoch- zu wenigvertrauten Wörtern liegen bisher nicht vor. Das Beispiel *Eis* spricht eher für letzteres. Zudem zeigen sich orthographische Übergeneralisierungen. So wird z.B. das Wort *habe* als <harbe> geschrieben. Im Gegensatz zu der Form <Fereund> wird bei <harbe> ein Graphem eingefügt, das nicht hörbar ist, das aber aufgrund von bereits bekannten Verschriftlichungen von Wörtern wie *arbeiten* und *Garten* vermutet wird (Landesinstitut für Schule 2002: 15).

Im weiteren Verlauf der Schreibentwicklung werden immer mehr Wörter **orthographisch** korrekt geschrieben. Kinder, die eigenständig Wörter oder Texte verfassen, nähern sich häufig auch ohne lehrende Vermittlung den Zielwörtern an, d.h. sie erwerben das Lesen und Schreiben bis zu einem gewissen Grade eigenaktiv durch sprachanalytische Prozesse (Schründer-Lenzen 2004: 81 f).

Auf- und Ausbau der orthographischen Lexika

Orthographisches Input-Lexikon

Der Auf- und Ausbau des orthographischen Input-Lexikons ist im Deutschen vermutlich eng mit der Herstellung von Graphem-Phonem-Korrespondenzen und der Phonemsynthese verbunden. So versuchen Leseanfänger beim Lesen, ein Wort zu entschlüsseln, d. h. sie wollen das Wort erkennen. Dies gelingt ihnen nicht mit der bloßen Nennung der einzelnen Phoneme. Deshalb versuchen sie die aktivierten Phoneme zu verbinden, also zu synthetisieren. Die Synthese von Phonemen wird für die aktivierten Phoneme häufig bereits durchgeführt, bevor alle Graphem-Phonem-Sequenzen des Wortes erstellt wurden.

Die aktivierten Phoneme und die aus der Phonemsynthese resultierenden Phonemsequenzen werden von Leseanfängern in der Regel laut gelesen. Das hat einen einfachen Grund. Da die Leseanfänger zunächst über ein äußerst rudimentäres orthographisches Input-Lexikon verfügen, können sie die entsprechenden Einträge nicht im orthographischen Lexikon abrufen, da diese dort noch keinen Eintrag haben. Das phonologische Input-Lexikon ist jedoch bereits zu Beginn des Schriftspracherwerbs stark ausgereift. Indem ein Leseanfänger ein Wort laut liest, produziert er einen Stimulus, der über das phonologische Input-Lexikon abgerufen werden kann. Damit steht eine lexikalische Unterstützung bei der sublexikalisch-einzelheitlichen Verarbeitung visuell dargebotener Wörter zur Verfügung. Sind Wörter orthographisch regulär und zudem hochfrequent, kann der phonologisch-lexikalische Eintrag nach Herstellung der Graphem-Phonem-Korrespondenzen, abhängig von den Synthesefähigkeiten und den Fähigkeiten zum Abgleich mit dem Lexikon, relativ zügig im phonologischen Lexikon aufgefunden werden.

Gleichzeitig prägt sich bei diesem Vorgehen natürlich auch die Graphemabfolge des Wortes ein. Mit zunehmender Übung entwickelt sich für das betreffende Wort zunächst ein schwacher, schließlich ein immer stärkerer Eintrag im orthographischen Input-Lexikon. Der Auf- und Ausbau des orthographischen Input-Lexikons erfolgt demnach kontinuierlich. Entsprechend haben zahlreiche Wörter schon zu einem sehr frühen Zeitpunkt des Leseerwerbs einen schwachen Eintrag im or-

thographischen Lexikon. Auch haben einige Wörter bereits eine relativ starke orthographische Repräsentation, während zu gleicher Zeit andere Wörter noch keine oder nur eine schwache Repräsentation im orthographischen Lexikon besitzen (Brunsdon et al. 2005). Daher können im frühen Schriftspracherwerb auch lexikalische Effekte nachgewiesen werden (Burani et al. 2002, Zoccolotti et al. 2005). Das orthographische Input-Lexikon ist demnach von Anfang an vorhanden, wenn auch in einer rudimentären Form (Jackson u. Coltheart 2001). Mit „rudimentärer Form" ist also nicht nur gemeint, dass im orthographischen Lexikon zunächst nur wenige Einträge vorhanden sind, sondern auch, dass diese Einträge selbst zunächst noch sehr lückenhaft sind, es sich also zunächst um schwache Repräsentationen handelt.

Beim sublexikalisch-einzelheitlichen Lesen probieren Leseanfänger häufig verschiedene lexikalische Einträge aus, d. h. sie stellen anhand der bereits gefundenen Phoneme und Phonemsequenzen Vermutungen darüber an, um welches Wort es sich handeln könnte. Günstig ist es, wenn sie das betreffende Wort trotz ihrer Vermutungen bis zum letzten Graphem weiter konsequent sublexikalisch-einzelheitlich abarbeiten. Dies ist zu Beginn des Leseprozesses zwar sehr zeitaufwändig, führt aber systematisch zu korrekten Ergebnissen. Wenn die Lesegeschwindigkeit mit zunehmender Übung gesteigert wird, steht den Kindern dann eine schnelle und verlässliche Strategie zur Verfügung. Verlassen sie sich dagegen bei einem Wort zu sehr auf das phonologische Lexikon, erfolgt das Lesen zwar schnell, es kann aber zu fehlerhaften Ganzwortsubstitutionen kommen. Auch werden bei dieser Strategie Wörter, die sich durch mittlere oder hintere Grapheme unterscheiden, nicht sicher voneinander unterschieden. Diese Strategie ist also bei alleiniger Benutzung nicht verlässlich.

Jackson u. Coltheart (2001: 103f) gehen für das Englische davon aus, dass das orthographische Input-Lexikon unabhängig vom Rekodieren aufgebaut wird und trotz seiner anfänglich geringen Größe von Anfang an zum Lesen eingesetzt wird. Für das Deutsche muss man diese Aussage vermutlich relativieren. Hier werden Wörter zunächst wahrscheinlich primär über die sublexikalisch-einzelheitliche Route verarbeitet. Jedoch erfolgt die einzelheitliche Verarbeitung unter phonologisch-lexikalischer Kontrolle und, da ja bereits aus der Vorerfahrung mit dem Lesen und

Schreiben bereits zu einigen Wörtern schwache orthographische Repräsentationen vorhanden sind, womöglich auch unter orthographisch-lexikalischer Kontrolle. Unabhängig davon, ob man für das Deutsche annimmt, dass das orthographische Lexikon erst über das phonologische Rekodieren aufgebaut wird oder ob es sich (zunächst) unabhängig vom phonologischen Rekodieren entwickelt, ist zumindest festzustellen, dass das orthographische Lexikon bereits sehr früh auf- und ausgebaut wird, nämlich parallel zum Erwerb der Kenntnis über Graphem-Phonem-Korrespondenzen.

Das orthographische Input-Lexikon wird im Verlauf des Leseerwerbs kontinuierlich vergrößert und die einzelnen Einträge werden immer weiter ausdifferenziert. Auf diese Weise wird allmählich ein **Sichtwortschatz** aufgebaut, der zunächst aus wenigen häufig vorkommenden Wörtern besteht. Mit zunehmender Übung werden durch die ständige Vergrößerung des Sichtwortschatzes immer mehr Wörter als Ganzes erkannt. Der Leseprozess läuft durch ständige Übung zunehmend automatisiert ab. Er erfolgt allmählich schneller und flüssiger und es können immer mehr Wörter erfolgreich über die lexikalisch-ganzheitliche Route abgerufen werden. Nach Ehri (1998) beinhaltet die Aktivierung einer lexikalischen Repräsentation immer auch die Aktivierung sublexikalischer Phonologie, also von Graphem-Phonem-Korrespondenzen. Im Gegensatz dazu gehen Jackson u. Coltheart (2001: 97 f) davon aus, dass die lexikalischen Einträge unabhängig von der GPK-Route abgerufen werden können und auch unabhängig von ihr in das orthographische Lexikon eingehen können.

Mit zunehmender Übung beziehen Kinder auch **orthographische** bzw. **grammatische Kenntnisse** in den Leseprozess mit ein. Beispiele für die orthographischen Kenntnisse sind (siehe Kapitel 1):

- Groß- und Kleinschreibung,
- Kenntnis der Wortarten,
- Stammschreibweise / morphologische Konstanz,
- Konsonantenverdopplung nach Kurzvokalen in betonten Silben,
- Interpunktionsregeln.

Inwieweit Morpheme bei der visuellen Worterkennung eine Rolle spielen, ist unklar (siehe Kapitel 3).

Orthographisches Output-Lexikon

Im orthographischen Output-Lexikon ist die orthographische Schreibweise von Wörtern gespeichert. Die orthographisch korrekte Schreibweise ist nämlich selbst in einer orthographisch stark regulären Sprache wie dem Deutschen nur selten aus der Lautstruktur von Wörtern erschließbar. Dies macht man sich am besten anhand der Beispiele für die alphabetische Schreibweise in Abb. 4.4–4.7 klar. So weicht die alphabetische Schreibweise von Wörtern selbst bei den Wörtern von der orthographisch korrekten Zielform ab, die scheinbar orthographisch sehr regulär sind. Ein Beispiel hierfür ist das Wort *Fenster*, das mit <d> anstelle von <t> geschrieben wird. Ein anderes Beispiel ist das Wort *Fuchs*, das mit <o> anstelle von <u> geschrieben wird, wobei zwischen beiden Vokalen aus phonetischer Sicht fließende Übergänge bestehen.

Hinzu kommt, dass einige Phoneme in der Lautform tatsächlich nicht vorhanden sind, was jedoch von geübten Lesern und Schreibern kaum realisiert wird. So wird das /r/ in der Silbenkoda (siehe Kapitel 1) i.d.R. nicht artikuliert wie bei *Arm, Karpfen, Karton*, wobei soziale oder regionale Varianten möglich sind. In standardsprachlich ausgesprochenen Wörtern wie *Ruder, Wasser, Lehrer* endet die zweite Silbe nicht mit einem /ər/ wie die Rechtschreibung dies vermuten lässt, sondern mit dem Vokal /ɐ/. In Wörtern wie *Tor, Pferd, Motor, Wirt, fertig* wird anstelle eines /r/ der zweite Teil eines Diphthongs gesprochen, also z.B. bei *Tor* /tɔɐ/ (Ramers u. Vater 1992: 110).

Durch die scheinbar „überdeutliche" Aussprache von Wörtern wie *Tor* und *Arm* wird also nicht ein Phonem, das vorher nur „schwer" hörbar war, „besser" hörbar gemacht, sondern ein Phonem, das vorher nicht zu hören war, eingefügt. Das gleiche gilt für die Verdopplung von Konsonanten nach Kurzvokal in Wörtern wie *Puppe*, die im Schriftsprachunterricht, als *Pup-pe* segmentiert werden, um die orthographische Regel der Konsonantenverdopplung nach Kurzvokal zu verdeutlichen. In der „normalen" Lautsprache wird *Puppe* dagegen nur mit einem einzigen /p/ gesprochen. Die Konsonantenverdopplung beim Sprechen von *Pup-pe* im Schriftsprachunterricht weicht also von der tatsächlichen Lautstruktur /pʊ-/-/pə/, die dem Kind über die Alltagssprache vertraut ist, ab (Kapitel 1). Kinder lernen die Konsonantenverdopplung dennoch überraschend schnell. Dies geschieht aber nicht, weil sie sie aufgrund des Unterrichts plötzlich in der Alltagssprache „besser hören", sondern weil sie verstanden haben, dass im Schriftsprachunterricht nach Kurzvokal immer zwei Konsonanten gesprochen werden sollen. Diese Regel setzen sie dann in die Schriftsprache um und sie hilft ihnen beim Erlernen der orthographisch korrekten Schreibweise. Die phonologische Repräsentation wird demnach der orthographischen Repräsentation angepasst, indem sie variiert wird. Auf diese Weise können beide Repräsentationen leichter aufeinander bezogen werden. Das Schreiben erfolgt also trotz der starken orthographischen Regularität im Deutschen bei einem geübten Leser und Schreiber nur scheinbar stark lautorientiert. Ein ungeübter Leser und Schreiber kommt bei einer lautorientierten Schreibung häufig zu einem anderen Ergebnis.

Man kann sicher nicht behaupten, dass beim Schreiben von Wörtern im Deutschen bereits sehr früh orthographische Konventionen beachtet werden, wie die Beispiele in Abb. 4.4–4.7 zeigen. Die meisten Wörter werden zunächst in einer alphabetischen Schreibweise geschrieben. Dennoch zeigen sich auch Ausnahmen. Diese betreffen häufig den eigenen Namen oder ein oder wenige andere Wörter, die für das Kind eine persönliche Bedeutung haben. Es spricht einiges dagegen, diese Fälle als „logographische Schreibweisen" einzustufen, wie die Schreibung von <eis> in Abb. 4.6–4.7 zeigt. Stattdessen zeigt sich hier, dass Kinder bereits sehr früh Einträge im orthographischen Output-Lexikon aufweisen und auch bereits sehr früh auf das orthographische Output-Lexikon zugreifen können.

Auch wenn Kinder die meisten Wörter zunächst in alphabetischer Schreibweise schreiben, suchen sie doch häufig einen Abgleich mit der korrekten Schreibweise, indem sie entweder fragen, ob sie ein Wort „richtig" geschrieben haben – und damit meinen sie orthographisch korrekt und erwarten auch eine ehrliche Antwort – oder indem sie das von ihnen lautorientiert geschriebene Wort in einem Lesetext in orthographischer Form entdecken und aus den Diskrepanzen ableiten, dass sie das Wort in Bezug auf die Zielsprache „nicht richtig" geschrieben haben. Deshalb ist es nicht überraschend, dass Kinder sich auch ohne lehrende Unterstützung beim Schreiben immer mehr der orthographisch-korrekten Schreibweise annähern, wenn sie viel lesen und viel Feedback zu ihren Schreibweisen bekommen. Dennoch ist auch die alphabetische Schreibweise ein wichtiger Entwicklungsschritt und kann ebenfalls als „richtig" eingestuft werden. Hier geht es lediglich darum, dass Kindern, die konkret danach fragen, nicht die orthographisch-korrekte Form vorenthalten werden sollte.

Umgekehrt hilft das Schreiben auch beim Aufbau des orthographischen Input-Lexikons. Dadurch, dass ein Kind bereits sehr früh Buchstaben und Wörter schreibt oder abschreibt, und den Phonemwert dieser Buchstaben oder Wörter erfragt, lernt es sowohl Buchstaben als auch Graphem-Phonem-Korrespondenzen. Lese- und Schreiberwerb stehen also in einem engen Wechselverhältnis. Im Verlaufe des Rechtschreiberwerbs werden orthographische Konventionen zunehmend bei immer mehr Wörtern beachtet. Nomina werden immer häufiger groß geschrieben. Bei Wörtern mit Auslautverhärtung wird die korrekte Schreibweise über die Verlängerung der Wörter ermittelt. Dehnungs- und Dopplungszeichen werden zunehmend korrekt eingesetzt. Das Schreiben erfolgt zunehmend automatisierter und unabhängiger von der Lautsprache: Es verselbständigt sich immer mehr. Wie die Einheiten des orthographischen Output-Lexikons aussehen, d. h. ob beim Schreiben Wörter als Ganzes oder Morpheme aktiviert werden, ist unklar.

Allerdings haben nicht nur die individuellen Fähigkeiten eines Kindes Einfluss auf den Ablauf des Schriftspracherwerbs, sondern ebenfalls die Art des Lese- und Schreibunterrichts. Dies wird im Folgenden dargestellt.

Schriftsprachunterricht

Übersicht

Es hängt nicht nur von den Möglichkeiten des Kindes ab, ob die Unterrichtsziele im Schriftsprachunterricht erreicht werden, sondern auch von der Unterrichtsmethode, mit der das Kind die Schriftsprache erlernt. Der Therapeut sollte daher über die methodisch-didaktischen Konzepte von Schriftsprachunterricht zumindest grob informiert sein.

!

Ziele des Leseunterrichts (Topsch 2000: 95):
- Vermittlung hoher Lesegenauigkeit,
- Vermittlung schneller Lesegeschwindigkeit,
- Vermittlung von Lesesinnverständnis.

Ziele des Rechtschreibunterrichs
- Vermittlung einer lesbaren Schrift,
- Vermittlung einer schnellen Schreibgeschwindigkeit,
- Heranführen, einen Text sinnvoll gestalten zu können (Textproduktion).

Heutzutage wird davon ausgegangen, dass nicht das Schreibprodukt im Vordergrund steht, sondern der Schreibprozess. Sogenannte routespezifischen „Fehler" werden als notwendige Entwicklungsschritte in der Therapie und im Unterricht eine gewisse Zeit lang toleriert. Die heutigen methodisch-didaktischen Konzeptionen unterscheiden sich damit grundlegend von den früheren, in denen Schreib- und Lesefehler von Anfang an vermieden werden sollten (Schründer-Lenzen 2004: 82 f). Allerdings liegen gegenwärtig keine allgemein anerkannten Orientierungswerte dazu vor, bis zu welchem Zeitpunkt Fehler toleriert werden sollten (Schründer-Lenzen 2004: 39 ff). Im Folgenden werden verschiedene Formen, Konzepte und Elemente des Schriftspracherwerbs vorgestellt:
- die synthetische und die analytische Methode,
- das Lehrgangskonzept und die offenen Unterrichtsmethoden,
- unterschidlche Konzeptionen zur Reihenfolge, in der Lesen und Schreiben vermittelt werden sollen.

Synthetische vs. analytische Unterrichtsmethode

Der **synthetische Leseunterricht** betont die Graphem-Phonem-Korrespondenz-Regeln. Er hat folgende Ziele:
- Vermittlung eines Bewusstseins für die Phonemstruktur von Wörtern,
- Vermittlung der Fähigkeit, Korrespondenzen zwischen Buchstaben und Phonemen zu erkennen,
- Vermittlung der Fähigkeit, Phoneme zu synthetisieren.

Bei dieser Form des Unterrichts erfolgt zunächst die Einführung von Einzelbuchstaben. Anschließend werden die Kinder aufgefordert, Wörter, die aus diesen Buchstaben aufgebaut sind, zu lesen (synthetische Phase). Die synthetische Methode eignet sich für den Schriftsprachunterricht in orthographisch-regulären Sprachen, da von der Kenntnis der Graphem-Phonem-Korrespondenz sinnvolle Hinweise für die Aussprache eines Wortes zu erwarten sind. Kritisiert wird häufig, dass der kommunikative Aspekt des Lesens bei dieser Methode vernachlässigt wird, da die lautliche Seite von Wörtern anfangs zu stark betont wird, und das Lesen von Texten und Sätzen erst relativ spät erfolgt (Findeisen et al. 1995: 101).

Zur Vermittlung der Fähigkeit, Korrespondenzen zwischen Graphemen und Phonemen zu erkennen, werden die Anlautmethode und die Sinnlautmethode eingesetzt. Bei der **Anlautmethode** sollen Kinder den Anlaut von Wörtern heraushören und sich das zugehörige Graphem einprägen. Dazu werden **Anlauttabellen** als Hilfsmittel verwendet. In Anlauttabellen sind Paare aus Buchstaben und Bildern tabellenartig aufgelistet. Die Bilder stellen einen Gegenstand dar, bei dem der angeführte Buchstabe als Anfangsbuchstabe auftritt. So ist der Buchstabe „I" häufig zusammen mit dem Bild eines Igels dargestellt. Mithilfe von Anlauttabellen sollen Kinder heraushören, aus welchen Lauten ein Wort zusammengesetzt ist und daraus ableiten, aus welchen Buchstaben dieses Wort besteht. Dabei kann jeder Laut bzw. Buchstabe eines Wortes nach der Art erfragt werden: Was ist der erste für ein Buchstabe? Ist es ein <i> wie *Igel*? Die Kinder sollen also Laute heraushören und mit denen der Anlauttabelle vergleichen. Mittlerweile stehen eine Reihe verschiedener Anlauttafeln zur Verfügung, die sich in ihrer Gestaltung und Konzeption voneinander unterscheiden. Beim Buchstabentor (Jürgen Reichen 2001) wird der Anlaut mit einem oder zwei Bildern verknüpft wie <i> mit *Igel* und *Indianer*. In der Anlauttabelle der Tobi-Fibel werden auch wortmediane und wortfinale Phoneme dargestellt wie <x> in *Hexe*. In der Anlauttabelle des Konfetti-Konzepts sind die Buchstaben auf drei Türme verteilt, sodass die Darstellung sehr übersichtlich ist. Mit der gestuften Anlauttabelle werden zunächst Buchstaben trainiert, bei denen eindeutige Zuordnungen von Phonemen und Graphemen bestehen (Anfangstabelle), später Buchstaben mit einer weniger eindeutigen Phonem-Graphem-Zuordnung (Erweiterungstabelle, Kapitel 1) (für einen detaillierten Überblick siehe Schründer-Lenzen 2004: 67 ff.).

Allerdings ist die Benutzung von Anlauttabellen aus verschiedenen Gründen problematisch. So ist das „Heraushören" kein akustischer, sondern ein kognitiver Prozess. Die Kinder können die Schreibweise eines Wortes nicht in ausreichendem Maße aus ihrem Höreindruck herleiten, da die Schriftsprache keine rein lautorientierte Wiedergabe der mündlichen Sprache ist. Zudem setzt die Arbeit mit der Anlauttabelle voraus, dass ein Kind bereits ein Wort in Phoneme segmentieren kann und dass es über eine sehr gute auditive Merkspanne verfügt. So muss das Kind nicht nur das Zielwort analysieren, sondern auch die Wörter der Anlauttabelle bis es den betreffenden Buchstaben gefunden hat (Topsch 2000: 54). Die Anlauttabellen sind nicht immer optimal gestaltet. Topsch (2000: 52) kritisiert am Buchstabentor von Reichen (2001) neben der Qualität der Bilder, dass einige Unstimmigkeiten bei der Auswahl der Anlaute vorliegen. So ist dem Buchstaben „V" die Abbildung *Vögel* zugeordnet, dem Buchstaben „F" die Abbildung *Fenster*. Da auf der Basis des Anlauts nicht zu entscheiden ist, ob ein Wort mit F oder V beginnt, kann die Anlauttabelle zu falschen Hypothesen und als Folge zur Produktion von Fehlern führen. Zudem sind zur Analyse eines Wortes unzählige Prüfschritte notwendig. Topsch (2000: 54) berechnet für das einfache Wort *Hut* 60 Analyseschritte. So muss das Kind schon eine Reihe von Abgleichen durchführen, bis es den zu dem Phonem/h/passenden Buchstaben <h> gefunden hat, da es das Phonem ja erst mit einer Reihe anderer Buchstaben abgleichen muss. /u/ und /t/

sind Buchstaben zugeordnet, die sehr weit hinten im Alphabet stehen. Da der Abgleich in alphabetischer Reihenfolge erfolgt, müssen bei ihnen noch mehr Analyseschritte durchgeführt werden als bei /h/. Die meisten Wörter sind aber länger und brauchen entsprechend mehr Analyseschritte. Die Methode ist also nur sinnvoll, wenn durch den Lehrer / die Lehrerin sehr einfache Wörter verwendet werden, was allerdings wiederum dem Konzept der Selbststeuerung von Reichen widerspricht.

Bei der **Sinnlautmethode** wird jedes Phonem mit einem Empfindungs- oder Naturlaut assoziiert, z. B. das <i> mit dem Krähen eines Hahns.

Zur Vermittlung der Fähigkeit, Phoneme zu segmentieren, werden folgende Methoden eingesetzt:

- allmähliche Steigerung des Sprechtempos,
- Unterstützung durch Lautgebärdensysteme.

Allerdings ist die Effektivität in beiden Fällen nicht gesichert (Topsch 2000: 39).

Beim Erlernen des Lesens nach der synthetischen Methode ist es sinnvoll, bei der Auswahl von Wörtern zumindest am Anfang möglichst reguläre Wörter auszuwählen, damit die Kinder auch erfolgreich sind. Findeisen et al. (1995) haben in ihrem Buch eine umfangreiche Sammlung von Übungen und Stimuli zum Lesen orthographisch-regulärer Wörter zusammengestellt.

Beim **analytischen Leseunterricht** (auch: ganzheitlich-analytisch) werden von Anfang an Wörter, Sätze und Texte gelesen. Die Schüler werden zunächst mit einer gewissen Anzahl von Wortbildern vertraut gemacht, die sie ohne Buchstabenkenntnisse im Gedächtnis behalten sollen (Ganzheitsphase). Erst in einem zweiten Schritt werden dann allmählich die Buchstaben-Lautentsprechungen hervorgehoben (analytische Phase). Der Vorteil der analytischen Lesemethode wird von ihren Vertretern darin gesehen, dass das sinnerfassende Lernen betont ist (Findeisen et al. 1995: 101).

Innerhalb der analytischen Methode unterscheidet man die **Ganzwortmethode**, bei der zunächst ganze Wörter dargeboten werden, und die **Ganzsatzmethode**, bei der Wortgruppen oder kurze Sätze die Ausgangsbasis für das Lesen bilden. Die heutige Ganzheitsmethode ist allerdings nicht streng lautanalytisch, sondern bezieht auch synthetische Verfahren mit ein. Es wird aber insgesamt der semantische Aspekt der Schriftsprache betont (Schründer-Lenzen 2004: 136).

Bei der **Methode des silbenstrukturierenden Arbeitens** wird das Silbenmodell didaktisch genutzt (Kapitel 1) (Röber-Siekmeyer 1997, Röber-Siekmeyer u. Pfisterer 1998). Es wird der Aufbau von Wörtern aus Silben erarbeitet und die silbische Gliederung von Wörtern geübt. Dazu wird ein Wort zunächst in Silben segmentiert. Diese Silben werden wiederum aufgeteilt in Onset, Nukleus und Koda. Die Segmentierung erfolgt spielerisch, indem z. B. ein zweisilbiges Wort zunächst auf ein gemaltes Haus (betonte Silbe) und eine Garage (unbetonte Silbe) verteilt wird, und die Silbenkonstituenten auf eine Anzahl von Zimmern verteilt werden, die der Anzahl der subsilbischen Konstituenten entspricht. Röber-Siekmeyer u. Pfisterer (1998: 59) ordnen das silbenstrukturierende Arbeiten den analytischen Ansätzen zu, da die Silbenstruktur über die Betrachtung ganzer Wörter abgeleitet wird: Wörter werden also in Hinblick auf ihre Silbenstruktur analysiert. Anders als bei der Ganzwort-/Ganzsatzmethode fehlt allerdings beim silbenstrukurienden Arbeiten der erste Schritt, in dem Kinder sich mit Wortbildern als Ganzes vertraut machen sollen. Anders als bei den bisher angeführten analytischen Methoden wird zudem nicht die semantische Seite, sondern die Lautseite der Schriftsprache betont. Auch bei Merkwörtern handelt es sich um ein Element des analytischen Unterrichts. **Merkwörter** sind Silben oder Morpheme, die häufig im Leseunterricht vorkommen wie *ab, an, auf, aus, her, hin, ihnen, gegen, und, die, du, ein, hier, mit, sie, ja, wo* und daher primär ganzheitlich erlernt werden.

Der Unterricht erfolgt heutzutage i. d. R. nach der **analytisch-synthetischen Methode**, und damit **methodenintegrierend**. Bei dieser Methode wird sowohl die analytische als auch die synthetische Methode sehr früh angewendet. Beide Methoden werden entweder von Anfang an verwendet (Findeisen et al. 1995: 101) oder es wird zunächst von ganzen Wörtern ausgegangen, die dann zerlegt und wieder synthetisiert werden (Topsch 2000: 34). Während die analytische und die synthetische Methode in früheren Zeiten tatsächlich in ihrer Reinform verwendet wurden, impliziert die Bezeichnung „synthetisch" oder „analytisch" heutzutage lediglich, welche der beiden Methoden im Vordergrund steht (Topsch 2000: 35). Es wird somit die lautliche und die inhaltliche Seite von Wörtern gleichermaßen berücksichtigt (Findeisen et al. 1995: 101).

Der **Grundwortschatz**, Zusammenstellungen von 700 – 1500 Wörtern, die nach Expertenmeinung von Grundschülern am häufigsten gebraucht werden, ist den analytisch-synthetischen Verfahren zuzurechnen. Einerseits soll die Beschränkung auf einen begrenzten Wortschatz dazu führen, dass die Schüler sich die ausgewählten Wörter besonders gut einprägen können, andererseits soll das Wissen intensiv geübter Wörter zu einer besonders guten Übertragung auf ungeübte Wörter führen. Allerdings können viele orthographische und grammatische Regeln nicht aus den Wörtern des Grundwortschatzes abgeleitet werden, weshalb seine Benutzung mittlerweile fragwürdig ist (Röber-Siekmeyer 1997: 192).

Lehrgangskonzept vs. offene Unterrichtsmethoden

Das **Lehrgangskonzept** beinhaltet die Steuerung des Schriftsprachunterrichts durch den Lehrer, die Vorstrukturierung des Materials und die Systematisierung der Erfahrungsmöglichkeiten der Lernenden. Der Lehrer bietet den Lernstoff korrekt und schrittweise an und macht kontrollierte Übungen mit korrigierenden Rückmeldungen und Wiederholungen. Als Lehrmaterial dienen Lesefibeln, die häufig wie Kinderbücher sehr ansprechend gestaltet sind, zum Lesen anregen und z. T. auch fächerübergreifende Bezüge herstellen (z. B. auf andere Unterrichtsfächer wie Mathematik, Sachkunde usw.). Zusätzlich zu diesen Fibeln stehen meist eine Reihe von Begleitmaterialien zur Verfügung, also zusätzliche Lern- und Lehrmaterialien, die speziell auf die jeweilige Fibel abgestimmt sind. Diese Materialien werden unterteilt in (Schründer-Lenzen 2004: 106):

- Lesematerialien (z. B. Fibel, Arbeitsheft, Lese-Mal-Blätter, Karteikarten, weiterführende Lesehefte),
- Schreibübungshefte (z. B. Druck- und Schreibschriftlehrgang),
- Informations- und Demonstrationsmaterial für LehrerInnen (z. B. Lehrerhandbuch, Kopiervorlagen, Anlautbilder, Lieder-CD, Hörbuch-Kassetten, Computerprogramm, Stempel, Vorlesegeschichten).

Offenbar profitieren besonders Lernende mit schwachen Leistungen von den lehrgangsbasierten Konzepten (Klauer u. Lauth 1997).

Bei den **offenen Unterrichtsmethoden** wird der Schriftspracherwerb als ein natürlicher selbstgesteuerter Prozess aufgefasst. Dieser basiert, wie der Lautspracherwerb, auf einer aktiven Auseinandersetzung des Kindes mit seiner Umwelt. Angenommen wird, dass der Schriftspracherwerb dabei, immer ein entsprechendes Angebot vorausgesetzt, nahezu von alleine abläuft. Diese auf den offenen Unterrichtsmethoden begründete Form der Schriftsprachvermittlung wird daher auch als „handlungsorientiert" bzw. „erfahrungsbezogen" bezeichnet (Röber-Siekmeyer 1997, Brügelmann u. Brinkmann 2001). Der natürliche Schriftspracherwerb wird durch ein neugieriges Interesse der Kinder an der Schriftsprache gesteuert. Die Überprüfung erfolgt kontextbezogen („ergibt das Wort einen Sinn?") oder durch ein Feedback, das von den Eltern oder dem Lehrer / der Lehrerin gefordert wird. Auf diesem Weg kann es Frühlesern gelingen, sich das Lesen bereits vor der Schule anzueignen. Aus dem gleichen Grund können viele Kinder bereits vor Beginn der Schule einige Wörter schreiben, ohne hierin explizit unterrichtet worden zu sein. Im Verlauf des Schriftspracherwerbs können sich Kinder auf natürlichem Weg immer weiter der orthographischen Normschreibweise annähern. Die offenen Unterrichtsmethoden orientieren sich also an dem natürlichen Schreiberwerb von Kindern. Anstelle eines systematischen Konzepts, das für alle Kinder gleichermaßen gilt, und anstelle eines Unterrichts, der vom Lehrer gesteuert wird, bestimmen bei dieser Form des Unterrichts die Kinder, was gelernt wird: Sie wählen je nach Interessenslage und Stand ihrer Schriftsprachentwicklung die Aufgaben, die sie bearbeiten möchten, eigenständig aus. Als Materialien dient z. B. die Ideenkiste, ein Karteikasten, in dem Vorschläge für Arbeitsaufgaben gesammelt sind. Anstelle einer Fibel wird z. B. mit der Regenbogen-Lesekiste gearbeitet, die 40 verschiedene Geschichten enthält. Diese sind wiederum nach fünf Schweregraden unterteilt. Auch Wortlisten, Anlaut-Materialien, freies Schreiben und Vorlesen durch die Lehrerin können Elemente des offenen Unterrichts sein (Schründer-Lenzen 2004: 120). Röber-Siekmeyer (1997: 37) sieht die Notwendigkeit offenen Unterrichts in der Heterogenität der Grundschüler begründet: „Keine andere Schulstufe weist eine ähnliche Heterogenität auf wie Grundschulklassen, in denen, abgesehen von den Kindern, die sofort in Sonderschulen eingeschult werden, alle später differenziert Unterrichteten nebeneinander sitzen". Für Röber-Siekmeyer (1997: 44 ff) stehen im offenen Unterricht Beobachtungen und Hypothesenbildungen zu Regelmäßigkeiten der orthographischen und grammatischen Regeln schriftlicher Texte im Vordergrund. Die Kinder sollen also im Unterricht das tun, was sie natürlicherweise auch tun würden: nach Regeln suchen und Schlussfolgerungen ziehen. Dazu macht Röber-Siekmeyer den Kindern bereits sehr früh Angebote, ihre Texte in die Erwachsenensprache zu übertragen. Nach ihrer Sichtweise sollte im Unterricht die Regelmäßigkeit in den verschiedenen Teilbereichen der Orthographie fokussiert werden (in der Zeichensetzung, der Getrennt- und Zusammenschreibung, der Groß- und Kleinschreibung, bei der Dehnung und Schärfung usw.). Die Schrift sollte demnach nicht als Abbildung mündlicher Sprache interpretiert werden. Die Kinder werden nach diesem Konzept von Anfang an darauf aufmerksam gemacht, dass Schrift nur bedingt lautorientiert ist. Damit verlässt Röber-Siekmeyer bewusst die hierarchische Abfolge des Stufenmodells: Das Kind lernt bereits die Orthographie, auch wenn es die alphabetische Schreibung noch nicht beherrscht. Dabei lässt Röber-Siekmeyer verschiedene Formen des offenen Unterrichts zu. So kann es für einige Kinder in der Klasse ausreichen, das Schreibenlernen durch Schreiben zu erlernen, während andere Kinder vom Lehrer gezielte Arrangements benötigen, mit denen sie bestimmte Regeln erkennen können.

Ein sehr radikales Konzept des offenen Unterrichts, in dem die Orthographie durch ein Festhalten an der Erwartung, dass Schrift lautorientiert ist, erst zu einem sehr viel späteren Zeitpunkt vermittelt wird als bei Röber-Siekmeyer, vertritt Jürgen Reichen (2001): das Konzept Lesen durch Schreiben. Das von dem Lehrer angebotene Material dient nicht der Vermittlung von Schriftsprachkenntnissen, sondern soll ausschließlich die Eigenaktivität und die selbstgesteuerten Prozesse der Schüler wecken bzw. aufrechterhalten. Bei der Verwechslung von Groß- und Kleinbuchstaben und beim Fehlen von Wortzwischenräumen erfolgt keine Korrektur. Der Lehrer korrigiert ausschließlich Fehler auf Lautebene, also Lautauslassungen, Verwechslungen und Hinzufügungen. Mittlerweile enthalten die fibelorientierten Lehrgänge und die offene Unterrichtsmethoden auch jeweils Elemente der anderen Methode. Die heutigen Unterrichtsmethoden unterscheiden sich aber darin, wie viel Steuerung durch den Lehrer gefordert wird, wie stark das Material vorstrukturiert ist und wie systematisiert die Erfahrungsmöglichkeiten für die einzelnen Schüler vorgegeben sind (Schründer-Lenzen 2004: 41). Zu den halboffenen Lehrgängen gehören die Fibeln *Tobi*, *Jo-Jo* und *Lollipop* (Metze), in denen jeweils eine fortlaufende Geschichte erzählt wird und zu denen auch ein umfangreiches Begleitmaterial gehört (Schründer-Lenzen 2004: 107).

Reihenfolge der Vermittlung von Lesen und Schreiben

Die verschiedenen Unterrichtsformen unterscheiden sich darin, in welcher Reihenfolge Lesen und Schreiben vermittelt wird, ob also das Lesen vor dem Schreiben, das Schreiben vor dem Lesen oder beides parallel gelehrt wird. In früheren Unterrichtskonzepten wurde zunächst Lesen und anschließend Schreiben vermittelt. Offenbar wurde Lesen gegenüber Schreiben als leichter eingeschätzt wie Schründer-Lenzen (2004: 42) vermutet. Einzig die Schreibmotorik wurde bereits parallel zum Leseerwerb geübt. Jürgen Reichen (2001) propagiert dagegen mit seinem Konzept Lesen durch Schreiben, dass zunächst das Schreiben gelehrt werden sollte. Auf der Basis des Schreibens erfolgt dann der Erwerb des Lesens. Reichen verzichtet bewusst auf eine Didaktik für den Schriftspracherwerb, da er davon ausgeht, dass Kinder sich das Schreiben am besten eigenaktiv beibringen und das Lesen über das Schreiben automatisch erlernen. Im ersten Schuljahr arbeiten die SchülerInnen schwerpunktmäßig mit der Anlauttabelle und lautieren Wörter, Sätze und ganze Texte. Da das Lesen nicht parallel geübt wird, bauen Kinder bei dieser Vorgehensweise keinen Sichtwortschatz auf und verfügen über keine visuelle Kontrollmöglichkeit der von ihnen geschriebenen Produkte.

Die meisten Lese- und Rechtschreibkonzepte sind heutzutage so aufgebaut, dass bei ihnen Lesen und Schreiben parallel gelehrt werden, sodass die wechselseitige Unterstützung von Lese- und Schreiberwerb sowie die Anregung, die der eine Prozess für den anderen bedeuten kann, genutzt wird (Schründer-Lenzen 2004: 42).

Auch zu der Frage, zu welchem Zeitpunkt auf orthographisch korrektes Schreiben geachtet werden sollte, liegen verschiedene Konzepte vor. Nach dem Konzept „Lesen durch Schreiben" (Reichen 2001) werden orthographische Fehler bis zur zweiten Klasse nicht korrigiert. Die Kinder lernen die orthographischen Formen von Wörtern nicht, da das Lesen orthographisch-korrekter Wörter nicht parallel zum Schreiben erfolgt. Beim Konzept des freien Schreibens erfolgt im Unterricht parallel spontanes Schreiben und der Erwerb der Rechtschreibung (Erichson 1986). Schründer-Lenzen (2004: 41, 82f) merkt jedoch kritisch an, dass sich Kinder der orthographischen Normschreibweise beim natürlichen Erlernen des Schreibens nur bis zu einem gewissen Grad ohne lehrende Vermittlung nähern. Spätestens beim Erwerb der Orthographie benötigen Kinder demnach einen systematischen Unterricht. Schründer-Lenzen plädiert dafür, dass die Rechtschreibung von Anfang an systematisch angeleitet und geübt werden sollte. Sie vermutet, dass Kinder sich eine von ihnen falsch produzierte Schreibweise einprägen und beibehalten könnten, sodass das entsprechende Wort im orthographischen Lexikon durch einen fehlerhaften mentalen Eintrag repräsentiert ist. Mittlerweile haben sich beide Konzepte insofern genähert als man vom traditionellen Rechtschreibunterricht, in dem Orthographieregeln in Form von Merksätzen gelehrt werden, abgekommen ist. Im Idealfall sollen die Kinder jetzt, entsprechend des natürlichen Erwerbs, durch den Unterricht ein eigenes Gespür für die Struktur der Schriftsprache bekommen und dadurch selbstständig eine Sensibilität für ihre eigenen Fehler entwickeln (Schründer-Lenzen 2004: 82).

Die folgende Tabelle 4.**4** gibt einen Überblick über die verschiedenen methodisch-didaktischen Elemente, die in verschiedenen Konzepten unterschiedlich stark berücksichtigt werden. Sie kann die Grundlage für ein Gespräch mit dem Klassenlehrer sein:

Neben der gewählten Unterrichtsmethode haben aber noch andere Faktoren einen möglichen Einfluss auf den Erfolg des Lese- und Rechtschreiberwerbs. Diese wurden zwar in Bezug auf den Mathematikunterricht ermittelt. Es ist jedoch davon auszugehen, dass sie im Wesentlichen auch für den Schriftspracherwerb gelten (Schründer-Lenzen 2004: 139):

- Effektivität der Klassenführung,
- Die Fähigkeit des Lehrers, die Kinder zu motivieren,

Tabelle 4.4 Wichtige methodisch-didaktische Konzepte des Schriftspracherwerbs im Überblick

Möglichkeiten	Konzepte		
Synthetischer vs. analytischer Leseunterricht	Nacheinander von synthetischem und analytischem Leseunterricht	Nacheinander von analytischem und synthetischem Leseunterricht	Schwerpunkt auf dem synthetischen Leseunterricht, parallel Verwendung synthetischer Elemente (die meisten aktuellen Konzepte)
Lehrgangskonzept vs. offene Unterrichtsmethoden	Lehrgangskonzept	Offene Unterrichtsmethoden	Lehrgangskonzept mit Elementen des offenen Unterrichts (die meisten aktuellen Konzepte)
Reihenfolge Schreiben vs. Lesen	Nacheinander von Lesen und Schreiben (frühere Unterrichtskonzepte)	Nacheinander von Schreiben und Lesen (Reichen 2001)	beides parallel (die meisten aktuellen Konzepte)
Reihenfolge Freies Schreiben vs. orthographisch korrektes Schreiben	Rechtschreiben von Anfang an (Schründer-Lenzen 2004:42)	Nacheinander von Schreiben und Rechtschreiben (Reichen 2001)	beides parallel (Erichson 1986)

- Klarheit der Instruktion in der Schülerwahrnehmung,
- Fachliche Unterstützung des Lernenden durch den Lehrer,
- Strukturiertheit der Instruktion,
- Variabilität der Unterrichtsform.

Wenn Probleme beim Schriftspracherwerb auftreten, sollte man sich immer genau über die Art des Schriftsprachunterrichts informieren.

Im Folgenden werden verschiedene Formen von Schriftsprachauffälligkeiten bei Kindern vorgestellt:

- Entwicklungsdyslexie/-dysgraphie,
- Analphabetismus,
- erworbene Dyslexie / Dysgraphie im Rahmen einer kindlichen Aphasie.

5 Entwicklungsdyslexie/-dysgraphie

Überblick

Entwicklungsdyslexien/-dysgraphien sind entwicklungsbedingte Schwierigkeiten des Lesens und der Rechtschreibung. Die Bezeichnung Entwicklungsdyslexie/-dysgraphie ist an die internationale Literatur angelehnt, in der zwischen entwicklungsbedingten und erworbenen Schriftsprachstörungen als „**developmental dyslexias/dysgraphias**" (z.B. Habib 2000) vs. „**acquired dyslexias/dysgraphias**" (z.B. Shallice 1988, Jackson u. Coltheart 2001) unterschieden wird. Daneben wird auch der Begriff „**reading acquisition difficulty**" verwendet (Jackson u. Coltheart 2001).

Das Thema „Lese- und Rechtschreibschwierigkeiten" nimmt in der gegenwärtigen Fachliteratur einen großen Raum ein. Viele unterschiedliche Fachdisziplinen wie Logopädie, Psycho- und Neurolinguistik, Psychologie, Neuropsychologie, Sprachheilpädagogik, Kinder- und Jugendpsychiatrie versuchen, zur Aufklärung dieses Phänomens beizutragen. In den letzten Jahren sind allein im deutschsprachigen Raum zahlreiche Bücher zu diesem Thema erschienen, z.B. Klicpera u. Gasteiger-Klicpera (1998), Schulte-Körne (2001b, 2002b) in Zusammenarbeit mit dem Bundesverband Legasthenie, Klicpera et al. (2003), Suchodoletz (2003), Thomé (2004). Darunter ist jedoch keine Veröffentlichung, in der die Diagnostik und Therapie von Entwicklungsdyslexie/-dysgraphie modellorientiert erklärt wird. Eine Vielzahl aktueller und weiterführender Informationen, Adressen, Literaturangaben, und Hilfen zum konkreten Vorgehen bei Entwicklungsdyslexie/-dysgraphie sind auf der Homepage des Bundesverbandes Legasthenie und Dyskalkulie e.V. (BVL) zu finden (www.bvl-legasthenie.de). Auch auf dem deutschen Bildungsserver sind zahlreiche Informationen und Adressen zu Entwicklungsdyslexie/-dysgraphie aufgeführt (www.dbs.schule.de).

Terminologie

Im deutschsprachigen Raum finden sich neben der Bezeichnung „Entwicklungsdyslexie/-dysgraphie" (z.B. Springer u. Wucher 2001) zahlreiche weitere Begriffe, die weitgehend synonym verwendet werden: Lese-Rechtschreib-Störung (LRS) (Blanz 2001: 23) bzw. Lese-Rechtschreib-Schwierigkeit (LRS) (Scheerer-Neumann 2004: 36), Lese-Rechtschreib-Schwäche (LRS) (Scheerer-Neumann 2004: 36), Lese- und Schreibschwierigkeiten (Klicpera u. Gasteiger-Klicpera 1998) und Legasthenie (Klicpera et al. 2003). Der Begriff Leseschwäche (Legasthenie) stammt von Ranschburg 1916, der davon ausging, dass Entwicklungsdyslexien auch immer mit Rechtschreibschwächen verbunden sind. Von Morgan (1896), auf den die ersten Beschreibungen von Entwicklungsdyslexien zurückgehen, wird der Terminus „congenital wordblindness" (angeborene Wortblindheit) verwendet.

Definition

Bisher liegt keine allgemein anerkannte und umfassende Definition von Entwicklungsdyslexie/-dysgraphie vor.

! Seit der Kultusministerkonferenz (KMK) 1978 werden mit Entwicklungsdyslexie/-dysgraphie besondere Schwierigkeiten beim Erlernen des Lesens und Rechtschreibens bezeichnet. Diese liegen vor, wenn Kinder das Lesen und Schreiben trotz regulären Schulunterrichts und normaler Intelligenzleistungen kaum erwerben.

Diese Definition wurde in der Kultusministerkonferenz vom 04.12.2003 wieder aufgenommen.

Die Definition entspricht der Begriffsbestimmung der Entwicklungsdyslexie/-dysgraphie durch die World Health Organisation (WHO) 1986 sowie dem Begriff „Entwicklungsdyslexie/-dysgraphie" in der Internationalen Klassifikation der Diagnosen (ICD) (Dilling et al. 1993). Sie ist neben dem DSM IV (Saß et al. 1996) eine der einflussreichsten Definitionen im deutschsprachigen Raum. Bei der praktischen Anwendung ergeben sich jedoch Probleme.

Da das Ergebnis der Diagnose darüber entscheidet, ob ein Handlungsbedarf in Form einer zusätzlichen Förderung besteht und ob die schriftsprachlichen Leistungen in die Note eingehen, ist es aus praktischer Sicht notwendig, Kinder mit altersgemäßem Schriftspracherwerb von Kindern mit Entwicklungsdyslexie/-dysgraphie zu unterscheiden. Die oben genannte Definition ist aber nicht trennscharf, denn es fehlt die Angabe eines kritischen Wertes, bei dessen Über- bzw. Unterschreitung eine Entwicklungsdyslexie/-dysgraphie eindeutig diagnostiziert werden kann.

Aus wissenschaftlicher Sicht ist eine trennscharfe Abgrenzung zwischen altersgemäßem und auffälligem Schriftspracherwerb auch gar nicht möglich, da Rechtschreibleistungen auf einem Kontinuum von sehr schlecht bis sehr gut angesiedelt sind. Die Verteilung der Rechtschreibleistungen in der Gaußschen Normalverteilung ist eingipfelig. Es gibt also keinen statistisch begründbaren Grenzwert für die Einstufung in auffälligen oder altersgemäßen Spracherwerb. Zudem liegt in den ersten beiden Schuljahren eine große Variation bei den Schriftsprachleistungen durch interindividuelle Präferenzen und unterschiedliche Unterrichtsmethoden vor. Erst ab dem Ende der zweiten Klasse ist eine Leistungsmessung relativ zuverlässig.

Um möglichst objektive Kriterien für die Feststellung einer Störung des Schriftspracherwerbs zugrundezulegen, wird häufig die Verwendung schulformübergreifender Klassennormwerte empfohlen. Schulte-Körne et al. (2001) schlagen zur Operationalisierung der ICD-10-Kriterien vor, dass eine Entwicklungsdyslexie/-dysgraphie zu diagnostizieren ist, wenn beim Lesen oder Schreiben ein Prozentrang kleiner 16 vorliegt. Probleme ergeben sich dann allerdings bei grenzwertigen Befunden, bei denen eine durch eine Fördermaßnahme bedingte leichte Leistungsverbesserung dazu führen kann, dass die Leistung gerade nicht mehr im kritischen Bereich liegt, und das Kind eigentlich aus der Förderung herausfallen müsste.

Mit der Formulierung, dass bei Entwicklungsdyslexie/-dysgraphie eine umschriebene Störung des Schriftspracherwerbs vorliegt, ist gemeint, dass die Leistung beim Lesen und/oder Rechtschreiben deutlich geringer ist als aufgrund von Intelligenzquotient (IQ), Alter und Beschulung zu erwarten wäre. Aus diesem Grund darf die Diagnose isolierte Rechtschreibstörung (F81.1) oder Lese-Rechtschreibstörung (F81.0), bei der das Lesen und fakultativ die Rechtschreibung betroffen ist, nach ICD-10 nicht zusammen mit Rechenstörung (F81.2) erfolgen. Liegt sowohl eine Schriftsprachstörung als auch eine Rechenstörung vor, spricht man von einer kombinierten Störung schulischer Fertigkeiten (F81.3). Man geht dann also nicht mehr von Teilleistungsstörungen aus, sondern von einem weitreichenden allgemeinen Schulversagen.

Nach ICD-10 und DSM-IV liegt eine umschriebene Entwicklungsdyslexie/-dysgraphie bei einer Diskrepanz der Lese- und Rechtschreibleistungen zum Alters- bzw. Klassendurchschnitt bei durchschnittlicher Intelligenz vor. Eine genaue Angabe dazu, wie groß die Diskrepanz zwischen den Rechtschreib- und den Intelligenzleistungen bei einer umschriebenen Schriftsprachstörung sein muss, fehlt in der ICD-10. Das DSM-IV gibt eine Diskrepanz von mindestens zwei Standardabweichungen zwischen Schulleistung und Intelligenz an, Schulte-Körne et al. (2001) schlagen eine Diskrepanz von 1,5 Standardabweichungen vor.

Die Entwicklungsdyslexie/-dysgraphie ist also als eine spezifische Leistungsschwäche definiert, die von einer allgemeinen Leistungsschwäche abzugrenzen ist. Aus dieser Sichtweise resultiert z. B., dass der Begriff Lese-Rechtschreib-Schwäche in den 70er-Jahren für alle Formen von entwicklungsbedingten Auffälligkeiten im Lesen und Schreiben verwendet wurde, während die Begriffe Legasthenie und Lese-Rechtschreib-Störung nur für Auffälligkeiten in der Schriftsprache bei durchschnittlicher Intelligenz verwendet wurden (Scheerer-Neumann 2004: 36). Die gleiche Unterscheidung wurde in neuerer Zeit in Bayern wieder aufgenommen. Schulte-Körne (2004: 67ff) begründet diese Unterscheidung damit, dass bei Lernstörungen andere Hilfestellungen und Förderkonzepte benötigt werden als bei umschriebenen Störungen des Schriftspracherwerbs und führt als Argument die unterschiedlichen Entwicklungsverläufe sowie die unterschiedlichen Ziele der Förderung in Bezug auf die Schullaufbahn an:

! „Die Untersuchungsergebnisse sollten klar herausstellen, dass eine umschriebene Störung im Lesen und/oder Rechtschreiben vorliegt. Hiervon abzugrenzen ist eine Lernbehinderung. Von einer Lernbehinderung spricht man, wenn die kognitiven Fähigkeiten, gemessen anhand eines Intelligenztests, unterdurchschnittlich sind. Diese Abgrenzung ist unter mehreren Gesichtspunkten sinnvoll: Kinder mit einer Lernbehinderung benötigen andere Hilfestellungen und Förderkonzepte als legasthene Kinder. Die Entwicklung beider Störungen verläuft unterschiedlich. So können legasthene Kinder durchaus einen gymnasialen Abschluss erreichen, wohingegen lernbehinderte Kinder häufig nur einen Hauptschulabschluss erreichen oder die Schule für Lernhilfe ohne Abschluss beenden (Schulte-Körne 2004: 69f)".

In einem modellorientierten Ansatz spielt die Abgrenzung von spezifischem und allgemeinem Schulversagen keine Rolle, denn das Ziel der Diagnose ist die Identifizierung gestörter Teilfunktionen der Schriftsprachverarbeitung. Eine solche Abgrenzung ist auch schwierig. So können Kinder durch die ständigen Frustrationen in einem Bereich auch eine zunehmende allgemeine Schulunlust bzw. ein emotional bedingtes allgemeines Schulversagen entwickeln. Zudem konnte mittlerweile nachgewiesen werden, dass in Bezug auf das Erscheinungsbild (Stanovich 1994), die Ätiologie (Pennington et al. 1992, Deimel 2002a), die Prognose (Share 1989, Klicpera u. Gasteiger-Klicpera 1993b) sowie die Therapierbarkeit (Dei-

mel 2002a) kein Unterschied zwischen Schriftsprachstörungen bei durchschnittlicher Intelligenz und bei Lernbehinderung vorliegt. Scheerer-Neumann (2004: 37) sieht daher in der Unterscheidung zwischen allgemeinem Schulversagen und spezifischem Versagen keine zusätzliche Hilfe für das weitere Vorgehen. Sie argumentiert für eine individuelle Analyse der spezifischen Probleme und Kompensationsmechanismen bei Entwicklungsdyslexie/-dysgraphie, und zwar unabhängig davon, ob eine durchschnittliche Intelligenz vorliegt. Ähnlich argumentieren Jackson u. Coltheart (2001: 128):

„Despite the tradition of treating children with special difficulty in learning to read as a population distinct from the broader population sometimes called *garden variety* poor readers (Stanovich et al. 1988), an increasing number of researchers have challenged the scientific and educational utility of this distinction (e.g., Coltheart u. Jackson, 1997; Foorman et al. 1996; Francis et al. 1996; Share u. Stanovich, 1995b; Torgesen, 1989). We agree that thus far it has been more of an impediment than an aid to understanding. Because discrepancy definitions do not address issues of proximal cause, it is not surprising that children selected by exclusionary criteria and those identified simply as poor readers sometimes seem to have indistinguishable reading systems. However, we also acknowledge that children's individual cognitive profiles may be relevant for designing appropriate intervention programs (e.g. Berninger et al. 1999; Vellutino et al. 1996; Wise et al. 1999)". (Jackson u. Coltheart 2001: 128)

Eine Entwicklungsdyslexie/-dysgraphie ist ausgeschlossen, wenn eine unangemessene Beschulung, periphere Seh- und Hörstörungen oder neurologische und emotionale Störungen als Ursache vorliegen, soweit sie nicht ursächlich für die Schulleistungsproblematik sind. Anders als nach der ICD-10 gelten nach dem DSM-IV neurologische und emotionale Erkrankungen nicht als Ausschlusskriterien.

Nach ICD-10 ist die Diagnose einer isolierten Lesestörung nicht möglich, obwohl sie, wie auch eine isolierte Rechtschreibstörung, in sehr seltenen Fällen auftritt. Dagegen kann beim DSM-IV eine Lesestörung (315.00) und die Störung des schriftlichen Ausdrucks (315.2) getrennt diagnostiziert werden.

65

Feststellung von Entwicklungsdyslexie/-dysgraphie, Leistungsbewertung

Für alle deutschen Bundesländer gilt eine länderübergreifende Empfehlung der Kultusministerkonferenz. Sie besagt u. a. folgendes:

Auszüge aus dem Beschluss der Kultusministerkonferenz (KMK) vom 04.12.2003 zum Erwerb der Fähigkeit zum Lesen und Rechtschreiben in der Schule

„Die Vermittlung der Fähigkeit, Schülerinnen und Schüler mit besonderen Schwierigkeiten im Lesen oder Rechtschreiben zu fördern, gehört zu den Aufgaben der Lehrerausbildung in allen Phasen. Dazu gehören, besonders für die an Grundschulen tätigen Lehrkräfte, die Ausbildung in der Didaktik und Methodik des Erstlese- und Erstschreibunterrichts, die Diagnosefähigkeit, die Ableitung von Förderschwerpunkten und die Erarbeitung von Förderplänen. Die Eltern von Schülerinnen und Schülern mit besonderen Schwierigkeiten im Lesen und Rechtschreiben sollen über Erscheinungsformen der Schwierigkeiten und die Möglichkeiten, sie zu überwinden, informiert werden. Sie erhalten Hinweise auf die jeweils angewandte Lese- und Rechtschreibmethode, auf die besonderen Lehr- und Lernmittel, auf häusliche Unterstützungsmöglichkeiten, geeignete Fördermaterialien, Motivationshilfen und Leistungsanforderungen." (S. 3)

Zur Leistungsbewertung bei Entwicklungsdyslexie, -graphie

„Auch Schülerinnen und Schüler mit besonderen und lang anhaltenden Schwierigkeiten im Lesen und Rechtschreiben unterliegen in der Regel den für alle Schülerinnen und Schüler geltenden Maßstäben der Leistungsbewertung. Nachteilsausgleich und Abweichen von den Grundsätzen der Leistungserhebung und Leistungsbewertung kommen vor allem beim Erlernen von Lesen und Rechtschreiben in der Grundschule zum Einsatz und werden mit andauernder Förderung in den höheren Klassen wieder abgebaut. Vorrangig vor dem Abweichen von den allgemeinen Grundsätzen der Leistungserhebung und Leistungsbewertung sind Hilfen im Sinne eines Nachteilsausgleichs vorzusehen.

Insgesamt sind Maßnahmen denkbar wie z. B.: Ausweitung der Arbeitszeit, z. B. bei Klassenarbeiten, Bereitstellen von technischen und didaktischen Hilfsmitteln, Einordnen der schriftlichen und mündlichen Leistung unter dem Aspekt des erreichten Lernstands mit pädagogischer Würdigung. Als Abweichungen von den allgemeinen Grundsätzen der Leistungserhebung und Leistungsbewertung kommen in Betracht: stärkere Gewichtung mündlicher Leistungen, insbesondere in Deutsch und den Fremdsprachen, Verzicht auf eine Bewertung der Lese- und Rechtschreibleistung in allen betroffenen Unterrichtsgebieten, nicht nur im Fach Deutsch, Nutzung des pädagogischen Ermessensspielraumes und zeitweiser Verzicht auf die Bewertung von Klassenarbeiten während der Förderphase.

Für schriftliche Arbeiten oder Übungen in den übrigen Lernbereichen und Fächern kann vorgesehen werden, die Rechtschreibleistungen bei den Beurteilungen nicht mit einzubeziehen. Auch im Fremdsprachenbereich ist bei o. g. Leistungen dieser Schülerinnen und Schüler entsprechend zu verfahren. Alle Abweichungen von den üblichen Bewertungsregelungen müssen ihre Grundlage in den individuellen Förderplänen der Schülerinnen und Schüler haben." (S. 3–4)

Zum Zeugnis

„Das Prinzip, wonach in besonders begründeten Ausnahmefällen die Erteilung einer Teilnote im Lesen oder Rechtschreiben ausgesetzt werden kann, gilt grundsätzlich auch für Zeugnisse. In Abgangs- und Abschlusszeugnissen gelten diese Prinzipien jedoch nur, wenn eine mehrjährige schulische Förderung unmittelbar vorausgegangen ist. Die Abweichungen von den allgemeinen Grundsätzen der Leistungserhebung und -beurteilung sind in den Zeugnissen zu vermerken. Bei Versetzung oder bei Übergang in eine weiterführende Schule ist die Gesamtleistung einer Schülerin bzw. eines Schülers zu berücksichtigen." (S. 4)

Die Beschlüsse der Kultusministerkonferenzen werden auf Länderebene durch spezielle Erlasse zu Entwicklungsdyslexien/-dysgraphien („LRS-Erlasse") umgesetzt. Die Erlasse der verschiedenen Bundesländer sind auf den Homepages der jeweiligen Kultusministerien nachzulesen. Eine übersichtliche Zusammenstellung der Erlasse der verschiedenen Bundesländer findet sich auf der Homepage des Bundesverbandes für Legasthenie (www.bvl-legasthenie.de).

In Hessen trat beispielsweise am 01.08.2006 die neue „Verordnung über die Förderung von Schülerinnen und Schülern mit besonderen Schwierigkeiten beim Lesen, Rechtschreiben oder Rechnen (VOLRR)" vom 18. Mai 2006 in Kraft. In diesem wird der „Nachteilsausgleich auf der Grundlage des „Nachteilsausgleichs für Schülerinnen und Schüler mit Funktionsbeeinträchtigungen, Behinderungen oder für Schülerinnen und Schüler mit besonderen Schwierigkeiten beim Lesen, Rechtschreiben oder Rechnen", Erlass vom 18. Mai 2006, gewährt, der ebenfalls am 01.08.2006 in Kraft trat. Aufgrund der Verordnung erfolgt die Feststellung einer Lese-Rechtschreib-Schwäche über die Klassenkonferenz, wobei eventuell vorliegende Fachgutachten in das Entscheidungsverfahren einzubeziehen sind. Die individuelle Lernentwicklung wird von der jeweiligen Fachlehrkraft dokumentiert und mindestens einmal im Schulhalbjahr in einer Klassenkonferenz erörtert. Wenn die Eltern sich für eine zusätzliche außerschulische Maßnahme entscheiden, ist eine enge Kooperation zwischen Schule, Eltern und außerschulischer Förderung erforderlich, damit die Förderung optimal erfolgen kann (§4). Zudem ist ein Unterricht in besonderen Lerngruppen möglich (§5).

Um die Verordnung in die Praxis umzusetzen, werden die Stunden für zusätzliche schulische Fördermaßnahmen i.d.R. aus dem Pool von Lehrerstunden zur Verfügung gestellt. Die Anzahl der Förderstunden hängt somit u.a. von der Anzahl zur Verfügung stehender Lehrerstunden ab. Da der hessische Erlass sehr unspezifiziert ist, und z.B. keine Angaben darüber enthält, wie viele Stunden zusätzlicher Förderung einem Kind, bei dem der Verdacht auf oder das Risiko zu einer Entwicklungsdyslexie besteht, zustehen, kann das Recht auf eine zusätzliche schulische Förderung nur schwer eingeklagt werden.

Aufgrund des Kinder- und Jugendhilfegesetzes (KJHG) besteht aber ein Rechtsanspruch darauf, dass einem Kind, bei dem eine Entwicklungsdyslexie/-dysgraphie oder das Risiko für die Ausbildung einer Entwicklungsdyslexie/-dysgraphie vorliegt, gefördert wird. Dieser beruht auf §35a SGB VIII:

---

§35a SGB VIII Eingliederungshilfe für seelisch behinderte Kinder und Jugendliche

(1) Kinder und Jugendliche haben Anspruch auf Eingliederungshilfe, wenn

1. ihre seelische Gesundheit mit hoher Wahrscheinlichkeit länger als sechs Monate von dem für ihr Lebensalter typischen Zustand abweicht und

2. daher ihre Teilhabe am Leben in der Gesellschaft beeinträchtigt ist oder eine solche Beeinträchtigung zu erwarten ist. Von einer seelischen Behinderung bedroht, im Sinne dieses Buches, sind Kinder oder Jugendliche, bei denen eine Beeinträchtigung ihrer Teilhabe am Leben in der Gesellschaft nach fachlicher Erkenntnis mit hoher Wahrscheinlichkeit zu erwarten ist...

Wenn die schulische Förderung nicht ausreicht, um die besonderen Schwierigkeiten eines Kindes im Bereich des Schriftspracherwerbs zu beheben, haben Kinder aufgrund von §35a SGB VIII einen Rechtsanspruch auf eine außerschulische Förderung. Diese wird vom Sozialhilfeträger, also vom Kreis bzw. der (kreisfreien) Stadt finanziert. Die Ansprechstelle für die außerschulische Förderung ist das Jugendamt. §35a macht keine Vorgaben dazu, wie viele Stunden zu finanzieren sind.

Häufigkeit

Da die Grenze zwischen Entwicklungsdyslexie/-dysgraphie und altersgemäßem Lesen und Schreiben fließend ist, ist es schwierig, zuverlässige Aussagen über die Häufigkeit von Entwicklungsdyslexien/-dysgraphien zu treffen, also die Frage zu beantworten wie hoch der Anteil von Menschen mit Entwicklungsdyslexie/-dysgraphie an der Gesamtheit der Bevölkerung ist. Das Problem besteht darin, dass keine objektiven Kriterien in Form von Außenkriterien für die Feststellung einer Entwicklungsdyslexie/-dysgraphie vorliegen, und dass Entwicklungsdyslexie/-dysgraphie deshalb immer nur im Vergleich zur Altersnorm diagnostiziert werden kann. Die Diagnose hängt damit von der Altersnorm ab und nicht (allein) von den individuellen Leistungen eines Kindes. Erst durch das Festlegen der Häufigkeit gelangt man zu einem Grenzwert. Trotz dieser Schwierigkeiten liegen einige Zahlen zur Epidemiologie von Entwicklungsdyslexie/-dysgraphien vor.

So gilt die Entwicklungsdyslexie/-dysgraphie als die am häufigsten vorkommende umschriebene Entwicklungsstörung. Nach Lewis et al. (1994) und Shaywitz et al. (1990) zeigen im englischsprachigen Raum 4–8% der Grundschulkinder sowie 6% der amerikanischen Erwachsenen besondere Schwierigkeiten beim Lesen. Habib (2000: 2373) spricht sogar von 10%. Für den deutschsprachigen Raum geht Schulte-Körne (2002a) davon aus, dass 6,9% der deutschen Erwachsenen von Entwicklungsdyslexie/-dysgraphie betroffen sind. Der Anteil an schwergradiger Entwicklungsdyslexie/-dysgraphie liegt im Deutschen bei 4 % (Warnke et al. 1998: 6, Schulte-Körne 2002a: 14).

Ob Männer und Frauen unterschiedlich stark von Entwicklungsdyslexien/-dysgraphien betroffen sind, ist umstritten. In einigen Studien findet sich Evidenz dafür, dass Entwicklungsdyslexie/-dysgraphie häufiger bei Männern als bei Frauen vorliegt (Habib 2000: 2374), und es wird vermutet, dass der unterschiedliche Testosteronspiegel in der späten Schwangerschaft ein Grund hierfür sein könnte. Aktuelle Studien zeigen jedoch, dass der Unterschied nicht so hoch ist wie bisher angenommen wurde. Der vorher gefundene Unterschied könnte auch auf methodische Ungenauigkeiten zurückzuführen sein.

Insgesamt sind familiäre Häufungen festzustellen, die dahingehend interpretiert werden, dass Entwicklungsdyslexie/-dysgraphie genetisch bedingt ist (Habib 2000: 2374). Auch liegt aus Zwillingsstudien Evidenz dafür vor, dass Entwicklungsdyslexie/-dysgraphie vererbt wird (Schulte-Körne 2002a).

Bisher konnte nicht nachgewiesen werden, dass prä-, peri- oder postnatale Faktoren in einem engen Zusammenhang mit Entwicklungsdyslexien/-dysgraphien stehen. Auch eine Assoziation der Entwicklungsdyslexie/-dysgraphie mit Linkshändigkeit konnte nicht bestätigt werden.

Erscheinungsbild

Entwicklungsdyslexie

Im deutschsprachigen Raum wird für Entwicklungsdyslexie eine Vielzahl verschiedener Lesefehler beschrieben. Allerdings treten nicht bei jedem Kind alle Fehler auf und es konnte keine Häufung einer bestimmten Fehlerart bei der Gesamtheit der Betroffenen festgestellt werden (Tab. 5.**1**):

Das Erscheinungsbild der Entwicklungsdyslexie hängt entscheidend von der Form des Leseunterrichts ab. Beim synthetischen Leseunterricht, in dem die Vermittlung von Graphem-Phonem-Korrespondenzen betont wird, werden bei schwachen Schülern insbesondere die Probleme beim Erkennen, Speichern und Verwenden von Graphem-Phonem-Korrespondenz-Regeln sichtbar. Bei unauffälligen Schülern zeigt sich dagegen für eine begrenzte Zeit die Produktion von Pseudowörtern, die eine hohe grafische Ähnlichkeit mit den Zielwörtern aufweisen, häufiges Lautieren von Wörtern, viele Selbstkorrekturen, d. h. es wird häufiger bemerkt, wenn das Gelesene nicht mit dem Text übereinstimmt. Im analytischen Leseunterricht, in dem GPKs relativ spät systematisch eingeführt werden, fallen die betroffenen Kinder dadurch auf, dass ihre Fehler von Anfang an eine geringere grafische Ähnlichkeit mit der Zielform aufweisen als die Fehler von Kindern mit unauffälligem Lesen.

Das Schriftsystem ist für das Erscheinungsbild von Entwicklungsdyslexien ebenfalls von zentraler Bedeutung (Kapitel 1). In Alphabetschriften wie dem Deutschen oder Englischen, bei denen Schriftzeichen die Lautstruktur repräsentieren, sind andere Störungsmuster zu finden als in bildhaft-visuell-orientierten Schriftsystemen wie dem Chinesischen oder Japanischen. Aber auch innerhalb der Alphabetschriften zeigen sich Unterschiede zwischen Schriftsystemen, die orthographisch regulär sind wie dem Deutschen, und orthografisch irregulären Schriftsystemen wie dem Englischen oder Französischen.

Entwicklungsdysgraphie

Bei entwicklungsbedingten Schreibstörungen werden Unterschiede zu altersgemäßem Schreiben in Bezug auf die Schreibgeschwindigkeit, die Schreibgenauigkeit und die Fehlerart diskutiert. Das Schreiben wird als verlangsamt beschrieben. Bei ungeübten Diktaten tritt bei Kindern mit Entwicklungsdysgraphie eine deutlich höhere Fehlerzahl auf als bei unauffälligen Kindern. Es werden folgende Auffälligkeiten beschrieben (Tab. 5.**2**):

Tabelle 5.1   Das Erscheinungsbild von Entwicklungsdyslexie im deutschsprachigen Raum

Häufig beschriebene Symptome	Mögliche zugrunde liegende Probleme
• fehlende Lesegenauigkeit	
• niedrige Lesegeschwindigkeit	
• stockendes und fehlerhaftes Lesen	
• Probleme beim Behalten einmal gelesener Wörter • keine ganzheitliche Erfassung hochvertrauter Wörter • langsames lexikalisches Entscheiden über den Sichtwortschatz • Mangelndes Leseverständnis, also Unfähigkeit, dem Gelesenen den Sinn zu entnehmen • Auslassen, Ersetzen oder Hinzufügen von Wörtern oder Wortteilen • Ersetzen von Wörtern oder Wortteilen durch ein semantisch-ähnliches Wort	• Probleme bei der Nutzung der lexikalisch-ganzheitlichen Route (Kapitel 3)
• häufiges Auftreten von Nullreaktionen bei der Aufforderung zum Lesen von Beginn des Leseerwerbs an • Zugreifen auf den Kontext, indem z. B. mit einem Wort der Geschichte geantwortet wird • Benennen der Buchstaben von Wörtern anstelle des Lautierens von Phonemen • relativ langes Zugreifen ausschließlich auf den ersten und letzten Buchstaben eines Wortes • Probleme bei der Zuordnung von Buchstaben zu Lauten • Probleme, die im Unterricht vorgestellten GPKs zu behalten und sie auf neue Wörter zu übertragen; als Folgeproblem können die betroffenen Kinder ihnen unbekannte Wörter nicht erlesen, so dass es zur Einschränkung des Lesefortschritts kommt	• Probleme beim Erkennen, Speichern und Verwenden von Graphem-Phonem-Korrespondenz-Regeln (Kapitel 3)

Tabelle 5.2   Das Erscheinungsbild von Entwicklungsdysgraphie im deutschsprachigen Raum

Häufig beschriebene Symptome	Mögliche zugrunde liegende Probleme
• Schwierigkeiten beim Abschreiben von Texten	
• Unleserliche Schrift	
• Die Wahrscheinlichkeit, dass ein Wort falsch geschrieben wird, hängt bei schwachen Schüler besonders stark von der Vorkommenshäufigkeit der Wörter ab, so dass vermutlich Probleme bestehen, sich Wörter einzuprägen. • Wörter werden geschrieben wie sie gesprochen werden.	Probleme beim Aufbau des orthographischen Output-Lexikons (Kapitel 3)
• Einfügungen, Auslassungen, Ersetzungen von Buchstaben oder Silben	Probleme bei der Phonem-Graphem-Konvertierung (Kapitel 3)
• Fehlerhafte Segmentierung von Wörtern	unzureichende phonologische Bewusstheit (Kapitel 4)
• Grammatik- und Interpunktionsfehler	

69

Verhältnis von Entwicklungsdyslexie und -dysgraphie

Klicpera et al. (1993b) finden in allen Klassenstufen Kinder mit isolierter Rechtschreibschwäche. Bei diesen Kindern kommt es im Verlauf zu einer Besserung der Störung, während es bei Kindern mit Entwicklungsdyslexie und -graphie deutlich seltener zu einer Verbesserung kommt. Erwartungsgemäß kommt es äußerst selten zu einem Übergang von einer anfänglichen Entwicklungsdyslexie/-dysgraphie zu einer isolierten Rechtschreibschwäche. Klicpera u. Gasteiger-Klicpera (1994) vermuten, dass dieser Befund auf die unterschiedlichen Anforderungen zurückzuführen ist, die durch das Lesen und das Schreiben gestellt werden.

So ist der Leser beim Wiedererkennen der Wörter nicht auf eine vollständige Ausnutzung der gesamten Information über die Buchstabenfolgen angewiesen. Die Aktivierung einiger charakteristischer Merkmale ist vollkommen ausreichend. Dagegen muss beim Rechtschreiben eine orthographisch korrekte Wiedergabe der Buchstabenfolge im Ganzen erfolgen. Eine zusätzliche Schwierigkeit bei der Rechtschreibung besteht darin, dass auch die orthographischen Merkmale beachtet werden müssen, die für die Ermittlung der Aussprache keine Rolle spielen. Insofern könnte das Rechtschreiben höhere Anforderungen an den Schriftspracherwerb stellen als das Lesen. Womöglich bauen Kinder mit einer isolierten Entwicklungsdysgraphie nur unvollständige orthographische Repräsentationen auf. Diese reichen aus, um ein Wort beim Lesen zu erkennen. Sie reichen aber nicht für die Rechtschreibung aus, die sich deshalb weiterhin auf die Phonem-Graphem-Korrespondenz stützen muss.

Liegt eine Entwicklungsdyslexie in Kombination mit einer Entwicklungsdysgraphie vor, sind die Repräsentationen offenbar nur sehr unvollständig aufgebaut, d.h. die Störung hat einen deutlich größeren Schweregrad. Entsprechend ist eine Rückbildung seltener zu erwarten als bei einer isolierten Entwicklungsdysgraphie, bei der nach dieser Theorie ein geringerer Schweregrad vorliegt. Der stark unvollständige Aufbau von Repräsentationen könnte z. B. auf eine Schwäche bei der Zuordnung von Phonemen und Graphemen zurückzuführen sein.

Verlauf / Prognose

Übereinstimmend wird in der Literatur beschrieben, dass Kinder mit einer Entwicklungsdyslexie/-dysgraphie die Probleme im Schriftsprachbereich auch im weiteren Verlauf beibehalten, insbesondere wenn keine gezielte Intervention vorgenommen wird. Nach Klicpera u. Gasteiger-Klicpera (1994), die Kinder, die die zweite bis achte Klasse besuchten, untersuchten, sowie nach Shaywitz et al. (1999), die die Entwicklung von Kindern bis zum 12. Schuljahr verfolgten, sind Entwicklungsdyslexien/-dysgraphien selbst bei zumindest zeitweiser spezifischer Förderung sehr entwicklungsstabil. Auch Bruck (1990) findet in kanadischen Untersuchungen zu Lese- und Schreibfähigkeiten von Erwachsenen im weiteren Verlauf phonologische und orthographische Verarbeitungsschwierigkeiten, überlange Reaktionszeiten, ein eingeschränktes Wissen über die Phonem-Graphem-Korrespondenz sowie eine geringe phonologische Bewusstheit. Allerdings entwickelt sich die Schriftsprachfähigkeit auch nach Abschluss der Pflichtschulzeit beständig weiter, sodass viele ehemals schwächere Schüler im Verlauf einen besseren Zugang zum Lesen und Schreiben bekommen.

Suche nach generellen Ursachen

Als generelle Ursache für Entwicklungsdyslexie/-dysgraphie gelten Probleme bei der phonologischen Verarbeitung und bei der Anwendung orthographischen Wissens. Zu der Frage, welche Verarbeitungsebenen jeweils genau betroffen sind, liegen unterschiedliche Befunde vor.

In Korrelations- und Trainingsstudien zeigt sich ein enger Zusammenhang von Entwicklungsdyslexie/-dysgraphie und **phonologischer Bewusstheit** (Kapitel 4). So liegt bei leseschwachen Kindern und Erwachsenen häufig eine stabile Schwäche in Bezug auf die phonologische Bewusstheit vor. Die betroffenen Kinder zeigen große Probleme beim Erkennen der lautlichen Strukturen der Schriftsprache und beim Operieren mit diesen lautlichen Strukturen. Die betroffenen Erwachsenen können Wörter oft sehr genau lesen, sind dabei aber auffallend langsam. Bei Grundschulkindern zeigt sich ein signifikanter Zusammenhang zwischen lautanalytischen Fähigkeiten und Rechtschreibung (Schulte-Körne 2001a). Die phonologische Bewusstheit wird mittlerweile als Prädiktor für die Entwicklung des Schriftspracherwerbs in der Grundschule eingesetzt und zwar bereits dann, wenn noch keine Kenntnis von Buchstaben-Laut-Zuordnung vorhanden ist (Kapitel 9) (Klicpera u. Gasteiger-Klicpera 1994, Landerl u. Wimmer 1994, Näslund 1990). Auch in Therapiestudien konnte nachgewiesen werden, dass lese- und schreibschwache Kinder sehr stark von einer Förderung im Bereich der phonologischen Bewusstheit profitieren (Kapitel 11). Dyslektische und durchschnittliche Leser sowie durchschnittliche und überdurchschnittliche Leser können auch noch im Erwachsenenalter an ihren Leistungen in phonologischen Aufgaben unterschieden werden, was gleichzeitig impliziert, dass dieses Defizit nur schwer aufgeholt werden kann.

Es ist unklar, wo genau die Ursache für die Probleme in Bezug auf die phonologische Bewusstheit liegt. Landerl (1996) vermutet, dass eine generelle Beeinträchtigung des **phonologischen Arbeitsspeichers** besteht. So zeigen sich Beeinträchtigungen der phonologischen Sensitivität besonders bei Aufgaben, die mit hohen Gedächtnisanforderungen verbunden sind, also z. B., wenn die ersten Laute von Wörtern vertauscht werden sollen wie bei „Peter Huber", das zu „Heter Puber" manipuliert werden soll. Auch Mayringer u. Wimmer (1999) vermuten, dass bei deutschsprachigen Entwicklungsdyslektikern primär ein Speicherdefizit vorliegt.

Nach der phonologischen Defizit-Hypothese (Klicpera u. Gasteiger-Klicpera 1998, Shaywitz 1997, Wimmer 1996, Wimmer u. Landerl 1998) liegen Probleme bei der Segmentation eines Wortes in seine phonologischen Bestandteile vor. Aus diesem Grund sind die **phonologischen Repräsentationen** von Wörtern eher holistisch, d. h. sie weisen nur eine geringe Strukturierung in

Phoneme auf. Dadurch ist das Herstellen von Verknüpfungen zwischen den Graphemen des gelesenen Wortes und den Phonemen des geschriebenen Wortes erschwert. In Folge der eingeschränkten phonologischen Verknüpfungen kommt es auch bei der Speicherung der Schriftwörter, und damit beim Aufbau **orthographischer Repräsentationen** (Kapitel 4), zu Problemen. Di Betta u. Romani (2006) vermuten, dass bei Entwicklungsdyslexie ein generelles Problem beim Aufbau lexikalischer Repräsentationen besteht, das u. a. dazu führt, dass das orthographische Output-Lexikon (Kapitel 3) sehr klein bleibt. Möglich wäre auch, dass bei Entwicklungsdyslexie/-dysgraphie eine **mangelhafte Vernetzung von phonologischen und orthographischen Repräsentationen** besteht (Landerl 1996). Demgegenüber sind die phonologischen und die orthographischen Repräsentationen von Wörtern bei unauffälligem Lesen so eng miteinander vernetzt, dass sie oft gemeinsam aktiviert werden.

Bei Entwicklungsdyslexie/-dysgraphie wurden ebenfalls Probleme bezüglich des **orthographischen Wissens** nachgewiesen. So zeigt sich im Englischen und Deutschen eine Korrelation zwischen den Leistungen im orthographischen Wissen sowie der Lese- und der Rechtschreibung (Schulte-Körne 2001a).

> **!**
>
> **Orthographisches Wissen** ist die Kenntnis über Regelmäßigkeiten von Buchstabenfolgen, von Morphemen und übergeordneten grammatikalischen und semantischen Strukturen der Schriftsprache.

Klicpera u. Gasteiger-Klicperca (1998) vermuten, dass das Problem bei Entwicklungsdyslexie/-dysgraphie nicht im Erkennen der orthographischen Regelmäßigkeit liegt, sondern in der Anwendung von orthographischem Wissen bei der Verschriftlichung. Bruck (1992) zeigt, dass orthographisches Wissen bei Erwachsenen Einfluss auf die phonologische Bewusstheit hat. Zudem nutzen Erwachsene mit einer Entwicklungsdyslexie/-dysgraphie ihre orthographischen Informationen weniger gut als unauffällige Erwachsene oder jüngere Leser mit gleichen Worterkennungsleistungen. Romonath u. Gregg (2002) finden bei einer Untersuchung von 16 – 22 Jahre alten Probanden mit Entwicklungsdyslexie/-dysgraphie in allen phonologischen und orthographischen Aufgaben schlechtere Leistungen als in der Kontrollgruppe.

Daneben werden auch Probleme bei der auditiven Wahrnehmung und Verarbeitung als generelle Ursache für Entwicklungsdyslexie/-dysgraphie diskutiert. Nach der „temporal processing deficit"-Hypothese besteht bei Entwicklungsdyslexie/-dysgraphie ein generelles Problem bei der Wahrnehmung von schnell aufeinanderfolgenden nichtsprachlichen akustischen Reizen (z.B. Tallal 1980, Ramus 2001). Bisher liegt allerdings keine überzeugende Evidenz für diese Hypothese vor (Watson 1992). Für Probleme bei der visuellen Wahrnehmung und Verarbeitung als generelle Ursache von Entwicklungsdyslexie/-dysgraphie (Fischer u. Weber 1990, Eden et al.1994, Stark et al 1991; aber De Luca et al. 2002) liegt ebenfalls keine Evidenz vor. Visuelle Verarbeitungsstörungen kommen äußerst selten vor, so z.B. bei der im englischsprachigen Raum beschriebenen „visuo-attentional dyslexia" (Valdois et al. 1995). Bei dieser Form zeigen sich dann allerdings ausschließlich visuelle Fehler wie die Verwechslung visuell ähnlicher Buchstaben (b-d, m-n usw.).

6 Analphabetismus

Analphabetismus liegt bei Personen vor, die des Lesens und Schreibens nicht kundig sind. Der **natürliche Analphabetismus**, der auch als primärer Analphabetismus bekannt ist, resultiert z. B. bei Menschen aus Entwicklungsländern auf einem wenig ausgebauten Schulsystem. In hoch industrialisierten Ländern kann es trotz allgemeiner Schulpflicht zu **funktionalem Analphabetismus**, der auch als sekundärer Analphabetismus bezeichnet wird, kommen (Börner 2002: 164 ff).

> **!**
>
> Bei **funktionalem Analphabetismus** reichen die Schriftsprachkenntnisse in keinem Arbeits- und Lebensbereich aus, um sich an gesellschaftlichen Aktivitäten, bei denen Lesen, Schreiben und Rechnen erforderlich ist, zu beteiligen (Sandhaas 1990). Häufig wurde vermutet, dass bei sekundärem Analphabetismus bereits erworbene Schriftsprachkenntnisse aufgrund von Vermeidungsverhalten wieder verlernt werden. Dies scheint jedoch nicht der Fall zu sein. **Heutzutage geht man davon aus, dass die betroffenen Personen trotz Schulbesuches nie ausreichende Schriftsprachkenntnisse erworben hatten (Börner 2002: 165).** Die Ursachen werden sowohl im Elternhaus als auch in der Schule vermutet.

Die Grenzen zwischen Literalität und Analphabetismus sind fließend. Die Ursachen liegen häufig darin, dass die Kinder aus schwierigen sozialen Verhältnissen kommen, in denen sie emotional und sozial zahlreiche Probleme zu bewältigen haben, die sie davon abhalten, sich auf das Lernen zu konzentrieren. Zudem kommen sie häufig aus Familien, in denen Schrift nur eine untergeordnete oder gar keine Rolle spielt. Sie erleben Schrift nicht als sinnvoll und finden in der Herkunftsfamilie keine Unterstützung beim Erwerb des Lesens und des Schreibens (Nickel 2004: 87, 90). Damit haben sie in der Schule ungünstige Startbedingungen.

Hinzu kommen Probleme, die sich aus der schulischen Organisation ergeben. So setzt der traditionelle Unterricht implizit voraus, dass alle Kinder eines Jahrgangs die gleichen Lernvoraussetzungen und Vorkenntnisse haben. Mittlerweile weiß man jedoch, dass die Fähigkeiten der Kinder eines Jahrgangs um mindestens zwei Jahre auseinander liegen können, d. h. manche sechsjährigen Kinder haben einen Entwicklungsstand von fünfjährigen, andere von siebenjährigen Kindern.

Kinder, die schlechte Lernvoraussetzungen im schriftsprachlichen Bereich haben, können deshalb sehr schnell den Anschluss an die Klasse verlieren. Sie entwickeln dann häufig Vermeidungs- und Täuschungsstrategien, um ihre mangelnden oder fehlenden Lese- und Schreibkenntnisse zu verheimlichen. Die individuelle Familienbiografie und die unzureichenden Möglichkeiten der Schule, diese Kinder für Schriftsprache zu begeistern, führen häufig dazu, dass ihnen auch im Erwachsenenalter noch das Bewusstsein für den Gebrauchswert der Schriftsprache fehlt (Börner 2002: 170).

De Langen (2001, 2004) findet bei einer Analye der Schreibweise von 17 740 Wörtern, die von 6500 Patienten beim Ausfüllen eines Fragebogens geschrieben worden waren, ein Kontinuum vom funktionalen bzw. sozialen Halbanalphabetismus über Entwicklungsdysgraphie bis hin zu Unsicherheiten im Umgang mit der Rechtschreibung. Eine sichere Trennung zwischen den Abstufungen ist nicht möglich. Folgende Fehlermuster treten besonders häufig auf:

- Phonographisches Konvertieren (Patzienten, heufig),
- Fehlerhafter Zugriff bei graphisch ungleichen Homophonen (war → wahr, wird → wirt),
- orthographische Fehler (groß → gros; Logopäthie, Thermin),
- Vernachlässigung der vokalbedingten Einzel- bzw. Doppelkonsonanz (Bagger → Bager, Massage → Masage, Kamerad → Kammerrad, Salat → Sallat),

- falsche Analogiebildung durch Ignorieren der Vokallänge (Saal → Sal (Analogie zu Wal?)),
- Dialektal induzierte orthographische Fehler (gute → gude, abtrocknen → abtrognen).

!

Charakteristische Fehler für Halbanalphabetismus in Abgrenzung zu Entwicklungsdysgraphie (De Langen 2001):
- Ausbleiben von Fehlern, die gegen die Graphotaktik der deutschen Schriftsprache verstoßen;
- Erkennbarkeit der geschriebenen Wörter, auch wenn diese fehlerhaft gebildet werden.

---

7 Erworbene Dyslexie / Dysgraphie im Rahmen einer kindlichen Aphasie

Überblick

Die erworbene Dyslexie / Dysgraphie gehört wie die Entwicklungsdyslexie/-dysgraphie und der Analphabetismus zu den kindlichen Schriftsprachauffälligkeiten.

Deshalb sollen im Folgenden die Besonderheiten der erworbenen Dyslexie / Dysgraphie kurz skizziert werden. Der Therapeut bzw. der Lehrer kann sich dadurch bei Bedarf schnell über dieses wenig bekannte Störungsbild informieren und sich über weitere Informationsquellen, die weiter unten im Text aufgeführt sind, ausführlicher mit dem Thema auseinandersetzen.

Erworbene Dyslexien / Dysgraphien bei Kindern können als Folge einer hirnorganischen Störung, und damit im Rahmen einer **kindlichen Aphasie** auftreten. Zumeist ist diese durch ein **Schädel-Hirn-Trauma (80 %)** als Folge eines Unfalls verursacht. Weitere Ursachen können Schlaganfälle, Hirn- oder Hirnhautentzündungen (Enzephalitis, Meningitis), Hypoxien (Sauerstoffmangel), Hirntumore, Angiome und Epilepsien sein.

Kindliche Aphasie:
Sprachliche Symptome
- Sprachverständnisprobleme
- Wortfindungsprobleme
  - Semantische Paraphasien (zum Begriff „Paraphasie" siehe Kapitel 10)
  - Phonematische Paraphasien
  - Satzabbrüche
- Fehlerhafte Grammatik
  - z.B. Agrammatismus, Paragrammatismus
- Veränderungen der Lautstruktur von Wörtern

Neuropsychologische Begleiterscheinungen
- Störung der Aufmerksamkeit
- reduzierte Informationsverarbeitungsgeschwindigkeit
- Beeinträchtigung des Arbeitsgedächtnisses
- Lernstörung

Weitere Begleiterscheinungen
- Lähmungen, insbesondere eine Halbseitenlähmung
- Gesichtsfeldausfälle
- Depression
- Ängstlichkeit

Ist von einem Kind bekannt, dass es, z.B. in Folge eines Unfalls, ein Schädel-Hirn-Trauma erlitten hat, so sollte der Lehrer sofort die Möglichkeit in Betracht ziehen, dass eine kindliche Aphasie vorliegen könnte. In Deutschland erleiden jedes Jahr ca. 3000 Kinder eine Aphasie. Leider werden die sprachlichen Beeinträchtigungen in der Schule bisher häufig erst nach ca. einem halben Jahr bemerkt, wenn das Kind bereits so deutlich im Schulunterricht zurückliegt, dass die Defizite kaum noch aufzuholen sind.

Im Rahmen kindlicher Aphasien treten in der Regel auch Störungen der Schriftsprache auf: die erworbenen Dyslexien / Dysgraphien. Da erworbene Dyslexien / Dysgraphien bei Kindern im Vergleich zu Entwicklungsdyslexien/-dysgraphien nur sehr selten vorkommen, sind sie bei Therapeuten, die auf Entwicklungsdyslexien/-dysgraphien spezialisiert sind, sowie bei Lehrern weitgehend unbekannt.

Formen erworbener Dyslexien / Dysgraphien

In Untersuchungen zu erworbenen Dyslexien / Dysgraphien bei Erwachsenen werden verschiedene Formen von Dyslexien / Dysgraphien unterschieden, insbesondere die **Oberflächen**- und die **Tiefendyslexie/-dysgraphie** (siehe Tab. 7.1). Die Bezeichnungen „Oberflächen-" und „Tiefendyslexie/-dysgraphie" werden übrigens auch in Bezug auf Entwicklungsdyslexie/-dysgraphie verwendet (Kapitel 8 u. 2). Ob den verschiedenen Dyslexieformen eine bestimmte Lokalisation der Hirnschädigung zugeordnet werden kann, ist umstritten (Kapitel 2). Die von Huber (1997: 187) beschriebenen Lokalisationen sind in der folgenden Tabelle 7.1 aufgeführt.

Da bei erworbenen Dyslexien / Dysgraphien im Prinzip dieselben Verarbeitungskomponenten genutzt werden wie beim geübten Lesen und Schreiben und bei Entwicklungsdyslexie/-dysgraphie,

kann diagnostisch nach dem gleichen Schema vorgegangen werden wie bei Entwicklungsdyslexie/-dysgraphie (Kapitel 11). Es muss aber bei der Therapie bzw. schulischen Förderung immer an die aphasisch bedingten sprachlichen Beeinträchtigungen auf allen Ebenen und an die besonderen Begleiterscheinungen gedacht werden.

Ausführliche Informationen zu Aphasien finden sich in Huber et al. (2006). Informationen speziell zu kindlichen Aphasien sind im Internet unter „www.aphasikerkinder.de" und in der Zeitschrift „Not" (3 / 2006, z. B. Spencer (2006)) zu finden. Zu Dyslexien / Dysgraphien im Rahmen kindlicher Aphasien liegen bisher nur wenige Beschreibungen vor, z. B. Fiori (2002) für den deutschsprachigen Raum. Eine englischsprachige Therapiestudie wird von Brunsdon et al. (2002a) beschrieben (Kapitel 11).

Tabelle 7.1 Formen erworbener Schriftsprachstörungen

	Reine Alexie	Einseitige Bevorzugung der lexikalisch-ganzheitlichen Route(n)		Einseitige Bevorzugung der sublexikalisch-einzelheitlichen Route
		Einseitige Bevorzugung beider lexikalischer Routen	Einseitige Bevorzugung der phonologisch-lexikalischen Route (Sonderform)	
Gestörte Route	keine (bei taktilem Input sind alle Routen aktivierbar)	sublexikalisch-einzelheitliche Route	sublexikalisch-einzelheitliche Route *und* semantisch-lexikalische Route	lexikalisch-ganzheitliche Route(n)
Funktionaler Ort der Störung	visuelle Analyse	u. a. Synthese von Phonemen	u. a. Synthese von Phonemen, semantisches System	u. a. orthographisches Input-Lexikon
Bezeichnung nach Huber (1997)	Reine Alexie	Phonologische Dyslexie/Dysgraphie (mit Semantik)	phonologische Dyslexie / Dysgraphie (ohne Semantik)	lexikalische Dyslexie
Bezeichnung nach De Bleser (1991)	Reine Alexie	**Tiefendyslexie / -dysgraphie**	Direkte Dyslexie / -Dysgraphie	phonologische Dyslexie/Dysgraphie, **„Oberflächendyslexie/ -dysgraphie"**
Auftreten	Amnestische Aphasie	Globale Aphasie, Broca-Aphasie	Alzheimersche Erkrankung	Wernicke-Aphasie, Amnestische Aphasie
anatomisch-funktionale Lokalisation	links temporo-okzipital (Posteriorinfarkt)	perisylvische Region, Insel, Wernicke-Areal, Stammganglien		hintere Mediaäste, Wernicke-Region/ Gyrus angularis

8 Individuelle Unterschiede bei kindlichen Dyslexien / Dysgraphien

Überblick

Nach dem modellorientierten Ansatz liegen beim geübten Lesen und Schreiben, beim Schriftspracherwerb, bei Entwicklungsdyslexie/-dysgraphie, bei Halbanalphabetismus und bei erworbenen Dyslexien/Dysgraphien immer die gleichen Teilprozesse und Komponenten zugrunde. Es spielt daher bei der alleinigen Betrachtung des Lese- und Schreibsystems keine Rolle, um welche Art von Schriftsprachstörung es sich handelt, ob also eine Entwicklungsdyslexie/-dysgraphie, Halbanalphabetismus oder eine erworbene Dyslexie/Dysgraphie vorliegt: Es wird immer nach dem funktionalen Ort der Störung gesucht, also nach derjenigen Komponente oder demjenigen Teilprozess, der nicht oder nur unzureichend funktioniert und die Störung verursacht (Kapitel 3) (Jackson u. Coltheart 2001: 71 f). Für die Entwicklung von Therapiekonzepten und die Therapieplanung folgt daraus, dass kindliche Schriftsprachstörungen nur individuell diagnostiziert und therapiert werden können, da große interindividuelle Unterschiede zwischen den Kindern bestehen.

Unabhängig davon, wie man der Klassifikation in Subtypen gegenübersteht (Kapitel 2), zeugen die verschiedenen Formen altersgemäßer und auffälliger Lese- und Schreibmuster davon, dass beim Schriftspracherwerb (Kapitel 4) und bei entwicklungsbedingten Schriftsprachstörungen (Kapitel 5) eine große Variationsbreite individueller Formen des Lese- und Schreiberwerbs vorliegt. So unterscheiden Klicpera u. Gasteiger-Klicpera (1998: 200) auf der Basis der Daten der Wiener Längsschnittuntersuchung zwischen Kindern, die schnell, ungenau und kontextbasiert lesen und Kindern, die langsam, genau und relativ unabhängig vom Kontext lesen. Sprachunauffällige Kinder im Grundschulalter bevorzugen häufig entweder die lexikalisch-ganzheitliche oder die sublexikalisch-einzelheitliche Route. Offenbar verfügen sie aber dennoch über beide Routen, da sie je nach Anforderung entweder die eine oder die andere Route verwenden können (Bryant u. Impey 1986). Individuell zeigt sich in vielen Fällen auch die Häufung einer bestimmten Fehlerart.

Individuelle Unterschiede bezüglich der bevorzugten Verarbeitungsroute

Es liegen eine Reihe von Einzelfallbeschreibungen vor, in denen die entwicklungsbedingte **einseitige Bevorzugung der lexikalisch-ganzheitlichen Verarbeitungsroute** (Kapitel 3) beschrieben wird. Die Klassifikation in Oberflächen- und Tiefendyslexie, die in der Literatur zu Entwicklungsdyslexie/-dysgraphie zu finden ist (z. B. Brunsdon et al. 2005), wird im Folgenden nicht aufgegriffen, sie ist aber in Kapitel 7 nachzulesen:

Die einseitige Bevorzugung der lexikalisch-ganzheitlichen Route bei Entwicklungsdyslexie

Temple u. Marshall (1983) beschreiben die 17-jährige H.M., bei der offenbar der Zugriff auf die sublexikalisch-einzelheitliche Route gestört war, denn H.M. konnte keine unbekannten Wörter lesen. Sie las kurze Wörter besser als lange Wörter. Beim lauten Lesen kam es zu visuellen Paralexien wie *cheery → cherry*, *attractive → achieve* und morphologischen Fehlern wie *imagine → image*, *appeared → appearance*. Die lexikalisch-ganzheitliche Route war weitgehend unbeeinträchtigt. So konnte H.M. vertraute orthographisch irreguläre Wörter problemlos lesen. Ein Regularitätseffekt (Kapitel 10) zeigte sich nicht (zum Begriff „Paralexie" siehe ebenfalls Kapitel 10).

Johnston (1983) beschreibt die 18-jährige C.R., deren sublexikalisch-einzelheitliche Route beeinträchtigt war, denn C.R. konnte Pseudowörter nicht lesen. Ihre Lesefehler wiesen aber darauf hin, dass der Zugriff auf die lexikalisch-ganzheitliche Verarbeitung gelang. So konnte sie Wörter deutlich besser lesen als Pseudowörter. Ihre Fehler bestanden meist aus Ganzwortsubstitutionen, die teilweise semantisch oder visuell motiviert waren. So zeigte sie z. B. folgende Lesefehler: *office → occupation*, *down → up*, *seven → eight*, *chair → table*.

Campbell u. Butterworth (1985) berichten von einer 20-jährigen Studentin, die unfähig war, Pseudowörter phonologisch zu rekodieren und die auch nicht beurteilen konnte, ob sich zwei Wörter reimen. Demgegenüber gelang das Lesen von Wörtern relativ gut. Offenbar lag eine Unfähigkeit vor, die sublexikalisch-einzelheitliche Verarbeitungsroute zu aktivieren, sodass die lexikalisch-ganzheitliche Route pathologisch bevorzugt wurde.

Stuart u. Howard (1995) beschreiben ein Kind, dessen Lesen sehr stark semantisch gesteuert war. So waren 24% der Fehler semantische Paralexien. Zudem kam es häufig zu Nullreaktionen Es zeigten sich Wortklasseneffekte. Das Lesen von Pseudowörtern war nicht möglich.

Landerl et al. (1997: 10) berichten für den deutschsprachigen Raum von einem Mädchen, das Texte unter Aus-

---

nutzung des Kontextes lesen konnte, und bei dem starke Probleme beim Lesen von Funktionswörtern, Wortendungen und Pseudowörtern auffielen.

Daneben wird bei entwicklungsbedingten Schriftsprachstörungen aber auch die einseitige Bevorzugung der sublexikalisch-einzelheitlichen Verarbeitungsroute beschrieben:

Die einseitige Bevorzugung der sublexikalisch-einzelheitlichen Route bei Entwicklungsdyslexie

Coltheart et al. (1983) berichten von der 15-jährigen C.D., bei der der Zugriff auf die lexikalisch-ganzheitliche Route beeinträchtigt war, denn C.D. las orthographisch reguläre Wörter besser als orthographisch irreguläre Wörter. Bei vielen Lesefehlern handelte es sich um Regularisierungen wie z. B. *quay → [kvai]*; *come → [kome]*. Auch die sublexikalisch-einzelheitliche Verarbeitungsroute war beeinträchtigt, was sich daran zeigte, dass C.D. große Probleme beim Lesen von Pseudowörtern hatte.

Seymour u. MacGregor (1984) beschreiben G.S., einen 13-jährigen Jungen, der nur über einen sehr geringen Sichtwortschatz verfügte. Sein Lesen verlief sehr langsam. Der Unterschied beim Lesen zwischen hochfrequenten Wörtern und Pseudowörtern war minimal. Beim lexikalischen Entscheiden zeigten sich deutliche Wortlängeneffekte: Die Lesedauer korrelierte mit der Anzahl an Buchstaben. Dies deutete darauf hin, dass G.S. beim Lesen Buchstabe für Buchstabe vorging. Orthographisch irreguläre Wörter wurden meist regularisiert.

Auch Temple (1985) berichtet von der einseitigen Bevorzugung der sublexikalisch-einzelheitlichen Route.

Klicpera u. Gasteiger-Klicpera (1998: 201) beschreiben einen 14-jährigen Jungen aus dem deutschsprachigen Raum, der sehr genau las, bei dem das Lesen aber konsequent über eine Lautierroute erfolgte, und zwar selbst bei hochfrequenten Wörtern.

Boder (1971, 1973) konnte nachweisen, dass mehr als 60% der von ihr untersuchten Kinder einen eingeschränkten Sichtwortschatz sowie Probleme beim Buchstabieren aufwiesen. Sie konnten ausschließlich die Wörter buchstabieren, die in ihrem Sichtwortschatz vorhanden waren. Sie konzentrierten sich beim Lesen also bevorzugt auf das visuell-orthographische Schriftbild. Etwa 10% der Kinder hatten starke Probleme beim Aufbau des orthographischen Lexikons. Sie wiesen einen sehr geringen Wortschatz auf und konnten sich die visuell-orthographische Gestalt von Wörtern nicht merken (Kapitel 5). Ihre Fehler bestanden darin, dass sie die Wörter über die Herstellung von Graphem-Phonem-Korrespondenzen lasen, worauf es häufig zu Regularisierungen kam. Eine ausführliche Beschreibung zur Verwendung von Buchstabieraufgaben in der Dyslexie/-dysgraphiediagnostik und -therapie findet sich in Kapitel 11.

Mitterer (1982) untersucht das Lesen von orthographisch-regulären Wörtern, orthographisch-irregulären Wörtern und Pseudowörtern bei Kindern. In beiden Studien zeigte sich übereinstimmend, dass die auffälligen Kinder unabhängig von der Anforderung bevorzugt eine der beiden Routen verwendeten. Einige schwache Leser stützten sich bevorzugt auf das phonologische Rekodieren. Bei ihnen konnte kein Unterschied beim Lesen von Wörtern und Pseudowörtern nachgewiesen werden. Eine andere Gruppe auffälliger Kinder zeigte dagegen gerade beim phonologischen Rekodieren eine deutliche Schwäche.

Rack et al. (1992) finden in einer Gruppenstudie Evidenz dafür, dass bei Entwicklungsdyslexie deutliche Beeinträchtigungen beim Lesen von Pseudowörtern vorliegen. Allerdings zeigten sich in der untersuchten Gruppe individuelle Unterschiede. So konnten einige Kinder Wörter deutlich besser lesen als Pseudowörter, andere wiederum lasen Wörter und Pseudowörter gleichermaßen schlecht.

Eine großangelegte Gruppenstudie zum Auftreten der verschiedenen Schreibstrategien im deutschsprachigen Raum beschreibt May (2002: 72). Die Strategien wurden orientierend mit der Hamburger Schreibprobe (HSP) (May 2002) ermittelt, die in Kapitel 9 beschrieben wird. Als Leistungsdissoziation wurde gewertet, wenn sich die T-Werte der Strategien um 10 T-Werte, also eine Standardabweichung, unterschieden. Untersucht

wurden Kinder des zweiten und vierten Schuljahres. Im zweiten Schuljahr zeigt sich die Bevorzugung der lexikalisch-ganzheitlichen bzw. der sublexikalisch-einzelheitlichen Route bei guten, mittleren und schwachen Schreibern. Bei schwachen Schreibern kommt die einseitige Verwendung einer Route allerdings am häufigsten vor. Meist verwenden schwache Schreiber einseitig die sublexikalisch-einzelheitliche Route, aber auch die einseitige Verwendung der lexikalisch-ganzheitlichen Route ist mit 15% nicht selten (Tab. 8.1)

Im 4. Schuljahr zeigt sich bei den guten Schreibern keine bevorzugte Schreibstrategie mehr, bei mittleren Schreibern nur noch selten. Bei schwachen Schreibern zeigt sich anteilsmäßig das gleiche Bild wie in der zweiten Klasse: Sie verwenden meist einseitig die sublexikalisch-einzelheitliche Route, nicht selten aber auch einseitig die lexikalisch-ganzheitliche Route (Tab. 8.2).

In einer zusätzlich durchgeführten Längsschnittuntersuchung wird zudem überprüft, ob bei Kindern, die verschiedenen Strategieprofilen zugeordnet wurden, eine unterschiedliche Lernentwicklung feststellbar ist (May 2002: 75). Dabei zeigt sich, dass bei Kindern mit dem geringsten Lernfortschritt am häufigsten eine einseitige Verwendung der sublexikalisch-einzelheitlichen Route vorliegt. Auf der anderen Seite wurde beobachtet, dass viele Kinder, die die sublexikalisch-ganzheitliche Route einseitig verwendet haben, einen hohen Lernfortschritt erzielten (Tab. 8.3):

Ho et al. (2004) weisen nach, dass auch im Chinesischen (Kapitel 1) verschiedene Subtypen von Entwicklungsdyslexie vorliegen. In einer groß angelegten Studie untersuchen sie orientierend das Lesen von 146 chinesischen Grundschulkindern mit Entwicklungsdyslexie, die im Mittel 8;3

Tabelle 8.1 Die bevorzugte Schreibstrategie am Ende des 2. Schuljahres (nach May 2002: 72)

n = 400	Gute Schreiber (Beste 25%)	Mittlere Schreiber (Mittlere 75–25%)	Schwache Schreiber (Schlechteste 25%)	Alle Schüler
Keine Bevorzugung	93%	75%	36%	70%
Bevorzugung der subl.-einzelh. Route	2%	19%	49%	22%
Bevorzugung der lexik.-ganzh. Route	5%	6%	15%	8%

Tabelle 8.2   Die bevorzugte Schreibstrategie am Ende des 4. Schuljahres (nach May 2002: 72)

n = 420	Gute Schreiber (Beste 25 %)	Mittlere Schreiber (Mittlere 75 – 25 %)	Schwache Schreiber (Schlechteste 25 %)	Alle Schüler
Keine Bevorzugung	100 %	89 %	49 %	82 %
Bevorzugung der subl.-einzelh. Route	0 %	7 %	39 %	13 %
Bevorzugung der lexik.-ganzh. Route	0 %	4 %	12 %	5 %

Tabelle 8.3   Der Lernfortschritt bei SchülerInnen der Klassen 2 bis 4 bei Kindern mit unterschiedlicher Verwendung der Routen (nach May 2002: 75)

n = 472	Hoher Lernfortschritt	Mittlerer Lernfortschritt	Geringer Lernfortschritt	Alle Schüler
Keine Bevorzugung	25 (40 %)	210 (61 %)	27 (42 %)	262 (56 %)
Bevorzugung der subl.-einzelh. Route	21 (34 %)	116 (34 %)	35 (54 %)	172 (36 %)
Bevorzugung der lexik.-ganzheitl. Route	16 (26 %)	20 (6 %)	2 (3 %)	38 (8 %)
Gesamt	62 (100 %)	346 (100 %)	64 (100 %)	472 (100 %)

Jahre alt waren. Weitere Angaben wie Altersbereich oder Klassenstufe fehlen. Bei einem Subtyp zeigen sich besondere Schwierigkeiten beim Abgrenzen chinesischer Schriftzeichen von Nicht-Schriftzeichen, was Ho et al. als orthographisches Defizit bezeichnen. Bei einem anderen Subtyp kommt es besonders beim schnellen Lesen von Zahlen zu Problemen, was als „Benenndefizit" gewertet wird.

Insgesamt liefern die Einzelfall- und Gruppenstudien überzeugende Evidenz dafür, dass bei Kindern mit Dyslexie / Dysgraphie unterschiedliche Störungsmuster auftreten. Aufgrund dieser Befundlage fordern Klicpera et al. (2003: 155) die Abgrenzung verschiedener Formen entwicklungsbedingter Dyslexien / Dysgraphien im deutschsprachigen Raum.

Unserer Meinung nach sollte auch im deutschen Sprachraum intensiver versucht werden, verschiedene Formen von Schwierigkeiten beim Lesen und Rechtschreiben zu differenzieren. Zumindest im Rechtschreiben sollte es möglich sein, Kinder zu unterscheiden, deren Schwierigkeiten primär darin bestehen, eine Phonemfolge zu analysieren und den Segmenten passende Grapheme zuzuordnen. Diese Form von Lese- und Rechtschreibschwierigkeiten sollte von einer Form abgegrenzt werden können, deren Problem primär im unzureichenden Aufbau orthographischen Wissens besteht (Klicpera et al. 2003: 155).

Individuelle Unterschiede beim funktionalen Ort der Störung

Mittlerweile liegen aus dem deutschsprachigen Raum einige modellorientierte Einzelfallstudien zu Entwicklungsdyslexien/-dysgraphien vor, in denen der funktionale Ort der Störung genau eingegrenzt wird. Allerdings lagen bei allen untersuchten Kindern schwerste Schriftsprachstörungen vor, in denen zahlreiche Verarbeitungskomponenten einer Störung betroffen waren. Ein Vergleich macht dennoch deutlich, dass der funktionale Ort der Störung von Kind zu Kind unterschiedlich lokalisiert sein kann.

Beeinträchtigt: Segmentieren von Wörtern in Phoneme, Segmentieren von Graphemen, Phonemsynthese, phonologischer Buffer, orthographisches Input-Lexikon

Schröder u. Stadie (2003) berichten von dem zehnjährigen O. L., bei dem beim **Lesen** eine einseitige Bevorzugung der sublexikalisch-einzelheitlichen Route vorlag. Bereits bei der visuellen Analyse zeigten sich Probleme. Das Segmentieren von Wörtern in Phoneme gelang nicht. Das Herstellen von Graphem-Phonem-Korrespondenzen, überprüft durch das Benennen von Graphemen, war immerhin bei knapp der Hälfte der überprüften Grapheme korrekt. Massive Probleme lagen beim Synthetisieren von Phonemen vor. Es zeigte sich ebenfalls eine Beeinträchtigung des phonologischen Buffers. Die genannten Störungen führten dazu, dass O. L. ausschließlich buchstabierend las. Die Verwendung der lexikalisch ganzheitlichen Route war nicht möglich. Vermutlich erschwerten die visuellen Probleme und die mangelnde Unterstützung durch die sublexikalisch-einzelheitliche Route den Aufbau des orthographischen Input-Lexikons. Eine Beeinträchtigung des phonologischen Input-Lexikons konnte nicht nachgewiesen werden.

Beeinträchtigt: Segmentieren von Wörtern in Phoneme, Graphem-Phonem-Korrespondenz, Phonemsynthese, phonologischer Buffer, orthographisches Input-Lexikon

Bei dem von Krehnke u. Stadie (2003) untersuchten neunjährigen K. S. zeigte sich beim **Lesen** eine einseitige Bevorzugung der sublexikalisch-einzelheitlichen Route. Wie bei O. L., dem von Schröder u. Stadie (2003) beschriebenen Jungen, gelang K. S. das Benennen von Graphemen relativ gut, während sich in allen anderen Komponenten und Prozessen wie dem Segmentieren von Wörtern in Phoneme, der Phonemsynthese, dem phonologischen Buffer und dem orthographischen Lexikon gravierende Probleme zeigten.

Beeinträchtigt: Segmentieren von Wörtern in Phoneme, Phonemsynthese, phonologischer Buffer, orthographisches Output-Lexikon

Cholewa et al. (2004) berichten von dem 35-jährigen P. T., bei dem sich im Rahmen einer Entwicklungsdysgraphie sowohl beim lexikalisch-ganzheitlichen als auch beim sublexikalisch-einzelheitlichen **Schreiben** starke Probleme zeigten. Es ergaben sich einige Hinweise für eine Bevorzugung der segmentalen Schreibroute. So wurden orthographisch-reguläre Wörter signifikant häufiger korrekt geschrieben als orthographisch-irreguläre Wörter. Insgesamt waren aber beide Schreibrouten nicht voll funktionsfähig. In Bezug auf die sublexikalisch-einzelheitliche Route zeigten sich bereits starke Probleme beim Segmentieren. Das Schreiben von Graphemen nach Diktat gelang relativ gut. Zur Phonemsynthese liegen keine Angaben vor. Der phonologische Buffer war beeinträchtigt. Es zeigte sich ein schwacher Einfluss des orthographischen Output-Lexikons. So wich die Schreibung bei Wörtern weniger stark ab als bei Pseudowörtern.

Verarbeitung von Schriftsprache im Gehirn bei Entwicklungsdyslexie/-dysgraphie

Es ist umstritten, ob die Modellvorstellungen zur Verarbeitung der Schriftsprache anatomisch-funktionale Korrelate haben (siehe Kapitel 2). Wissenschaftler beschäftigen sich seit langem mit der Beantwortung dieser Frage, um den Lese- und Schreibprozess und seine Störungen besser verstehen zu können. Ihr wurde in den letzten Jahren mit verbesserten Messmethoden nachgegangen. Bei diesen Messmethoden handelt es sich um bildgebende Verfahren, die es ermöglichen, die Aktivierung des Gehirns direkt zu beobachten. Eine der einflussreichsten Methoden ist die funktionelle Magnet-Resonanz-Tomographie (fMRT, fMRI), bei der der Wassergehalt in den unterschiedlichen Hirnregionen, der wiederum abhängig vom Blutfluss ist, gemessen wird. Messungen mit fMRI haben eine sehr gute zeitliche Auflösung, die bei ca. 25 ms liegt. Eine weitere Möglichkeit, einen direkten Einblick in die Aktivierung des Gehirns zu erhalten, bietet die Positronen-Emissions-Tomographie (PET), bei der Funktionsstörungen des Sauerstoff- und Glukosehaushalts über radioaktiv markierten Sauerstoff nachgewiesen werden können. Im Vergleich zur fMRT hat die PET eine relativ schlechte zeitliche Auflösung, jedoch eine sehr gute räumliche Auflösung. In einigen Studien werden beide Methoden kombiniert.

Anhand von bildgebenden Verfahren zeigte sich, dass schnelles geübtes Lesen offenbar durch das Zusammenspiel zweier linkshemisphärischer posteriorer Systeme zustande kommt: das eher **sublexikalisch-einzelheitlich verarbeitende temporo-parietale System**, das u. a. den G. angularis, G. supramarginalis und den G. temporalis superior umfasst, und das eher **lexikalisch-ganzheitlich arbeitende okzipito-temporale System**, das u. a. hintere Anteile des G. temporalis inferior einschließt (Pugh et al. 2000, 2001). Das temporo-parietale System unterstützt den Erwerb der Kenntnisse der Beziehungen zwischen orthographischen und phonologischen Formen (Pugh et al. 2001: 482) und verbindet diese Informationen mit morphologischen und lexikalisch-semantischen Informationen. Es läuft im Vergleich zum okzipito-temporalen System stärker kontrolliert ab. Das okzipito-temporale System ermöglicht die schnelle Identifikation von Wörtern (Pugh et al. 2001: 482). Es läuft eher automatisiert ab.

Bei Entwicklungsdyslexie kommt es offenbar zu einer Unterbrechung des Zusammenspiels der beiden posterioren Systeme (Pugh et al. 2000). So zeigt sich bei Erwachsenen mit Entwicklungsdyslexie eine Unteraktivierung temporo-parieto-occipitaler Strukturen, was auf die funktionelle Beeinträchtigung von Gehirnregionen hinweist, in denen visuell aufgenommene orthographische Informationen in phonologische Strukturen übersetzt werden. Die relative Überaktivierung links inferior-frontal ist wahrscheinlich eine kompensatorische Reaktion auf dieses funktionelle Defizit.

Zu der Frage der Verarbeitung von Schriftsprache im Gehirn sind weitere Untersuchungen erforderlich, insbesondere Therapiestudien.

9 Diagnostik

Überblick

Eine effektive Förderung setzt an den individuellen Fähigkeiten und Defiziten eines Kindes an. Das zentrale Thema dieses Buches ist es daher, aufzuzeigen, wie im Bereich Schriftsprache auf der Basis einer gezielten Diagnostik die individuellen Defizite und Fähigkeiten eines Kindes gezielt aufgedeckt und aus ihnen individuelle Therapieziele abgeleitet und erreicht werden können. Dieses Vorgehen wird derzeit zunehmend von Fachleuten gefordert:

> Auch ein individuelles Profil der Fertigkeiten sind für den Schüler und die Eltern von Interesse und eine Analyse, die sich nicht nur auf das Ergebnis, das Leistungsprodukt, bezieht, sondern auf den Prozess, wie dieses Ergebnis zustande gekommen ist. Solche individuellen Lese- bzw. Schreibkonferenzen ..., die seit Jahren von progressiven Pädagogen im angolamerikanischen Raum gefordert werden, dürften auch bei uns – so ist zu hoffen, zunehmend in ihrer Bedeutung erkannt werden... (Klicpera et al. 2003: 155).

In der Praxis ist eine Methodenkombination sinnvoll, nämlich die Verwendung sowohl normbezogener als auch modellgeleiteter Verfahren (De Langen 2001: 150).

Die Diagnostik beginnt mit der Durchführung eines **normbezogenen Diagnostiktests**. Dieser hat zum Ziel, die Lese- und Schreibfähigkeiten eines Kindes im Vergleich zu Kindern gleicher Klassenstufe einzuschätzen. Im deutschsprachigen Raum stehen eine Reihe von Schriftsprachtests zur Verfügung, zu denen Normen verschiedener Alters- bzw. Klassenstufen vorliegen. Diese Tests sind sehr leicht handhabbar. So werden die Aufgaben immer in ihrer Gesamtheit durchgeführt. Die Tests beanspruchen meist wenig Zeit und können häufig als Gruppentests durchgeführt werden. Für die Auswertung genügt die Bestimmung der Fehleranzahl, zur Interpretation der Abgleich mit den Normdaten. Auf der Basis dieser Tests kann allerdings kein Therapieplan erstellt werden, da aus ihnen keine konkreten Therapieziele abzuleiten sind.

Im Anschluss an die normbezogene Diagnostik wird daher eine **modellorientierte Diagnostik** durchgeführt, wenn einer der folgenden Gründe vorliegt:

- bei der normbezogenen Diagnostik zeigen sich Auffälligkeiten,
- es besteht der Verdacht, dass die vermuteten Auffälligkeiten mit dem normbezogenen Test nicht aufgedeckt wurden;
- der Therapeut möchte nach Abschluss der Therapie überprüfen, ob es beim Kind zu strukturellen Veränderungen beim Lesen und / oder Schreiben gekommen ist.

Das Ziel der modellorientierten Diagnostik ist es, die individuellen Defizite und vorhandenen Fähigkeiten eines Kindes aufzudecken. Dazu stehen einige umfangreiche Aufgaben- und Stimulussammlungen zur Verfügung. Sie werden aber nicht in ihrer Gesamtheit durchgeführt. Es ist die Aufgabe des Therapeuten, hypothesengeleitet eine Auswahl an Aufgaben zu treffen. Wenn eine sehr spezifische Fragestellung vorliegt, muss er auch auf Aufgaben bzw. Stimulustypen zurückgreifen, die in der von ihm verwendeten Testbatterie nicht vorhanden sind. Die Interpretation folgt nur indirekt aus den Untersuchungsergebnissen. Der Therapeut muss daher selbstständig Schlüsse aus dem Leistungprofil eines Kindes ziehen.

Die Auswahl der Aufgaben und die Interpretation der Ergebnisse erfordert, dass der Therapeut klare Vorstellungen davon hat, aus welchen Komponenten und Teilprozessen sich der Lese- und Schreibprozess zusammensetzt (Kapitel 3), wie der Lese- und Schreiberwerb abläuft (Kapitel 4) und welche Fehlermuster als Indikatoren für die

Störung eines Prozesses zu werten sind. Die modellorientierte Diagnostik setzt also ein umfangreiches Expertenwissen und einen erfahrenen Untersucher voraus (De Langen 2001: 161, De Bleser et al. 2004). Dies gilt auch, wenn man die Diagnostik computerunterstützt durchführt, z. B. mit dem Expertensystem LEMO (De Bleser et al., 2004). Diese sollte ebenfalls erfahrenen Therapeuten vorbehalten bleiben, die eine modellorientierte Analyse auch ohne Computer durchführen könnten, denn

- die Ergebnisse einer computerunterstützten Diagnostik müssen vom Therapeuten immer auf ihre Plausibilität hin überprüft werden (nicht umgekehrt!);
- der Therapeut muss erkennen, wann orientierende Zusatzuntersuchungen notwendig sind;
- bei der computerunterstützten Diagnostik wird rigide ein Modell zugrundegelegt. Dieses hat, wie jedes Modell, zahlreiche Grenzen, die bekannt sind, und bildet daher den Lese- und Schreibprozess nicht 100 %ig korrekt ab (Kapitel 3). Vorstellungen zur Verarbeitung aus anderen, ebenfalls plausiblen, Modellen finden

also keinerlei Berücksichtigung. Der Therapeut muss sich über die Grenzen des Modells im Klaren sein, um die Lese- und Schreibreaktionen eines Kindes ggf. in einem anderen Modell besser erklären zu können.

Stimmt die Einschätzung des Therapeuten mit dem Ergebnis von LEMO nicht überein, müssen die einzelnen Analyseschritte beider Verfahren genau hinterfragt werden.

Bisher steht im deutschsprachigen Raum kein modellorientiertes Verfahren zur Verfügung, das speziell zum Untersuchen der Schriftsprachfähigkeiten von Kindern konzipiert ist. Die Erfahrungen mit den vorliegenden Diagnostikbatterien zeigen jedoch, dass diese auch bei der Untersuchung von Schulkindern angewendet werden können. Allerdings wurden die Diagnostikbatterien für wissenschaftliche Zwecke entwickelt, nämlich zum Durchführen von wissenschaftlichen Einzelfallstudien. Häufig sind sie daher für die praktische Anwendung zu umfangreich. Normen bei Kindern stehen bislang nicht zur Verfügung.

Normbezogene Diagnostiktests

Die Diagnose von Lese- und Schreibstörungen beginnt i. d. R. mit einer normbezogenen Diagnostik, die dazu dient, durchschnittliche von unterdurchschnittlichen Leistungen abzugrenzen. Die Ergebnisse normbezogener Tests zeigen also die Förderbedürftigkeit eines Kindes, aber sie geben kaum Hinweise auf individuelle Therapieziele. Für eine normbezogene Diagnostik stehen eine Reihe deskriptiver Verfahren zur Verfügung. Ihr jeweiliger Anwendungszeitraum ist meist auf Schulwochen in einer bestimmten Klassenstufe bezogen.

> **!** **Schulwochen** sind die Wochen, in denen Unterricht stattfindet. Die Ferien werden dabei nicht mitgerechnet. Insgesamt gibt es 40 Schulwochen, wobei die erste Schulwoche nach den Sommerferien stattfindet.

Die deskriptiven Verfahren sind meist auf wenige Aufgaben, Stimulustypen und Stimuli pro Stimulustyp beschränkt. Häufig werden sie als Gruppenuntersuchungen durchgeführt und nehmen auch für eine große Gruppe von Kindern nur eine

Zeit von ca. 20 Minuten in Anspruch. Den Tests liegen, wenn überhaupt, nur grobe Kriterien für die Auswahl der Stimuli zugrunde. Stimuluseigenschaften, die nachweislich das Lese- und Schreibverhalten beeinflussen, wie Frequenz (hochfrequent, niedrigfrequent), Länge (kurz, lang), morphologische Komplexheit (morphologisch einfache Wörter, Derivate, Komposita), Wortkategorie (also Nomen, Verb, Adjektiv, Funktionswörter) usw. (Kapitel 3, 4, 5 u. 10) werden meist unsystematisch variiert.

Häufig werden folgende Aufgaben verwendet:
- leises Lesen,
- lautes Lesen,
- Wort-Bild-Zuordnungsaufgaben,
- Schreiben von Wörtern nach Diktat.

Für die Durchführung der Aufgaben steht entweder unbegrenzt Zeit zur Verfügung oder es wird eine zeitliche Grenze festgelegt. Die Auswertung erfolgt, indem die Anzahl der Wörter ermittelt wird, die ein Kind aus einer Liste korrekt lesen, zuordnen oder schreiben kann. In einzelnen Tests wird auch die zeitliche Dauer bis zum Lösen der Aufgabe dokumentiert und gilt als wichtiges Kriterium für die Diagnostik. Bei den meisten Tests erfolgt allerdings keine Zeitmessung.

Die Auswertung dauert nur wenige Minuten. Sie besteht aus dem Zusammenzählen der korrekten oder fehlerhaften Reaktionen. Eine Abstufung bezüglich der Fehlerqualität, z.B. in sehr starke, mittelgradige oder leichte Abweichungen von der Zielform, erfolgt nicht. Einige Tests bieten zwar auch eine qualitative Auswertung, indem sie Kriterien dafür angeben, wann ein Fehler z.B. als orthographisch oder als phonologisch eingestuft werden soll, um ein Kind so einem bestimmten „Fehlertyp" und damit einer Lese- oder Schreibstrategie zuzuordnen. Diese qualitative Analyse ist jedoch bei keinem der bisher vorliegenden Tests auf ihre Validität hin untersucht (Deimel 2002b: 151).

Zur Interpretation stehen Normtabellen zur Verfügung. Mit diesen kann eingeschätzt werden, ob ein Kind relativ viele Fehler produziert oder nicht. Liest ein Kind z.B. sieben von zwanzig vierbuchstabigen Pseudowörtern korrekt, so erscheint dies auf den ersten Blick als eine sehr schlechte Leistung. Lesen aber die meisten vergleichbaren Kinder nicht sieben, sondern kein einziger der dargebotenen Pseudowörter korrekt, handelt es sich bei sieben korrekt gelesenen Pseudowörtern

um eine überdurchschnittlich gute Leistung. Diese Normtabellen geben Aufschluss über die typischen Leistungen bei den verwendeten Stimuli und Aufgaben bei vergleichbaren Kindern. In den meisten Tests wird ein Bezug zur Klassenstufe oder zum chronologischen Alter hergestellt. Dazu wird untersucht, wie viele Test-Items im Durchschnitt (Mittelwert, Standardabweichung) von den Kindern der gleichen Klassenstufe oder des gleichen Alters korrekt gelesen bzw. geschrieben werden. Liegen die Leistungen eines Kindes im Bereich der Altersnorm, geht man von einer durchschnittlichen Leistung aus. Liegen sie überzufällig deutlich unterhalb der Alternorm wird eine Entwicklungsdyslexie/-dysgraphie diagnostiziert. Ist die Normierung älter als zehn Jahre, kann der Test allerdings nicht mehr uneingeschränkt empfohlen werden (Deimel 2002b: 150). Bei der Auswahl eines Tests sollte darauf geachtet werden, dass er den aktuellen Rechtschreibregeln entspricht. Dies ist bei den Lesetests in Bezug auf die Darbietung wichtig, aber natürlich auch bei den Lese- und Schreibtests in Bezug auf die Normierung.

In den Tabellen auf den folgenden Seiten sind einige deutschsprachige normbezogene Schriftsprachtests dargestellt:

Vorschulalter: Überprüfung der phonologischen Bewusstheit

Bielefelder Screening zur Früherkennung von Lese-Rechtschreibschwierigkeiten (BISC) (Jansen et al. 2002)

Zeitpunkt der Durchführung	10 und 4 Monate vor der Einschulung
Aufgaben	• Wort-Vergleich-Suchaufgabe (dem Kind wird ein Arbeitsblatt vorgelegt, auf dem oben ein Wort steht, darunter vier andere Wörter, von denen eines dem Zielwort entspricht. Es soll das Zielwort identifizieren, z. B. *Floh – Dach Fein Floh Rose*) • Reimen (Das Kind soll beurteilen, ob 10 auditiv dargebotene Paare aus Wörtern, Pseudowörtern oder einem Wort und einem Pseudowort sich reimen, z. B. *Bäume – Träume, Alibamm – Läusekamm*) • Silben-Segmentieren (das Kind soll ein in normaler Geschwindigkeit vorgesprochenes Wort silbisch nachsprechen, Stimuli sind 10 zwei- bis dreisilbige Wörter unterschiedlicher Silbenkomplexität und unterschiedlicher morphologischer Komplexität, z. B. *finden, Kin-der, Brief-mar-ke*) • Laut-zu-Wort (das Kind soll entscheiden, ob in einem Wort eine bestimmte Silbe, bestehend aus einem Vokal oder Diphthong, vorkommt, 10 zwei- bis dreisilbige Stimuli, z. B. *i-Igel, i-Ahorn*) • Laute-Assoziieren (Ein Wort wird in getrennten Lautketten vorgesprochen, und soll einem von vier Bildern zugeordnet werden, z. B. *Ei-s – Eimer, Eis, Glas, Rakete*) • Pseudowörter-Nachsprechen (Das Kind soll 10 vier- bis fünfsilbige Pseudowörter unterschiedlicher Silbenkomplexität nachsprechen, z. B. *Zip-pel-zack*) • Schnelles-Benennen-Farben (schwarz/weiß Objekte) (Das Kind soll Farben bei verschiedenen Abbildungen von Obst- und Gemüsesorten benennen, wobei die Zeit gestoppt wird) (24 Items) • Schnelles-Benennen-Farben (farbig inkongruente Objekte) (wie vorheriger Punkt, nur passen die Farben nicht zu den abgebildeten Obst- und Gemüsesorten) (24 Items)
Durchführung	ca. 20 Minuten
Auswertung	• wenige Minuten • Die Reaktionen werden ausschließlich als „richtig" oder „falsch" bewertet • Die Anzahl der richtigen Reaktionen wird für die einzelnen Aufgaben ermittelt und in ein Diagramm im Protokollbogen eingetragen, in dem der Risikobereich durch graue Schraffierung markiert ist.
Interpretation	• Bei vier Risikopunkten besteht Verdacht auf Entwicklung von Problemen im Schriftsprachbereich
Testgüte	• standardisiert • normiert • validiert
Normierung	• Zeitpunkt: 1987 (!) • Untersuchung: 10 Monate vor Schuleintritt: 1.120 Kinder • Untersuchung: 4 Monate vor Schuleintritt: 1.120 Kinder
Ableitung konkreter Therapieziele	• nicht möglich (nur ganz allgemein: Training der phonologischen Bewusstheit)

Schulalter: Überprüfung der Lesefähigkeit

Hamburger Lesetest für 3. und 4. Klassen (HAMLET 3 – 4) (Lehmann et al. 1997)

Zeitpunkt der Durchführung	• 3. Klassenstufe, Ende • 4. Klassenstufe, Ende
Aufgaben	• Worttest O40 (40 Wortzuordnungen zu je 4 Bildern, keine systematischen Kriterien, meist hochfrequente Wörter, z. B. *Vogel, Schlüssel, Schmetterling*; aber: *Zwillinge*) • Lesesinnverständnis-Test (10 Sach-, Gebrauchs- und Erzähltexte mit jeweils vier Fragen im Multiple-Choice-Verfahren)
Durchführung	• Gruppentest • 2 Schulstunden à 45 Minuten
Auswertung	• ca. 5 Minuten • Leseverständnistest: Anzahl der in 5 Minuten erfolgten korrekten Wort-Bild-Zuordnungen
Interpretation	• über Prozentrang
Testgüte	• standardisiert • normiert
Normierung	• Zeitpunkt: 1995 • Größe der Normstichprobe: 1704 – 1770
Ableitung konkreter Therapieziele	• nicht möglich

Salzburger Lese- und Rechtschreibtest, Leseteil (Landerl et al. 1997)

Zeitpunkt der Durchführung	• 1. Klassenstufe, zweites Halbjahr • 2. Klassenstufe, erstes Halbjahr • 2. Klassenstufe, zweites Halbjahr • 3. Klassenstufe • 4. Klassenstufe
Aufgaben	**Aufgaben zur Überprüfung der sublexikalisch-einzelheitlichen Verarbeitung** • lautes Lesen von wortunähnlichen zwei- und dreisilbigen Pseudowörtern (24, z. B. *toki, rosoti, mukatal*) und wortähnlichen Pseudowörtern (30, aus existieren-den Wörtern durch Vertauschung der Wortanfänge gebildet, z. B. *Natze, jaße, Sase*). Keine Angaben dazu, ob die Wortähnlichkeit durch eine Einschätzung überprüft wurde **Aufgaben zur Überprüfung der lexikalisch-ganzheitlichen Verarbeitung** • lautes Lesen von häufigen Wörtern 30, z. B. *Katze, viel, Zeit*), zusammengesetzten Wörtern (11, z. B. *Schultasche, Rechtschreibheft*), Texten • lautes Lesen von Texten
Durchführung	• ca. 10 – 20 Minuten • nicht als Gruppentest durchführbar • Messung der Lesezeit pro Subtest (nicht pro Item!) mit Stoppuhr
Auswertung	• Lesezeit pro Subtest (gerundet auf Sekunden) • Anzahl der korrekt gelesenen Wörter pro Subtest
Interpretation	• über Normtabellen (für Fehlerzahl) • über Normtabellen und Prozentränge (für Lesezeit) • Kritik (Deimel 2002b:155): keine genauen Normen für Anzahl der Lesefehler, Normtabellen für zu langen Zeitraum (ganze dritte bzw. vierte Klasse)
Testgüte	• standardisiert • normiert • validiert
Normierung	• keine Angaben zum Zeitpunkt der Normierung • mehr als 1600 Kinder der 1.–4. Klasse in Stadt und Land Salzburg (die genaue Anzahl variiert bei den einzelnen Subtests)
Ableitung konkreter Therapieziele	• nur grobe Richtlinien: „Weisen die Testergebnisse ... auf Defizite beim synthetischen Lesen hin, so sollte sich die Förderung auf diesen Bereich konzentrieren, liegen dagegen Defizite bei der automatischen, direkten Worterkennung vor, so sind Übungen angezeigt, wel-che die Lesegeschwindigkeit erhöhen (Landerl et al. 1997:52)"

Würzburger Leise Leseprobe (Küspert u. Schneider 1998)

Zeitpunkt der Durchführung	• 1. Klassenstufe, letzte 2 Monate • 2. Klassenstufe, letzte 2 Monate • 3. Klassenstufe, letzte 2 Monate • 4. Klassenstufe, letzte 2 Monate
Aufgaben	• Wort-Bild-Zuordnung (ein geschriebenes Wort soll einem von vier Bildern zuge-ordnet werden, 140 ein- bis viersilbige Wörter, z. B. *Giraffe, Affe, Küken, Fußball, Wasserhahn, schlafen, Radieschen, Linie*) • Ablenker: ein phonologischer und ein semantischer Ablenker
Durchführung	• Gruppentest • 5 Minuten
Auswertung	• Anzahl der in fünf Minuten korrekt gelesenen Items
Interpretation	• Prozentrang
Testgüte	• standardisiert • normiert • validiert
Normierung	• 1997 • Größe der Normstichprobe: 646–757
Ableitung konkreter Therapieziele	• nicht möglich

Züricher Lesetest (ZLT) (Linder u. Grissemann 2003) *

Zeitpunkt der Durchführung	• 2. bis 6. Schuljahr, jeweils am Ende des ersten Quartals
Aufgaben	• lautes Lesen von Buchstaben (24 Kleinbuchstaben, 6 Umlaute und Diphthonge, 6 Buchstabengruppen 24 Großbuchstaben) • lautes Lesen von 40 ein- und zweisilbigen morphologisch einfachen Funktions- und Inhaltswörtern (z. B. *in, weiter, Säbel, droben, Borsten, sprudeln, Körbe, Lieder, laufen*) • lautes Lesen von 16 morphologisch-komplexen Wörtern (z. B. *Werkbank, Flieder-busch, Heubündel*) • lautes Lesen von Geschichten • Nachsprechen von systematisch variierten 3- bis 6-silbigen Pseudowörtern (Mottiertest)
Durchführung	• Gruppentest
Auswertung	• getrennte Prozentrangwerte für die Lesezeit und die Lesefehler
Interpretation	• Prozentrang
Testgüte	• standardisiert • normiert • Reliabilität nachgewiesen
Normierung	• 1967(!) für das 2. bis 6. Schuljahr • 1973 / 1974 für das 2. und 3. Schuljahr • ist zwar 2000 neu herausgekommen, enthält aber immer noch die alten Nor-men, sodass Deimel (2002b:155) von einer Anwendung dringend abrät
Ableitung konkreter Therapieziele	• nicht möglich

* **Stark veraltete Normierung und veralteter Wortschatz bei ZLT!**

Schulalter: Überprüfung der Rechtschreibfähigkeit

Diagnostischer Rechtschreibtest (DRT) (Müller 2004)

Zeitpunkt der Durchführung	• 1. Klassenstufe, Ende bis 2. Klassenstufe, erste drei Monate (DRT 1) • 2. Klassenstufe, letzte zwei Monate (DRT 2) • 3. Klassenstufe, erste zwei Monate (DRT 2) • 3. Klassenstufe, letzte vier Monate (DRT 3) • 4. Klassenstufe, erste drei Monate (DRT 3) • 4. Klassenstufe, Oktober bis Januar (DRT 4) • 5. Klassenstufe, Oktober bis Januar (DRT 5)
Aufgaben	• Lückendiktat: DRT 1: 16 Wörter, z. B. *Opa, ist, Zeit, Wunde, gekauft, für, Kinder* DRT 2: 32 Wörter, z. B. *gleich, Suppe, Stricknadel, gebrochen, gräbt*
Durchführung	• Gruppentest • 25 – 35 Minuten

Auswertung	• quantitativ: Anzahl falsch geschriebener Wörter (1 – 2 Minuten)
	• qualitativ (2 – 6 Minuten): Unterteilung der Fehler in
	  – Fehler gegen die Lauttreue („Wahrnehmungsfehler") (Kapitel 4);
	  – Fehlerarten: Auslassung, Hinzufügung, falsche Reihenfolge von Buchstaben
	  – Regelfehler (nicht hörbare Fehler, die gegen die deutsche Rechtschreibung verstoßen);
	  – Fehlerarten: Verstoß gegen Groß-, Kleinschreibung, Dehnung-, Dopplungsregel (*schwiehmen – schwimmen, seinnem – seinem*); Ableitungsfehler (*treumt – Traum*), St-Fehler (*schtopfen – stopfen*);
	  – Merkfehler (Falschschreibung von Wörtern, die in Fibeln sehr häufig vorkommen, z. B. *bild, bleib, hand, steh, suppe*);
	  – andere Fehler

Interpretation	• quantitativ: Prozentrang
Testgüte	• standardisiert • normiert • Reliabilität nachgewiesen
Normierung	• 1982 • Normstichprobe: 3.484
Ableitung konkreter Therapieziele	nur grobe Richtlinien: • Förderung soll sich auf Behebung der Fehlerschwerpunkte richten (Müller 2004:33) • Schwerpunkt Merkfehler: wiederholte Darbietung häufiger Wörter und Wortteile • Schwerpunkt Wahrnehmungsfehler: genauere Diagnostik nötig • Schwerpunkt Regelfehler: Üben von Rechtschreibregeln

Salzburger Lese- und Rechtschreibtest, Rechtschreibteil (Landerl et al. 1997)

Zeitpunkt der Durchführung	• 1. Klassenstufe, zweites Halbjahr • 2. Klassenstufe, erstes Halbjahr • 2. Klassenstufe, zweites Halbjahr • 3. Klassenstufe • 4. Klassenstufe
Aufgaben	• Schreiben von Wörtern nach Diktat (1. und 2. Klassenstufe: 25 Wörter, 3. und 4. Klassenstufe: 49 Wörter, z. B. *Hand, Wälder, Sack, versuchen, Kerze, Vorraum*)
Durchführung	• Dauer: 20 – 30 Minuten

Auswertung	• quantitativ: Anzahl der Fehler
	• qualitativ: Unterscheidung folgender Fehlerarten:
	  – nicht lauttreue Fehler (Fehlertyp N)
	  – orthographische Fehler (Fehlertyp O)
	  – Verstöße gegen die Groß- und Kleinschreibung (Fehlertyp G)

Interpretation	• Prozentrang für O-Fehler • kritischer Wert (PR 10) für G- und N-Fehler • Normtabellen für zu großen Zeitraum (ganze dritte bzw. vierte Klasse) • nur sehr grobe Normen (Prozentrangbänder) • nicht empfehlenswert (Deimel 2002b:151)
Normierung	• keine Angaben zum Zeitpunkt der Normierung • mehr als 1600 Kinder der 1. – 4. Klasse in Stadt und Land Salzburg (die genaue Anzahl variiert bei den einzelnen Subtests)
Testgüte	• standardisiert • normiert • validiert
Ableitung konkreter Therapieziele	nur grobe Richtlinien: • N-Fehler: Probleme bei Phonemsegmentation und/oder Kenntnis der GPKs → Lautanalyse, Schreibübungen zum lautorientierten Schreiben, Schreiben von Pseudowörtern, Zusammensetzen von Plastik- oder Holzbuchstaben • O- und G-Fehler: Probleme beim Aufbau von Regelwissen und beim Aufbau des orthographischen Lexikons → Training von Rechtschreibregeln, syllabierendes Mitsprechen, Rechtschreibkartei

Hamburger Schreib-Probe (HSP) (May 2002)

Zeitpunkt der Durchführung	• 1. Klassenstufe, sechster/siebter Schulmonat (HSP 1+) • 1. Klassenstufe, letzte zwei Monate (HSP 1+) • 2. Klassenstufe, Dezember/Januar (HSP 1+) • 2. Klassenstufe, letzte drei Monate der zweiten Klasse (HSP 2+) • 3. Klassenstufe, letzte drei Monate der dritten Klasse (HSP 3+) • 4. Klassenstufe, fünfter/sechster Schulmonat (HSP 4/5) • 4. Klassenstufe, letzte drei Monate (HSP 4/5) • 5. Klassenstufe, erste drei Monate (HSP 4/5) • 5. bis 7. Klassenstufe, jeweils die letzten drei Monate (HSP 5–9) • 9. Klassenstufe, die letzten drei Monate (HSP 5–9)
Aufgaben	• Lückendiktat, z. B. *Baum, Fahrrad, fliegt* (HSP1+) • Schreiben von isoliert dargebotenen Wörtern nach Diktat
Durchführung	• Gruppentest
Auswertung	• quantitativ • orientierende qualitative Auswertung: Unterscheidung verschiedener Rechtschreibstrategien an „Lupenstellen" (minimal 7 Items pro Strategie) • alphabetisch • orthographisch • morphematisch
Interpretation	• Prozentrang für jede Strategie (bei 7 Items fragwürdig)
Normierung	• 1987–1993 • veraltete Normierung, die um ca. 5 T-Punkte zu leicht ist (Deimel 2002b:151) • Größe der Normstichprobe: 577–996 (HSP 1+), 1.470 (HSP 2+), 1.188 (HSP 3+), 946–1.623 (HSP 4/5), 804–1.212 (HSP 5–9)
Testgüte	• standardisiert • normiert • Reliabilität
Ableitung konkreter Therapieziele	nur grobe Richtlinien mit vielen Beispielen für die Förderung der verschiedenen Strategien

Modellorientierte Diagnostik

Überblick

Die modellorientierte Diagnostik ermöglicht die individuelle und differenzierte Planung von Therapiezielen. Sie kann auch genutzt werden, um Erfolge oder Lernplateaus zu erkennen und um Therapieerfolge zu kontrollieren. Im Gegensatz zu den normbasierten Tests können mit modellorientierten Tests auch strukturelle Veränderungen nachgewiesen werden, die nach einer Therapie auftreten, und zwar auch wenn sich die Fehleranzahl womöglich (noch) nicht verändert hat. Der Grund hierfür ist, dass Einflussfaktoren wie Frequenz, Wortlänge usw. bei den Stimuli genau kontrolliert sind. Zudem steht zu jedem Stimulustyp eine ausreichende Anzahl vergleichbarer Testitems zur Verfügung. Beide Punkte führen dazu, dass eine sehr genaue und aussagekräftige Fehleranalyse möglich ist, denn die Art der Fehler kann eindeutig auf die spezifische Verarbeitung bei bestimmten Wortmerkmalen zurückgeführt werden, und damit von unkontrollierten Stimuluseigenschaften abgegrenzt werden.

In der Praxis muss allerdings ein Mittelmaß zwischen einer sehr differenzierten und statistisch zuverlässigen modellorientierten Diagnostik mit vielen Aufgaben und Items, die äußerst zeitaufwändig ist, und der kaum differenzierenden, für die Therapieplanung nicht nutzbaren Diagnostik normbasierter Tests gefunden werden.

Die modellorientierte Diagnostik wird auf der Basis eines kognitiven Verarbeitungsmodells durchgeführt. In der Klinik und Praxis wird meist das Zwei-Wege-Modell des Lesens und Schreibens verwendet (Kapitel 3). Um zu ermitteln, wo der funktionale Ort einer Störung liegt, wird hypothesengeleitet vorgegangen, sodass das Ergebnis einer Untersuchung die Auswahl weiterer Untersuchungen steuert.

Standardisierte Testbatterien

Testbatterien, die für eine modellorientierte Diagnostik zur Verfügung stehen, enthalten immer eine umfangreiche Aufgaben- und Stimulussammlung, mit der einzelne Komponenten bzw. Teilprozesse des Lesens bzw. Schreibens überprüft werden können. Die bisher vorliegenden Batterien wurden ausnahmslos für erworbene Dyslexien/Dys-

graphien entwickelt. Folgende modellorientierte Diagnostiktests können zur Untersuchung von Schriftsprachstörungen verwendet werden:

! Modellorientierte Diagnostikverfahren zur Untersuchung der Schriftsprache:
- LEMO Lexikon modellorientiert, Einzelfalldiagnostik bei Aphasie, Dyslexie und Dysgraphie (Stadie et al. 1994, De Bleser et al. 1997, De Bleser et al. 2004)
- Materialien zur neurolinguistischen Aphasiediagnostik. Visuelles Sprachverständnis: Wortbedeutungen (Blanken 1996)
- Psycholinguistic Assessments of Language Processing in Aphasia (PALPA), Reading and Spelling (Kay et al. 1992)
- Supplement Lesen (Arbeitsversion) (Poeck u. Göddenhenrich 1988, Klingenberg 1990) zum Aachener Aphasie-Test (AAT)
- Neurolinguistische Untersuchung der Schriftsprache (De Langen 1988, 2001)

Anwendung von LEMO bei Erwachsenen

Die einzige der oben genannten Testbatterien, die bisher für die Untersuchung kindlicher Dyslexien/Dysgraphien herangezogen wird, ist LEMO. Sie ermöglicht es, die verschiedenen Routen und Komponenten des Zwei-Wege-Modells (Kapitel 3) gezielt zu überprüfen. Sie ist für die Grundlagenforschung von enormer Bedeutung, da ihre systematische Anwendung in Einzelfallstudien zu vergleichbaren Ergebnissen führt. Zudem liegen Orientierungswerte von 20 geübten Sprechern vor. Insofern ermöglicht es LEMO bei der Diagnostik entwicklungsbedingter Dyslexien/Dysgraphien bei erwachsenen Personen, in den einzelnen Aufgaben Abweichungen vom **normalen Leistungsniveau** zu ermitteln. Das normale Leistungsniveau lag bei allen Tests bei mindestens 90,1 % korrekter Reaktionen (De Bleser et al. 2004: 22).

 Der **Normbereich** kann unterschiedlich definiert sein, entweder über eine Vergleichsgruppe oder über einen kritischen Wert, der allerdings insofern willkürlich ist, als keine externen Kriterien dafür vorliegen, warum gerade bei ihm eine Grenze angenommen wird. Bei der Überprüfung von Leistungen, die auf einem Kontinuum liegen, wie dies beim Lesen und Schreiben der

Fall ist, wird häufig das 90%-Kriterium eingesetzt, um gute und schlechte Leistungen trennscharf und nach objektiven Kriterien voneinander abgrenzen zu können.

Der **Ratebereich** hängt von der Anzahl an Auswahlmöglichkeiten ab. Bei einer Aufgabe, die eine Ja-Nein-Entscheidung erfordert, wie das lexikalische Entscheiden, liegt er bei 50%, da zwei Auswahlmöglichkeiten zugelassen sind. Bei einer Wort-Bild-Zuordnungsaufgabe, bei der drei Bilder zur Auswahl stehen, liegt er bei 33%, bei vier Bildern bei 25%. Wenn die Leistung unterhalb des Ratebereichs liegt, muss überprüft werden, ob das Kind systematisch eine falsche Lösungsstrategie verfolgt (De Bleser et al. 2004: 23f).

Anwendung von LEMO bei Kindern

LEMO wurde in Teilen bereits für die Diagnostik entwicklungsbedingter Schriftsprachstörungen bei Kindern verwendet (Schröder u. Stadie 2003, und Krehnke u. Stadie 2003), wobei die LEMO-Aufgaben durch weitere Aufgaben ergänzt wurden. Die Schwierigkeit bei der Auswertung der Daten besteht allerdings darin, dass bei Kindern nicht bei jeder Komponente von einem **normalen Leistungsniveau** von 90,1% korrekter Reaktionen ausgegangen werden kann, da die Komponenten ja altersbedingt teilweise noch nicht ausgereift sind. Es ist also für ein bestimmtes Alter „normal", wenn die Leistung unterhalb von 90,1% liegt.

Auf der anderen Seite ist es in Anbetracht der starken interindividuellen Variabilität in Bezug auf die Schriftsprachleistungen im Schriftspracherwerb schwer, das „normale Leistungsniveau" für einzelne Komponenten zu bestimmen. Schröder u. Stadie (2003) ziehen daher in ihrer Untersuchung ein **Kontrollkind** heran und bestimmen die Leistungen des Kindes mit Entwicklungsdyslexie in Relation zu diesem Kontrollkind. Krehnke u. Stadie (2003) vergleichen die Leistungen des von ihnen untersuchten leseauffälligen Kindes mit den Leistungen zweier Kontrollkinder. Die Kontrollkinder hatten jeweils eine vergleichbare Leseerfahrung, ein vergleichbares chronologisches Alter, das gleiche Geschlecht wie das untersuchte Kind, und waren auch in Bezug auf die sonstige Entwicklung mit dem untersuchten Kind vergleichbar. Die Tabelle 9.**1** (S. 95) gibt einen Überblick darüber, aus welchen Teilen LEMO besteht.

Bisher wird keine der oben genannten Diagnostiken routinemäßig für die Diagnostik und Therapie entwicklungsbedingter Dyslexien/Dysgraphien eingesetzt, obwohl dies prinzipiell möglich wäre. Dies gilt auch für LEMO. Ein Grund dafür, warum LEMO bisher kaum in der therapeutischen Praxis für kindliche Dyslexien/Dysgraphien eingesetzt wird, liegt sicher darin, dass die Auswertung und Interpretation hohe Anforderungen an den Therapeuten stellt und ein großes Fachwissen erfordert. Auf der anderen Seite sollte eine hohe Fachkompetenz in der Dyslexie- und Dysgraphietherapie eigentlich eine Selbstverständlichkeit sein. So weist auch Cholewa (2004: 137) darauf hin, dass „die Komplexität von Fehleranalysen lediglich die Komplexität der kognitiven Prozesse widerspiegelt, die der Verarbeitung und dem Erwerb von Schriftsprache zugrunde liegen".

Ein weiterer Grund dafür, dass die oben genannten Tests für entwicklungsbedingte Schriftsprachstörungen kaum angewendet werden, dürfte aber auch darin liegen, dass diese Tests nicht speziell für die Probleme entwicklungsbedingter Dyslexien/Dysgraphien entwickelt wurden. So wurden die Stimuli nicht systematisch in Bezug auf den kindlichen Laut- oder Schriftspracherwerb ausgewählt. Zudem fehlen einige wichtige Aufgaben, die zur Untersuchung kindlicher Dyslexien/Dysgraphien zentral sind, z.B. Aufgaben zur Orthographie. Auch die Stimulusanzahl ist für die Untersuchung von Kindern teilweise sehr hoch angesetzt.

Tabelle 9.1   Die Aufgaben und Stimuli von LEMO im Überblick

	Stimulustyp	n
Diskriminieren	von Neologismenpaaren, auditiv	72
	von Wortpaaren, auditiv	72
	von Neologismenpaaren, visuell	72
	von Wortpaaren, visuell	72
Lexikalisches Entscheiden	Wort/Neologismus, auditiv	80
	Wort/Neologismus, visuell	80
	mit Wörtern und pseudohomophonen Neologismen, visuell	80
Nachsprechen	von Neologismen	40
	von Wörtern	40
	von Fremdwörtern	20
	mit umgekehrter Phonemabfolge	40
	mit Hinzufügung des Artikels	60
	von Nomina, Adjektiven, Funktionswörtern	90
Lesen	von Neologismen	40
	von regelmäßigen Wörtern	40
	von regelmäßigen und unregelmäßigen Wörtern	60
	intern: lexikalisches Entscheiden phonologisches Wort/Neologismus	80
	Reime finden nach orthographischer Vorgabe	45
	von Nomina, Adjektiven, Funktionswörtern	90
Schreiben nach Diktat	von Neologismen	40
	von regelmäßigen und unregelmäßigen Wörtern	40
	von Nomina, Adjektiven, Funktionswörtern	90
Sprachverständnis	auditives Wort-Bild-Zuordnen	20
	visuelles Wort-Bild-Zuordnen	20
	auditives Synomymie-Entscheiden	40
	visuelles Synonymie-Entscheiden	40
	auditives Synonymie-Entscheiden mit sem. Ablenker	40
	visuelles Synonymie-Entscheiden mit sem. Ablenker	20
	Wort-Bild-Zuordnen: homophone Allographen	20
Benennen	mündlich	20
	schriftlich	20
	Reime finden nach Bildvorgabe	20
	von homophonen Allographen, schriftlich	20

95

10 Modellorientierte Diagnostik bei kindlichen Dyslexien / Dysgraphien

Überblick

Bei der modellorientierten Diagnostik wird die Entstehung bestimmter Fehlermuster beim Lesen bzw. Schreiben auf der Basis von kognitiven Wortverarbeitungsmodellen (Kapitel 3) erklärt.

Die Grundlagen der modellorientierten Diagnostik und Therapie im Überblick (Zusammenfassung der bisherigen Kapitel)

! Bei der modellorientierten Diagnostik und Therapie hat der Therapeut feste Vorstellungen davon, wie das Lesen und Schreiben genau abläuft. Diese Vorstellungen werden in Form von Verarbeitungsmodellen beschrieben (Kapitel 2, 3). Ein Verarbeitungsmodell, das in der klinischen Praxis routinemäßig zur Diagnostik und Therapie eingesetzt wird, ist das **Zwei-Wege-Modell** (Kapitel 3). Nach diesem Modell erfolgt das Lesen und Schreiben durch das Zusammenspiel verschiedener kognitiver **Komponenten und Teilprozesse**. Es erfolgt über zwei voneinander unabhängige Routen: die sublexikalisch-einzelheitliche und die lexikalisch-ganzheitliche Route (Kapitel 3). Bei der Verarbeitung über die **sublexikalisch-einzelheitliche Route** wird ein Wort beim lauten Lesen Graphem für Graphem, beim Schreiben Phonem für Phonem abgearbeitet und es werden **Graphem-Phonem-** (Lesen) bzw. **Phonem-Graphem-Korrespondenzen** (Schreiben) hergestellt. Die aktivierten Grapheme bzw. Phoneme werden kurzfristig im **Buffer** gespeichert und können anschließend schrift- bzw. lautsprachlich realisiert werden. Auf diese Weise können Wörter und Pseudowörter gelesen bzw. geschrieben werden. Da bei dieser Route kein Abgleich mit dem Lexikon erfolgt, ist schnelles lexikalisches Entscheiden bei einseitiger Verwendung dieser Route nicht möglich.

Beim **geübten Lesen und Schreiben** (Kapitel 3) sind Wörter in mentalen Lexika repräsentiert, in denen Informationen zur Wortform langfristig gespeichert sind. Bei der Verarbeitung über **die lexikalisch-ganzheitliche Route** können vertraute Ganzwortformen von Wörtern in den Lexika aktiviert werden. Die Wortbedeutungen sind im **semantischen System** repräsentiert. Die Aktivierung einer Wortform im **orthographischen Input-Lexikon** führt in der Regel unmittelbar zur Aktivierung der zugehörigen Wortbedeutung im semantischen System. Pseudowörter können nicht über die lexikalisch-ganzheitliche Route abgerufen werden, da sie keinen lexikalischen Eintrag haben. Über den Abgleich mit dem orthographischen Input-Lexikon ist schnelles lexikalisches Entscheiden bei visuell vorgegebenen Wörtern und Pseudowörtern möglich. Das Wortwissen über die korrekte Schreibweise von Wörtern ist im **orthographischen Output-Lexikon** gespeichert.

Bereits vor dem **Schriftspracherwerb** verfügen Kinder i.d.R. über ein sehr gut ausgebautes **phonologisches Lexikon**, über das auditiv dargebotene Wörter verstanden (phonologisches Input-Lexikon) oder gesprochen (phonologisches Output-Lexikon) werden können (Kapitel 4). Die anderen Komponenten reifen im Verlauf des Schriftspracherwerbs heran (Kapitel 4), sodass die sublexikalisch-einzelheitliche und die lexikalisch-ganzheitliche Route zunehmend automatisiert werden.

Die Entwicklung der Komponenten und Teilprozesse ist bei **Entwicklungsdyslexie/-dysgraphie** (Kapitel 5) beeinträchtigt. Welche Komponenten bzw. Teilprozesse beeinträchtigt sind, kann von Kind zu Kind unterschiedlich sein (Kapitel 8). Es können ein oder mehrere Komponenten bzw. Teilprozesse beeinträchtigt sein. Je nachdem, welche Komponenten bzw. Teilprozesse beeinträchtigt sind, zeigen sich in der Diagnostik unterschiedliche Störungsmuster und es müssen unterschiedliche Therapieziele geplant werden.

Die folgenden Tabellen geben einen Überblick darüber, wie man die Funktionsfähigkeit der Routen (Tab. 10.**1**) bzw. der verschiedenen Komponenten (Tab. 10.**2** und 10.**3**) erkennen kann:

Tabelle 10.**1** Indikatoren für die Funktionsfähigkeit der beiden Routen beim unbeeinträchtigten geübten Lesen und Schreiben

Aufgabe	Verarbeitung über die sublexikalisch-einzelheitliche Route möglich	Verarbeitung über die lexikalisch-ganzheitliche Route möglich
Lexikalisches Entscheiden		+
Lautes Lesen/Schreiben nach Diktat	Pseudowörter: +	Wörter: +
Bedeutung beschreiben		+

Tabelle 10.**2** Die Überprüfung der Funktionsfähigkeit der Komponenten des Lesesystems

Komponente	Aufgabe (Beispiel)
Orthographisches Input-Lexikon	• Lexikalisches Entscheiden, visuell
Semantisches System	• Bedeutung beschreiben nach visueller Vorgabe
Phonologisches Output-Lexikon	• lautes Lesen von Wörtern
Graphem-Phonem-Korrespondenz und Phonemsynthese	• lautes Lesen von (kurzen) Pseudowörtern • Schreiben von Graphemen nach Diktat • Segmentieren von Wörtern und Pseudowörtern in Phoneme • Synthese von Phonemen zu Wörtern und Pseudowörtern
Phonematischer Buffer	• lautes Lesen von langen Pseudowörtern

Tabelle 10.**3** Die Überprüfung der Funktionsfähigkeit der Komponenten des Schreibsystems

Komponente	Aufgabe (Beispiel)
Phonologisches Input-Lexikon	• Lexikalisches Entscheiden, auditiv
Semantisches System	• Bedeutung beschreiben nach auditiver Vorgabe
Orthographisches Output-Lexikon	• Schreiben von Wörtern nach Diktat
Phonem-Graphem-Korrespondenz	• Schreiben von (kurzen) Pseudowörtern nach Diktat • Schreiben von Graphemen nach Diktat • Segmentieren von Wörtern und Pseudwörtern in Phoneme • Synthese von Phonemen zu Wörtern und Pseudowörtern
Orthographischer Buffer	• Schreiben nach Diktat von langen Pseudowörtern

Aufgaben und Stimuli

Eine spezielle Diagnostikbatterie zur Untersuchung kindlicher Dyslexien/Dysgraphien, mit der das individuelle Leistungsprofil eines Kindes systematisch nach den oben genannten Punkten bestimmt werden kann, steht derzeit nicht zur Verfügung. Daher sind im Anhang dieses Buches Aufgaben sowie Durchführungs- und Auswertungshinweise zusammengestellt, mit denen die

97

einzelnen Teilprozesse und Komponenten des Lesens und Schreibens gezielt überprüft werden können. Die Arbeit mit diesen Aufgaben soll helfen, einen Einstieg in die modellorientierte Diagnostik und Therapie zu finden und sie praktisch zu erproben. Sie soll aber auch zeigen, dass es notwendig und praktikabel ist, die modellorientierte Diagnostik und Therapie auf der Basis von Einzelfallstudien im deutschsprachigen Raum weiterzuentwickeln. Im Anhang des Buches sind folgende Aufgaben zusammengestellt (Tab. 10.**4** und 10.**5**):

- lexikalisches Entscheiden,
- lautes Lesen,
- Schreiben nach Diktat,
- Bedeutung beschreiben,
- Segmentieren von Wörtern und Pseudowörtern in Phoneme,
- Synthese von Phonemen zu Wörtern und Pseudowörtern.

Als Stimuli dienen morphologisch einfache Wörter, Komposita, Pseudowörter und Nichtwörter. Die morphologisch-einfachen Wörter unterscheiden sich in Bezug auf ihre orthographische Regularität (Tab. 10.**6**).

Tabelle 10.4   Basisuntersuchung

Lesen	n	Schreiben	n
Lexikalisches Entscheiden (visuell)			
• Wörter (EG, MG, S1)	30		
• Pseudowörter (PW)	20		
• Nichtwörter (NW)	10		
Lautes Lesen		**Schreiben nach Diktat**	
• GPK-/PGK-reguläre Wörter (EG, MG)	20	• GPK-/PGK-reguläre Wörter (EG, MG)	20
• orthographisch-reguläre Wörter (S1)		• orthographisch-reguläre Wörter (S1)	
• orthographisch-irreguläre Wörter (W2)	10	• orthographisch-irreguläre Wörter (W2)	10
• Pseudowörter (PW)	20	• Pseudowörter (PW)	20
Bedeutung beschreiben (visuell)	10		
• Wörter (EG, MG)			

Tabelle 10.5   Zusatzuntersuchungen (bei Bedarf)

Lesen	n	Schreiben	n
Lexikalisches Entscheiden (visuell)			
• Komposita	40		
Lautes Lesen		**Schreiben nach Diktat**	
• orthographisch-reguläre Wörter (S2)	10	• orthographisch-reguläre Wörter (S2)	10
• orthographisch-reguläre Wörter (M)	10	• orthographisch-reguläre Wörter (M)	
• orthographisch-irreguläre Wörter (W1)	10	• orthographisch-irreguläre Wörter (W1)	10
• Komposita	40	• Komposita	40
Segmentieren von Wörtern und Pseudowörtern in Phoneme			
• Wörter (EG, MG)			20
• Pseudowörter (PW)			20
Synthese von Phonemen zu Wörtern und Pseudowörtern			
• Wörter (EG, MG)			20
• Pseudowörter (PW)			20
Lautes Lesen von Graphemen		**Schreiben von Graphemen nach Diktat**	
• Wörter (EG, kurz)		• Wörter (EG, kurz)	
(= 5 Wörter; 20 Grapheme bzw. Phoneme	20	(= 5 Wörter; 19 Phoneme bzw. Grapheme)	20

Tabelle 10.**6**   Morphologisch-einfache Wörter

Stimulusart	Minimale Verarbeitungseinheit	Verarbeitung im Zwei-Wege-Modell
GPK-/PGK-reguläre Wörter		• die sublexikalisch-einzelheitliche und ganzheitlich-lexikalische Route führen zu dem gleichen Ergebnis • das korrekte Ergebnis kann auch ohne Kontrolle durch das orthographische Lexikon und ohne orthographisches Regelwissen erreicht werden • n = 20
	(a) Einzelgraphem („EG")	• sequenzielle Verarbeitung von Einzelgraphemen ist ausreichend, größere Einheiten müssen nicht erkannt werden, • n = 10 • Bsp.: HUT, ANORAK
	(b) Bi-, Mehrgraph („MG")	• sequenzielle Verarbeitung von Graphemgruppen ist ausreichend, größere Einheiten wie Silben oder Morpheme müssen nicht erkannt werden • n = 10 • Bsp.: EIS, BUCH, FLASCHE
Orthographisch-reguläre Wörter		• orthographisches Regelwissen muss bekannt sein und angewendet werden oder lexikalisch-ganzheitliche Einträge müssen über das orthographische Lexikon abgerufen werden • ein rein sublexikalisch-einzelheitliches Vorgehen führt nicht zum korrekten Ergebnis • n = 30
	(a) Silbe („S1"): Wörter mit <st>, <sp>	• nur, wenn Position der Grapheme in der Silbe einbezogen wird, ist Lesereaktion korrekt (Realisation im Silbenansatz als /ʃ/, in der Silbenkoda als / s /) • n = 10 • Bsp.: POST, STIEFEL • die Abhängigkeit von der Silbenposition zeigt sich in bestimmten Regionen nicht: – in Norddeutschland, wo <st> und <sp> in jeder Silbenposition als /st/ und /sp/ realisiert werden – im Schwäbischen, wo sie immer als /ʃt/ und /ʃp/ realisiert werden
	(b) Silbe („S2"): Wörter mit Konsonantenverdopplung	• nur, wenn Länge des Vokals („Silbennukleus") erkannt wird, ist Reaktion korrekt (langer Vokal: keine Konsonantenverdopplung, kurzer Vokal: Konsonantenverdopplung) • n = 10 • Bsp.: KAMM, AFFE
	(c) Morphem („M"): Wörter mit Auslautverhärtung	• orthographisches Wissen ist erforderlich: morphologisches Prinzip (Kapitel 1) muss erkannt und angewendet werden • n = 10 • Bsp.: RAD, ZUG

(Fortsetzung nächste Seite)

Tabelle 10.**6** (Fortsetzung)

Stimulusart	Minimale Verarbeitungseinheit	Verarbeitung im Zwei-Wege-Modell
Orthographisch-irreguläre Wörter		• Verarbeitung über lexikalisch-ganzheitliche Route notwendig, Abruf von orthographischem Regelwissen nicht ausreichend; nur Abruf eines lexikalischen Eintrags im orthographischen Lexikon führt zu korrektem Ergebnis • die Verarbeitung über die sublexikalisch-einzelheitliche Route führt zu einem falschen Ergebnis • n = 20
	(a) Wort („W1"): Wörter mit Vokaldehnung	• *Schreiben*: orthographisch-lexikalische Kontrolle notwendig, da eine Vielzahl von orthographischen Möglichkeiten bestehen, Vokaldehnung zu kennzeichnen (Cholewa 2004:136) • *Lesen*: mit geringerer lexikalischer Kontrolle möglich • n = 10 • Bsp.: KUH, SEE, BIENE
	(b) Wort („W2"): sonstige	• nur über orthographisches Input- bzw. Output-Lexikon korrekt zu verarbeiten • (n = 10) • Bsp.: UHR, HAI, FUCHS, GARAGE
Pseudowörter	Pseudowörter („PW"):	• sie sind mögliche Wörter des Deutschen und entsprechen den graphotaktischen Regularitäten des Deutschen • sie sind mit den orthographisch-regulären Wörtern „EG" und „MG" parallelisiert • Lesen und Schreiben ist nur über die sublexikalisch-einzelheitliche Route möglich, weil diese Wörter keinen lexikalischen Eintrag haben • beim lexikalischen Entscheiden können sie nur zurückgewiesen werden, wenn über das orthographische Lexikon erkannt wird, dass sie keinen lexikalischen Eintrag haben • n = 20 • Bsp.: HET, ONAREK
Nichtwörter	Nichtwörter („NW"):	• sie sind im Deutschen keine möglichen Wörter, da sie gegen die graphotaktischen Regularitäten des Deutschen verstoßen • sie sind mit den orthographisch-regulären Wörtern „S1" parallelisiert • beim lexikalischen Entscheiden: können sie zurückgewiesen werden, wenn das Kind die graphotaktischen Regularitäten des Deutschen kennt • n = 10 • Bsp.: TSPO, NKUECH

Bei der Auswahl der Stimuli wurden **Wörter** verwendet, die im Lautspracherwerb relativ früh erworben werden, da dem Kind diese Wörter in Bezug auf ihre Lautgestalt vertraut sind. Zudem sind früh erworbene Wörter von ihrer kommunikativen Funktion her für das Kind i. d. R. sehr bedeutsam und im Sprachgebrauch meist hochfrequent. Sie eignen sich also besonders gut, um die Funktion der lexikalisch-ganzheitlichen Route zu betrachten. Zur Untersuchung der sublexikalisch-einzelheitlichen Route dienen **Pseudowörter**. Diese wurden auf der Basis der Wörter durch den Austausch von Vokalen erstellt. Die einzige Ausnahme hierzu sind einige Pseudowörter, die auf der Basis von Wörtern mit Diphthongen erstellt wurden. In diesem Fall wurden die Diphthonge beibehalten und ein Konsonant wurde verändert, z. B. <EIS> wurde zu <EIK>. Bei den **Nichtwörtern** liegt ein Verstoß gegen die graphotaktischen Regeln des Deutschen vor. Die in der Untersuchung verwendeten Wörter stammen so weit wie möglich aus den Wortlisten von Grimm u. Doil (2000) und Schröder et al. (2004). Die Angaben zum untersuchten (Grimm u. Doil 2000) bzw. geschätzten (Schröder et al. 2004) Erwerbsalter der einzelnen Stimuli sind im Anhang aufgeführt. Ein Teil der Wörter (EG, MG, S1) sowie die Pseudo- und Nicht-

wörter sind zusätzlich nach **Wortlänge** kontrolliert.

Die Verarbeitung von Komposita wird ebenfalls überprüft (Tab. 10.**7**) (zu Komposita siehe Kapitel 3).

Bei jedem Kind sollte eine Basisuntersuchung durchgeführt werden (Tab. 10.**4**). Bei Bedarf können zusätzliche Untersuchungen erfolgen (Tab. 10.**5**).

Tabelle 10.**7** Komposita

Stimulusart	Merkmal	Verarbeitung im Zwei-Wege-Modell
Potenzielle Komposita („PK")		• können nicht ganzheitlich-lexikalisch aus dem Lexikon abgerufen werden, da sie keinen Eintrag im Lexikon haben • Wörter, aus denen sie sich zusammensetzen („Konstituenten") müssen erkannt werden • sublexikalisch-einzelheitliches Vorgehen führt beim Lesen und Schreiben i. d. R. zu fehlerhaftem Ergebnis • beim lexikalischen Entscheiden müssen die Komposita als ganzes erkannt werden; die Betrachtung der Konstituenten reicht nicht aus • n = 20
	ohne Markierung der Morphemgrenze („PK-oM")	• orthographische Struktur der Wörter gibt keine Hinweise auf die Morphemgrenze; Konstituenten müssen über das Lexikon erkannt werden • n = 10 • Bsp.: EISSOFA, KEKSPUPPE, BAUMENTE
	mit Markierung der Morphemgrenze („PK-mM")	• orthographische Struktur der Wörter gibt Hinweise auf die Morphemgrenze innerhalb des Kompositums • n = 10 • Bsp.: EISFISCH
Usuelle Komposita („UK")		• können als ganzes oder in Form ihrer Konstituenten aus dem orthographischen Lexikon abgerufen werden • ein sublexikalisch-einzelheitliches Vorgehen führt i. d. R. nicht zu korrektem Ergebnis • n = 20
	ohne Fugenelement („UK-oFE")	• Verarbeitung der inhaltstragenden Einheiten führt zu einem korrekten Ergebnis • (n = 10) • Bsp. EISEN-BAHN
	mit Fugenelement („UK-mFE")	• Verarbeitung der Konstituenten als Wörter führt nicht zu einem korrekten Ergebnis (Elsner u. Huber 1995, 1998, Costard 2002) • n = 10 • Bsp. EI-ER-BECHER • SCHAF-S-KÄSE

Auswertung

Vergleich mit einem Kontrollkind

Bisher liegen keine normierten Daten für die modellorientierte Untersuchung kindlicher Schriftsprachstörungen vor. Es ist auch fraglich, inwieweit eine Normierung sinnvoll ist. So zeigen sich z.B. in den ersten Schuljahren noch starke Einflüsse bezüglich der Art des Leseunterrichts. In den bisher vorliegenden modellorientierten Studien wird daher meist der Vergleich mit einem Kontrollkind durchgeführt, um herauszufinden, ob die untersuchten Leistungen altersgemäß sind (Krehnke u. Stadie 2003, Schröder u. Stadie 2003). Bei der Auswahl des Kontrollkindes bestehen folgende Möglichkeiten:

- das Kontrollkind hat das gleiche Alter wie das Untersuchungskind,
- das Kontrollkind hat ein vergleichbares „Lese- bzw. Schreibalter",

In den bisher vorliegenden Studien ist das „Untersuchungskind" meist in Bezug auf folgende Merkmale mit dem Kontrollkind vergleichbar:

- Alter,
- Geschlecht,
- Klassenstufe,
- Dauer des Schriftsprachunterrichts,
- Methode des Schriftsprachunterrichts,
- sozialer Hintergrund.

Wenn das Untersuchungskind eine oder mehrere Klassen wiederholt hat, kann zum Vergleich ein Kontrollkind untersucht werden, das die gleiche Klasse wie das Untersuchungskind besucht, auch wenn es vom chronologischen Alter her jünger ist. Man sollte die beiden Kinder zeitgleich untersuchen, damit von gleichen Schriftspracherfahrungen ausgegangen werden kann.

Leistungsniveau

Von beiden Kindern wird die **Gesamtanzahl korrekter Reaktionen** (absolut und prozentual) ermittelt. Wenn die Leistungen des Untersuchungskindes denen des gleichaltrigen Kontrollkindes entsprechen, gilt eine Leistung als unbeeinträchtigt. Sind die Leistungen gegenüber dem gleichaltrigen Kontrollkind signifikant schlechter, werden sie als beeinträchtigt eingestuft (Tab. 10.8):

Tabelle 10.**8**   Die Einschätzung des Leistungsniveaus

Leistung [Anzahl korrekter Reaktionen]	Vergleich zwischen Untersuchungskind und gleichaltrigem Kontrollkind
Unbeeinträchtigt	kein signifikanter Unterschied
Beeinträchtigt	signifikant schlechtere Leistungen des Untersuchungskindes

Ob die Leistung des Untersuchungskindes sich signifikant von denen des Kontrollkindes unterscheiden, ist mithilfe von statistischen Tafeln einfach zu ermitteln. Beispielhaft ist im folgenden eine statistische Tafel abgebildet, die man benutzen kann, wenn man bei einem Test, der 10 Stimuli enthält, bestimmen möchte, ob zwischen den Leistungen der beiden Kinder ein signifikanter Unterschied besteht (Tab. 10.9). Die Tafel basiert auf dem **Fisher-Test** (Fishers Exakt, $p < 0.5$). Die Berechnung mit dem Fisher-Test ist notwendig, da ein Kind z.B. bei einer Wiederholung einer Untersuchung nicht unbedingt die gleiche Anzahl korrekter Reaktionen zeigen würde, auch wenn seine Leistungen sich nicht verändert haben. Ein gewisser Unterschied bei der Anzahl korrekter Reaktionen ist nicht durch unterschiedliche Leistungen, sondern einfach nur zufällig bedingt. Mit dem Fisher-Test kann man genau berechnen, ob der Unterschied zwischen zwei Leistungen noch

Tabelle 10.**9**   Vergleich zweier Tests mit 10 Items ($p < 0,5$ exakter Fisher-Test, zweiseitiger Vergleich, Siegel 1956)

Untersuchungskind	Kontrollkind
n = 10	n = 10
0	5
1	7
2	8
3	9
4	10
5	10

im Zufallsbereich oder nicht mehr im Zufallsbereich liegt. Liegt ein überzufällig großer Leistungsunterschied vor, spricht man von einem **signifikanten Unterschied**. Hat man begründbare Erwartungen dafür, dass eine der beiden Leistungen besser ist als die andere, also z. B. dass das laute Lesen von hochfrequenten Wörtern besser gelingen wird als das von Pseudowörtern, so kann man einen einseitigen Vergleich durchführen. Sind die Erwartungen unklar, oder ist der Untersucher unsicher in Bezug auf die Erwartungen, wird ein **zweiseitiger Test** durchgeführt. Die folgenden Tafeln beziehen sich auf einen zweiseitigen Vergleich, so dass der Untersucher mit diesen Tafeln in jedem Fall zu einem korrekten Ergebnis kommt.

In der linken Spalte sucht man nach der Anzahl der korrekten Reaktionen des Untersuchungskindes. In der dazu gehörigen Zeile der rechten Spalte kann man dann ablesen, welche Anzahl korrekter Reaktionen das Kontrollkind haben muss, damit ein signifikanter Unterschied zwischen beiden Kindern besteht. So liegen bei einem Vergleich zweier Tests mit 10 Items signifikante Unterschiede vor, wenn das betroffene Kind 3 korrekte Reaktionen zeigt, das Kontrollkind dagegen 9 korrekte Reaktionen. In diesem Fall würde man von einer beeinträchtigten Leistung ausgehen. Man kann mit dieser Tafel aber auch signifikante Unterschiede in Bezug auf die Fehleranzahl berechnen. In diesem Fall würde man die Fehleranzahl des Kontrollkindes aber in der linken Spalte suchen, da seine Fehlerzahl ja wahrscheinlich geringer ist als die des Untersuchungskindes, die des Untersuchungskindes in der rechten Spalte. Die statistischen Tafeln für Tests verschiedener Stimulusanzahl sind im Anhang zu finden.

Parametereffekte

Unterschiede zwischen Stimulusgruppen werden in der modellorientierten Diagnostik auf der Basis des zugrundeliegenden Verarbeitungsmodells erklärt und gelten entsprechend als Indikatoren für die Funktionsfähigkeit einzelner Komponenten bzw. Teilprozesse. Wenn Unterschiede zwischen Stimulusgruppen vorliegen, spricht man von einem Parametereffekt. Je nachdem, welche Route ein Kind (pathologisch) bevorzugt, werden unterschiedliche Parametereffekte erwartet (Tab. 10.**10**):

Tabelle 10.10 Parametereffekte als Indikatoren für die (pathologische) Bevorzugung einer Route

Sublexikalisch-einzelheitliche Route	Lexikalisch-ganzheitliche Route
Regularitätseffekt	Wort-Pseudowort-Effekt
Wortlängeneffekt	Frequenzeffekt Wortarteneffekt Konkretheitseffekt

Wenn ein signifikanter Unterschied zwischen zwei Stimulusgruppen vorliegt, spricht man von einem **Parametereffekt**.

Parametereffekte können ebenfalls über die statistischen Tafeln ermittelt werden. Man vergleicht dann zwei Stimulusgruppen miteinander. Entsprechend sucht man in der linken Spalte die Anzahl der korrekten Reaktionen der stärker beeinträchtigten Stimulusgruppe und kann dann in der entsprechenden Zeile auf der rechten Seite ablesen, wie hoch die Leistung bei der weniger beeinträchtigten Stimulusgruppe sein muss, damit ein signifikanter Unterschied vorliegt (Tab. 10.**11**):

Wort-Pseudowort-Effekt

Bei einem Wort-Pseudowort-Effekt zeigen sich beim Verarbeiten von Wörtern und Pseudowörtern signifikante Unterschiede. Nahezu immer gelingt das Lesen von Wörtern besser als das von

Tabelle 10.11 Vergleich zweier Tests mit 10 Items ($p < 0,5$ exakter Fisher-Test, zweiseitiger Vergleich, Siegel 1956)

Pseudowörter	Wörter
n = 10	n = 10
0	5
1	7
2	8
3	9
4	10
5	10

Pseudowörtern. **Pseudowörter** sind Buchstabenketten, die in der betreffenden Sprache potenziell Wörter sein könnten, jedoch keine Wörter sind, wie z. B. im Deutschen das Wort *Konne*. Sie können eine unterschiedlich große Ähnlichkeit mit existierenden Wörtern aufweisen. Nichtwörter sind Buchstabenketten, die keine potenziellen Wörter in der betreffenden Sprache sein können wie z. B. im Deutschen das Wort *Tkonne*.

Regularitätseffekt

Ein Regularitätseffekt liegt vor, wenn ein überzufällig großer Unterschied zwischen orthographisch regulären und irregulären Wörtern besteht. Die **orthographische Regularität** ist die Regelmäßigkeit und Eindeutigkeit der Zuordnung zwischen Graphemen und Phonemen (Kapitel 1). Die orthographische Regularität einer Sprache ist groß, wenn die Graphem-Phonem-Korrespondenz und die Phonem-Graphem-Korrespondenz sehr regelhaft und konstant sind. Sie ist klein, wenn beim Schreiben die Schreibweise und beim lauten Lesen die Aussprache von Wörtern in vielen Fällen nicht aus den Graphemen bzw. Phonemen vorhersagbar ist. Ein Wort ist **orthographisch regulär**, wenn seine Schreibweise und Aussprache aus den Graphemen bzw. Phonemen vorhersagbar ist. Ansonsten ist es **orthographisch irregulär**. Ein Wort ist **orthographisch stark irregulär**, wenn seine Phonem- und Graphemstruktur stark voneinander abweichen und nicht voneinander abzuleiten sind. Wenn man z. B. das Wort *Garage* hört und nicht kennt, weiß man nicht, wie es geschrieben wird. Ebenfalls weiß man nicht, wie es ausgesprochen wird, wenn man seine Schriftform sieht und kann die Bedeutung des Wortes nicht identifizieren. Die **Graphem-Phonem-Korrespondenz** (GPK) ist die Zuordnung von Graphemen und Phonemen. Die **Phonem-Graphem-Korrespondenz** (PGK) ist die Zuordnung von Phonemen und Graphemen. Wenn ein Regularitätseffekt nachweisbar ist, liegen auch häufig **Regularisierungsfehler**, d. h. ein orthographisch-irreguläres Wort wird seiner Graphemsequenz/Phonemsequenz entsprechend gelesen/geschrieben. Ein Regularisierungsfehler liegt z. B. vor, wenn das Wort <garage> als /ɡaraɡə/ gelesen wird.

Wortlängeneffekt

Bei einem Wortlängeneffekt besteht ein Unterschied bei der Verarbeitung kurzer und langer Wörter. Bei sublexikalisch-einzelheitlicher Verarbeitung werden kurze Wörter schneller und sicherer gelesen als lange Wörter, d. h. es treten mit zunehmender Wortlänge mehr Fehler auf. Da besonders niedrigfrequente Wörter und Pseudowörter über die sublexikalisch-einzelheitliche Route verarbeitet werden, kann ein Wortlängeneffekt häufig bei diesen Stimuli nachgewiesen werden. Er tritt bei hochfrequenten Wörtern ebenfalls auf, wenn sie über die sublexikalisch-einzelheitliche Route verarbeitet werden. Werden Wörter über die lexikalisch-ganzheitliche Route verarbeitet, tritt er bei diesen Wörtern nicht auf (Moll et al. 2005).

Frequenzeffekt

Ein Frequenzeffekt liegt vor, wenn bei der Verarbeitung ein überzufällig großer Unterschied zwischen hoch- und niedrigfrequenten Wörtern besteht. Nahezu immer gelingt die Verarbeitung hochfrequenter Wörter schneller und besser als die niedrigfrequenter Wörter. **Hochfrequente Wörter** haben eine hohe Wortschatzhäufigkeit. Sie sind also sehr vertraut. **Niedrigfrequente Wörter** haben eine niedrige Wortschatzhäufigkeit. Sie sind weniger vertraut.

Wortarteneffekt

Bei einem Wortarteneffekt liegen Unterschiede bei der Verarbeitung der verschiedenen Wortklassen vor: Nomina werden am besten gelesen, Verben und Adjektive schlechter als Nomina, aber besser als Funktionswörter, und Funktionswörter am schlechtesten. Ob Verben besser gelesen werden als Adjektive (Huber 1997: 185) oder Adjektive besser als Verben (De Bleser 1991: 335) ist umstritten.

Konkretheitseffekt

Ein Konkretheitseffekt liegt vor, wenn konkrete Wörter besser verarbeitet werden können als abstrakte Wörter. **Konkrete Wörter** sind Wörter, die sich auf einen konkreten Gegenstand beziehen, z. B. *Ball, Buch, Tasse*. **Abstrakte Wörter** sind Wörter, die sich auf eine abstrakte Vorstellung beziehen, z. B. *Zeit, Hoffnung, Recht*.

Leistungsdissoziationen zwischen Aufgaben

Leistungsdissoziationen zwischen Aufgaben werden ebenfalls im Rahmen des zugrunde liegenden Modells erklärt. Wenn z.B. das Beschreiben der Bedeutung nach auditiver Vorgabe deutlich besser gelingt als nach visueller Vorgabe, erkennt der Therapeut, dass das Kind prinzipiell über ein intaktes semantisches System verfügt. Unterscheiden sich die Leistungen zwischen zwei Aufgaben signifikant voneinander spricht man von einer **Leistungsdissoziation**.

> ! Eine **Leistungsdissoziation** liegt vor, wenn signifikante Unterschiede bei den Leistungen in verschiedenen Aufgaben bestehen, also z.B. zwischen dem Wort-Bild-Zuordnen in der auditiven und in der visuellen Modalität.
> Folgende Dissoziationen werden unterschieden:
> **Klassische Dissoziation**: Eine Leistung ist unbeeinträchtigt, die andere schwer beeinträchtigt;
> **Trend-Dissoziation**: Beide Leistungen unterscheiden sich signifikant (exakter Fisher-Test, zweiseitig, $p < .05$) voneinander.
> Zeigen sich in beiden Tests unbeeinträchtigte oder schwer beeinträchtige Leistungen, spricht man nicht von einer Dissoziation (De Bleser et al. 2004: 24 f)

Ob eine Leistungsdissoziation vorliegt, kann ebenfalls mit den statistischen Tafeln ermittelt werden, nur muss man jetzt zwei Aufgaben miteinander vergleichen (Tab. 10.**12**).

Analyse der Fehlerqualität

Wichtige Hinweise zur Funktionstüchtigkeit der Routen liefert auch die Fehlerqualität. Bei der modellorientierten Diagnostik wird die Entstehung eines Fehlers auf der Basis des Verarbeitungsmodells erklärt. Dabei werden Fehler nicht notwendig als Defizite gedeutet. Sie können ebenso Indikatoren für den Erwerb eines Teilprozesses bzw. einer Komponente sein. Cholewa (2004: 121 ff) unterscheidet im Rahmen der modellorientierten Diagnostik u. a. zwischen validen, invaliden und partiell validen Fehlern. Daneben ist auch die Annahme von Ganzwortsubstitutionen als eigene Fehlerkategorie sinnvoll (s. Tabelle 10.**13**).

Valide Fehler

Valide Fehler sind Fehler, die auf der korrekten Anwendung von Graphem-Phonem-Korrespondenzregeln (GPKs) bzw. Phonem-Graphem-Korrespondenzregeln (PGKs) beruhen. Sie können nur beim Schreiben bzw. Lesen von Wörtern mit mehrdeutigen PGKs bzw. GPKs und bei orthographisch irregulären Wörtern auftreten. Man spricht

Tabelle 10.**12** Vergleich zweier Tests mit 10 Items ($p < 0.5$ exakter Fisher-Test, zweiseitiger Vergleich, Siegel 1956)

Bedeutung beschreiben visuell	Bedeutung beschreiben auditiv
n = 10	n = 10
0	5
1	7
2	8
3	9
4	10
5	10

Tabelle 10.**13** Fehlerkategorien

Valide Fehler	entstehen durch korrekte Anwendung von GPK- bzw. PGK-Regeln	\<Saal> → \<Sal> \<Clown> → \<Klaun>
Invalide Fehler	spiegeln die Lautgestalt von Wörtern fehlerhaft wider	\<Ball> → \<Nall>
Partiell invalide Fehler	die PGKs bzw. GPKs werden nur teilweise beachet	\<Spiel> → \<Schpiel> \<Hals> → \<Halls>
Ganzwortsubstitutionen	Ersetzung eines Wortes oder Pseudowortes durch ein (anderes) Wort	\<Kanne> → \<Tanne>

auch von **Regularisierungsfehlern**. Ein- und dasselbe Wort kann dabei auf verschiedene Arten „valid fehlerhaft" realisiert werden. Valide Fehler werden als Indikatoren für die Funktionsfähigkeit der sublexikalisch-einzelheitlichen Route gewertet und zeigen gleichzeitig, dass die Segmentierung von Wörtern in Phoneme problemlos möglich ist (Cholewa 2004: 123). Valide Fehler zeigen aber ebenfalls, dass das fehlerhaft gelesene bzw. geschriebene Wort (noch) nicht über die lexikalisch-ganzheitliche Route abgerufen werden kann. Valide Fehler sind zu Anfang des Schriftspracherwerbs nicht ungewöhnlich. Treten sie aber nicht-altersgemäß stark gehäuft auf, können sie auf ein Problem beim Erwerb der lexikalisch-ganzheitlichen Route hinweisen. Häufig liegt in diesen Fällen ein Problem beim Aufbau des orthographischen Input- bzw. Output-Lexikons vor.

Bsp: <Saal> → <Sal>; <Clown> → <Klaun> (Cholewa 2004: 122)

Invalide Fehler

Invalide Fehler spiegeln die Lautstruktur von Wörtern fehlerhaft wider. Sie zeigen also, dass die sublexikalisch-einzelheitliche Verarbeitung nicht problemlos möglich ist. Aber auch die lexikalisch-ganzheitliche Verarbeitung ist nicht erfolgreich, denn das Wort wird auch nach orthographischen Gesichtspunkten nicht korrekt realisiert (Cholewa 2004: 125). Das gehäufte nicht-altersgemäße Auftreten invalider Fehler kann im Zwei-Wege-Modell auf verschiedene Weise entstehen:

- Probleme bei der phonologischen Segmentierung von Wörtern. In diesem Fall sollten sich gleichzeitig Probleme bei Aufgaben zum Segmentieren von Wörtern in Phoneme zeigen. Da die Segmentierung von Wörtern bei der sublexikalisch-einzelheitlichen Verarbeitung eine wesentliche Rolle spielt, sollten sich beim Lesen bzw. Schreiben gleichermaßen Probleme bei Wörtern und Pseudowörtern zeigen.
- Probleme bei der Herstellung von GPKs bzw. PGKs. Wenn hier Probleme vorliegen, sollte die Segmentierung von Wörtern in Phoneme gut möglich sein. Die fehlerhaften Grapheme bzw. Phoneme haben keine phonologische Ähnlichkeit zur Zielform.
- Beeinträchtigung des graphematischen Buffers. Hier gelten als zusätzliche Indikatoren, dass Fehler besonders bei längeren Stimuli auftreten und dass es zu positionsabhängigen

Fehlerhäufungen kommt. So wird der Anfang und das Ende von langen Wörtern eher korrekt wiedergegeben als die Wortmitte (Caramazza et al. 1987).

Bsp.: <Ball> → <Nall>

Partiell valide Fehler

Bei partiell validen Fehlern werden die GPK- bzw. PGK-Regeln nur teilweise beachtet. Häufig wird der Kontext nicht miteinbezogen, sondern die GPKs bzw. PGKs werden isoliert voneinander abgearbeitet wie bei <Stein> → <Schtein>. Diese Fehler gelten als Indikatoren dafür, dass die sublexikalisch-einzelheitliche Verarbeitungsroute (noch) nicht vollständig ausgebildet ist. Gleichzeitig zeigen sie jedoch auch, dass bereits einige Teilprozesse gut funktionieren, z.B. die Segmentierung von Wörtern in kleinere phonologische Einheiten und die isolierte Anwendung von GPK- bzw. PGK-Regeln. (Cholewa 2004: 128). Hierzu kann auch die **segmentale Umsetzung von Buchstabennamen** (<Besen> → <Bsen>) und die Ersetzung von Silben durch einzelne Grapheme (<Blume> → <Bm>) gezählt werden (Cholewa 2004: 128).

Bsp.: <Spiel> → <Schpiel>, <Hals> → <Halls> (Bsp. Cholewa 2004: 128)

Ganzwortsubstitutionen

Wenn ein Wort durch ein anderes Wort ersetzt wird, liegt eine Ganzwortsubstitution vor. Das gleiche gilt, wenn ein Pseudowort durch ein Wort ersetzt wird. Ganzwortsubstitutionen treten häufig kompensatorisch auf, wenn die sublexikalisch-einzelheitliche Route stark beeinträchtigt ist (Cholewa 2004: 126). Auch **morphologische Fehler**, also die Ersetzung eines Morphems oder Worts in einem morphologisch-komplexen Wort wie bei *gerettet* → *retten* beim Lesen (De Bleser 1991: 335), zählen zu den lexikalisch-ganzheitlichen Fehlern. Besteht eine **semantische Ähnlichkeit zur Zielform** wie bei *Prinz* → *König* (De Bleser 1991: 335), kann dies als Hinweis darauf gewertet werden, dass die Verarbeitung über das semantische System erfolgt, jedoch Probleme bei der Verarbeitung auftreten. Es ist nicht auszuschließen, dass eine Ganzwortsubstitution auf der Basis der sublexikalisch-einzelheitlichen Verarbeitung zufällig zustandekommt. In diesem Fall sollten Ganzwortsubstitutionen nur äußerst selten und inkonsistent vorkommen und auch in den anderen Leistungen sollten sich die Probleme beim Zugriff auf das Lexikon widerspiegeln.

Bsp.: <Kanne> → <Tanne>

Die Art von Fehlern gibt Aufschluss über die (pathologische) Bevorzugung einer Route. Wenn vor der Therapie andere Fehlertypen dominieren als nach der Therapie, gilt das als Indikator dafür, dass das Kind im Verlauf der Therapie sein Lese- bzw. Schreibverhalten geändert hat. Auf diese Weise sind Therapieerfolge nachzuweisen, auch wenn von der Fehleranzahl her kein Unterschied zur Voruntersuchung besteht.

Die segmentalen Fehler lassen sich durch die Ermittlung eines Fehlerindexes auch quantifizieren (Friederici 1976, Cholewa et al. 2004: 86).

Der **Fehlerindex** wird folgendermaßen ermittelt:
1. Ermittlung der Anzahl fehlerhafter Grapheme bzw. Phoneme. Diese ergibt sich aus der Summe von fehlerhaften
   - Additionen,
   - Substitutionen,
   - Permutationen,
   - Elisionen;
2. Ermittlung der Anzahl der Grapheme bzw. Phoneme der Zielform;
3. Die Anzahl der fehlerhaft realisierten Grapheme bzw. Phoneme wird durch die Anzahl der Grapheme bzw. Phoneme der Zielform geteilt.

Analyse der Verarbeitungszeit

Ein wichtiges Kriterium für die Funktionsfähigkeit der Verarbeitungsrouten ist auch die Zeit, die zum lexikalischen Entscheiden, lauten Lesen und Schreiben nach Dikat für die einzelnen Stimuli be-

nötigt wird. Um eine genaue Kontrolle des Therapieerfolgs zu haben, kann es daher notwendig sein, die Verarbeitungszeit zu messen. Diese kann auf unterschiedliche Art bestimmt werden (Tab. 10.**14**).

Je nachdem, wie die Untersuchung angelegt ist, d. h. ob man dem Kind für das lexikalische Entscheiden, das laute Lesen oder Schreiben nach Diktat eine unbegrenzte Zeit zur Verfügung stellt, oder eine zeitliche Grenze setzt, werden unterschiedliche Verarbeitungsmechanismen sichtbar. Bei einer unbegrenzten Zeit kann die sublexikalisch-einzelheitliche Strategie erfolgreich sein, auch wenn sie sehr langsam abläuft. Wenn für die Verarbeitung eines Stimulus eine sehr kurze Verarbeitungszeit zur Verfügung steht, zeigt sich, inwieweit das Kind in der Lage ist, den entsprechenden Stimulus lexikalisch-ganzheitlich zu verarbeiten. Entsprechend gilt eine schnelle Verarbeitung, die zu einem korrekten Ergebnis führt, als ein Indikator für die lexikalisch-ganzheitliche Route, aber auch als ein Indikator für die hohe Automatisierung der sublexikalisch-einzelheitlichen Route. Eine langsame Verarbeitung zeigt, dass ein Stimulus primär über die sublexikalisch-einzelheitliche Route verarbeitet wird, und diese Verarbeitung (noch) nicht sehr automatisiert abläuft (Tab. 10.**15**).

Analyse von Selbstkorrekturen

Auch Selbstkorrekturen geben Aufschluss über die Funktionen der Routen (Tab. 10.**16**).

Tabelle 10.**14** Die Verarbeitungszeit		
Lexikalisches Entscheiden	Latenzzeit	Zeit bis zur ersten Entscheidung
Lautes Lesen	Latenzzeit	Zeit bis zum Beginn des Lesens
	Lesedauer	Zeit von Beginn bis zum Abschluss des Lesens
Schreiben nach Diktat	Latenzzeit	Zeit bis zum Beginn des Schreibens
	Lesedauer	Zeit von Beginn bis zum Abschluss des Schreibens

Tabelle 10.15 Parametereffekte als Indikatoren für die (pathologische) Bevorzugung einer Route

Sublexikalisch-einzelheitliche Route	Lexikalisch-ganzheitliche Route
lange Verarbeitungs-, bzw. Latenzzeit im Vergleich zum lexikalisch-ganzheitlichen Verarbeiten	kurze Verarbeitungs- bzw. Latenzzeit
lange Verarbeitungs- bzw. Latenzzeit, wenn diese noch nicht automatisiert ist im Vergleich zum automatisierten sublexikalisch-einzelheitlichen Verarbeiten	

Tabelle 10.16 Selbstkorrekturen

Beobachtung	Vermutung
Es zeigen sich häufig nach fehlerhaften Reaktionen Selbstkorrekturen	• Fehler werden bemerkt/gute Selbstwahrnehmung/ Selbstkontrolle
Die Selbstkorrekturen führen zu einer Annäherung an die Zielform	• dem Kind steht eine günstige Strategie zur Verfügung, um eine Aufgabe zu lösen
Das Lesen/Schreiben erfolgt in Anbetracht zahlreicher Fehler unangepasst schnell und ohne Selbstkorrekturen	• das Kind wendet eine hochüberlernte, ungünstige Strategie an • es kann die hochüberlernte Lese- bzw. Schreibgeschwindigkeit nicht reduzieren (De Langen 2001:144)

Gezielte Untersuchung

Gezielte Untersuchung der Komponenten des Lesens

Mit der bisher beschriebenen Untersuchung erhält der Therapeut wichtige Informationen zum Lese- und Scheibprozess eines Kindes. Um noch genauer einzugrenzen, ob eine Komponente oder ein Teilprozess des Schriftsprachsystems (noch) nicht ausreichend entwickelt ist, können zusätzliche Untersuchungen durchgeführt werden. Diese werden im Folgenden für jede Komponente bzw. jeden Teilprozess ausführlich beschrieben.

Visuelle Analyse

Ausschluss einer Funktionsstörung

Probleme bei der visuellen Analyse zeigen sich im Kindesalter nur äußerst selten. Sie können bei einer Reinen Alexie im Rahmen einer kindlichen Aphasie auftreten. Wenn ein Kind Wörter problemlos lesen kann, ist eine Beeinträchtigung weitgehend ausgeschlossen.

Verdacht auf eine Funktionsstörung

• Leistungsdissoziationen zwischen Lesen und Nachsprechen,
• Leistungsdissoziationen zwischen visuellem und taktil-kinästhetischem Zugriff auf Buchstaben und Wörter.

Differenzialdiagnostik

• Ausschluss einer Sehschwäche
Bei visuellen Problemen ist zunächst an eine nicht korrigierte Sehschwäche zu denken. Ggfs. muss das Kind einfach nur aufgefordert werden, die Brille bzw. die Kontaktlinsen zu tragen. Wenn bereits eine Brille oder Kontaktlinsen getragen werden, muss geklärt werden, ob diese der Sehschwäche noch ausreichend angepasst sind. Da dies orientierend nicht möglich ist, ist eine augenärztliche Untersuchung einzuleiten.

• Ausschluss einer generellen visuell-konstruktiven Störung
Bei einer Reinen Alexie handelt es sich um eine Lesestörung, die speziell die Verarbeitung graphe-

matischer Zeichen betrifft. Andere Zeichen oder Symbole werden erkannt. Deshalb muss der Therapeut ausschließen, dass eine generelle Unfähigkeit, visuell dargebotene Zeichen zu erkennen, besteht. So sollte z. B. das Erkennen von Bildern gut möglich sein. Bei einer visuell-konstruktiven Störung gelingt dagegen bereits das Erkennen und / oder Zeichnen z. B. eines Hauses, einer Blume oder einer Uhr nicht.

- Ausschluss von Hemianopsie und Hemineglect

Eine **Hemianopsie** ist ein Gesichtsfelddefekt. Das Gesichtsfeld ist der Bereich, der mit beiden Augen wahrgenommen wird, ohne dass der Kopf oder die Augen bewegt werden. Bei einer Hemianopsie wird eine Gesichtsfeldhälfte nicht wahrgenommen. Die Hemianopsie kann die Folge einer Durchblutungsstörung sein, und entsprechend mit Aphasien einhergehen. Die Gesichtsfeldgrenzen können vom Neurologen mit einer fingerperimetrischen Untersuchung bestimmt werden oder quantitativ mit der Goldmann-Perimetrie. Eine Hemianopsie geht meist nach wenigen Wochen zurück. Es kann aber eine Unaufmerkamkeit für eine Raumhälfte bestehen bleiben. In diesem Fall liegt ein **Hemineglect** vor (Masuhr u. Neumann 1992: 32). Die betroffenen Personen machen dann weniger Blickbewegungen in die Richtung der vernachlässigten Körperhälfte, bei der es sich um die Hälfte handelt, die der Läsion gegenüberliegt („kontraläsional"). Dieses zeigt sich auch beim Lesen und Zeichnen. Die betroffenen Personen lesen nur die rechte oder linke Hälfte einer Buchseite oder eines Wortes. Linien werden nicht mittig durchtrennt. Beim Zeichnen eines Hauses, einer Blume oder einer Uhr wird häufig eine Hälfte der Zeichnung nur unvollständig angefertigt (De Langen 2001: 118). Wenn der Verdacht auf eine Hemianopsie oder einen Hemineglect besteht, sollte in jedem Fall ein Neurologe hinzugezogen werden.

- Überprüfung auf eine Dissoziation zwischen visuell-konstruktiven und taktil-kinästhetischen Anforderungen

Um zu überprüfen, ob eine Lesestörung allein durch ein Problem bei der visuellen Analyse bedingt ist, müssen zwei Bedingungen erfüllt sein:
1. Buchstaben werden bei visueller Darbietung nicht erkannt.
2. Bei taktil-kinästhetischer Darbietung werden sie erkannt.

Dies lässt sich am einfachsten nachweisen, wenn man Buchstaben aus Pappe, Filz oder Schmirgelpapier ausschneidet und das Kind erfühlen lässt. Wenn ausschließlich ein Problem bei der visuellen Analyse vorliegt, sollte es dem Kind gelingen, diese Buchstaben zu erkennen. Kann das Kind die Buchstaben, die es bei taktiler Darbietung gut benennen konnte, bei visueller Darbietung nicht benennen, liegt mit großer Wahrscheinlichkeit ein Problem bei der visuellen Analyse im Sinne einer Reinen Alexie vor.

Orthographisches Input-Lexikon

Ausschluss einer Funktionsstörung

Wenn das lexikalische Entscheiden sicher und schnell möglich ist, ist das orthographische Input-Lexikon in seiner Funktion nicht beeinträchtigt.

Verdacht auf eine Funktionsstörung

Wenn Kinder mit ausreichender Leseerfahrung Probleme haben, selbst hochvertraute geschriebene Wörter zu lesen, besteht der Verdacht auf eine Funktionsstörung des orthographischen Input-Lexikons. Beim lauten Lesen kommt es zu buchstabierendem, langsamen Lesen. Der Leseprozess wird häufig abgebrochen und neu begonnen. Es zeigen sich segmentale Verwechslungen und Selbstkorrekturen wie z. B. „H-u-, H-u-k nein H-u-t, Hut".

Differenzialdiagnostik

- Überprüfung, ob lexikalisches Entscheiden nach visueller Vorgabe möglich ist

Eine Überprüfung des orthographischen Input-Lexikons kann über das lexikalische Entscheiden bei visuell dargebotenen Stimuli erfolgen. Das Kind wird gefragt, ob es sich bei einem dargebotenen Stimulus um ein Wort handelt oder nicht. Dargeboten werden in zufälliger Reihenfolge Wörter und Pseudowörter. Damit das Kind die Wörter nicht über die Graphem-Phonem-Korrespondenz abruft, bietet man die Stimuli nur jeweils sehr kurz dar. Wenn das orthographische Input-Lexikon auf- und ausgebaut und in seiner Funktion nicht beeinträchtigt ist, kann das Kind schnelle und sichere Wort-Pseudowort-Entscheidungen treffen.

- Überprüfung, ob lexikalisches Entscheiden nach auditiver Vorgabe möglich ist

Zeigen sich beim lexikalischen Entscheiden nach visueller Vorgabe Probleme, muss überprüft werden, ob der Wortschatz für das Kind angemessen war. Dies überprüft man, indem man das lexikalische Entscheiden bei auditiver Vorgabe mit denselben Stimuli durchführt.

- Überprüfung, ob Effekte vorliegen

Lexikalische Effekte wie der Frequenzeffekt werden als Evidenz dafür gewertet, dass ein lexikalischer Zugriff vorliegt. Wenn sich bei einem Kind sehr viele Fehler zeigen, sind neben Unterschieden in der Fehlerzahl auch Unterschiede in der Latenzzeit zu erwarten.

Phonologisches Output-Lexikon

Ausschluss einer Funktionsstörung

Wenn ein Kind über einen differenzierten Wortschatz verfügt, nur selten auf Stellvertreterwörter wie *das Ding* oder *tun* oder auf Umschreibungen ausweicht, orthographisch irreguläre Wörter schnell, sicher und flüssig liest, kann eine Funktionsstörung des phonologischen Output-Lexikons ausgeschlossen werden.

Verdacht auf Funktionsstörung

Wenn das Kind beim lexikalischen Entscheiden und Bedeutung beschreiben nach visueller Vorgabe relativ gute Leistungen zeigt, beim lauten Lesen jedoch starke Beeinträchtigungen, besteht der Verdacht, dass eine Funktionsstörung des phonologischen Output-Lexikons vorliegt.

Differenzialdiagnostik

- Überprüfung, ob im phonologischen Output-Lexikon nach visueller Vorgabe keine lexikalischen Einträge aktiviert werden

Wenn eine Störung im phonologischen Output-Lexikon vorliegt, sollte es beim lauten Lesen orthographisch irregulärer Wörter wie *Garage*, aber auch z.B. beim Lesen von Wörtern, die nicht erstbetont sind wie *Kakao, Papier, Kamel* zu Regularisierungen kommen, d.h. das Wort wird so gelesen wie es geschrieben ist. Ein Frequenzeffekt und ein Wort-Pseudoworteffekt bei den Lesereaktionen werden ebenfalls als Indikatoren für einen lexikalischen Zugriff gewertet. Zudem sollten sich vorwiegend lexikalisch-ganzheitliche Fehler, also Ganzwortsubstitutionen, zeigen.

Alternativ kann das phonologische Output-Lexikon auch durch die Frage überprüft werden, ob zwei schriftlich oder als Bild dargebotene Wörter sich reimen. Man kann auch drei Wörter darbieten, von denen sich zwei reimen, und danach fragen, welche zwei dieser Wörter sich reimen. Wichtig bei dieser Aufgabe ist, dass das Kind die entsprechenden Wörter nicht laut liest, damit die Aufgabe nicht über den Höreindruck gelöst wird. Erschwerend für die Diagnostik ist, dass Wörter, die sich reimen, im Deutschen auch häufig sehr ähnlich geschrieben werden, sodass diese Aufgabe im Prinzip auch über einen Abgleich der visuellen Ähnlichkeit erfolgreich gelöst werden kann. Aus diesem Grund kann es vorteilhaft sein, wenn man dem Kind anstelle der geschriebenen Wörter eine Abbildung der Wörter vorlegt. In Diagnostiktests wird häufig versucht, das Problem dadurch zu lösen, dass z.B. ein Wort des Wortpaares in Großbuchstaben, das andere in Kleinbuchstaben, oder das eine kursiv, das andere nicht kursiv dargeboten wird. Im Idealfall sollten die Wörter unterschiedlich geschrieben werden wie bei *Tee* und *Reh* (die sich reimen) bzw. gleich wie bei *Rage* und *Lage* (die sich nicht reimen). Zudem soll die Entscheidung sehr schnell von statten gehen, damit sichergestellt ist, dass die Entscheidung über die Aktivierung des orthographischen Lexikons erfolgt und nicht über die sublexikalisch-einzelheitliche Route.

- Ausschluss, dass eine Funktionsstörung im orthographischen Input-Lexikon vorliegt → siehe orthographisches Input-Lexikon
- Ausschluss, dass ein Problem bei der motorischen Planung und Ausführung vorliegt → siehe Motorische Planung und Ausführung

Graphem-Phonem-Konvertierung und Synthese

Ausschluss einer Funktionsstörung

Geübte Leser können Pseudowörter über die Graphem-Phonem-Konvertierungsroute (GPK-Route) schnell, flüssig und sicher laut lesen. Bei Kindern läuft die Verarbeitung über diese Route zunächst sehr langsam, stockend und mit Selbstkorrekturen ab. Eine langsame stockende Leseweise allein ist im Leseerwerb also noch kein Indikator für eine

Funktionsstörung. Jedoch sollte sich beim Lesen eine starke Ähnlichkeit zum Zielwort zeigen, über die Selbstkorrekturen sollte es zu weiterer Annäherungen an die Zielform kommen und die Phoneme sollten miteinander verbunden werden können (Synthese). Wenn dies im frühen Leseerwerb der Fall ist, und auch Pseudowörter relativ gut gelesen werden können, ist eine Funktionsstörung weitgehend ausgeschlossen.

Verdacht auf eine Funktionsstörung

Der Verdacht auf eine Funktionsstörung liegt vor, wenn es beim lauten Lesen von Wörtern und Pseudowörtern zu starken Abweichungen von der Zielform kommt, und diese auch wiederholt nicht bemerkt bzw. nicht selbst korrigiert werden können.

Differenzialdiagnostik

- Überprüfung, ob Indikatoren für die Benutzung der **sublexikalisch-einzelheitlichen Leseroute vorliegen**

Wenn ein Kind trotz Beeinträchtigung der GPK-Route versucht sublexikalisch-einzelheitlich zu verarbeiten, erfolgt das laute Lesen langsam, mühsam und unflüssig. Es kommt zu Graphem-Verwechslungen, starken Abweichungen von der Zielform und Abbrüchen. Wenn Selbstkorrekturen vorhanden sind, führen diese kaum zu Verbesserungen. Als Indikatoren für die Verwendung der GPK-Route gilt der Längeneffekt und der Regularitätseffekt.

- Überprüfung, ob die Segmentierung von Graphemen und Phonemen möglich ist

Die Überprüfung kann erfolgen, indem das Kind aufgefordert wird, auditiv dargebotene Wörter in Phoneme zu segmentieren bzw. in schriftlich dargebotenen Wörtern Bi- oder Mehrgraphe zu markieren, also z. B. einen Bogen unter sie zu setzen.

- Überprüfung, ob Kenntnisse der Korrespondenzen zwischen Graphemen und Phonemen vorhanden sind

Hier kann das Kind gebeten werden, Grapheme laut zu lesen

- Überprüfung, ob die Phonemsynthese gelingt

Die Phonemsynthese wird überprüft, indem dem Kind die Phoneme eines Wortes einzeln, aber in der korrekten Reihenfolge vorgesprochen werden. Das Kind soll sagen, um welches Wort es sich dabei handelt.

- Überprüfung, ob kompensatorisch die lexikalisch-ganzheitliche Route eingesetzt wird

Wenn aufgrund der Störung der sublexikalisch-einzelheitlichen Route kompensatorisch beim Lesen die lexikalisch-ganzheitliche Route verwendet wird, kommt es beim Lesen von Pseudowörtern häufig zu Nullreaktionen oder zur Substitution des Pseudowortes durch ein visuell ähnliches Wort, z. B. GLAUTER durch *Glaube*. Ob das Lesen von Wörtern gelingt, hängt von der Funktionsfähigkeit der lexikalisch-ganzheitlichen Route ab.

Phonologischer Buffer

Ausschluss einer Funktionsstörung

Wenn lange Pseudowörter problemlos gelesen werden können, oder mehr als fünf Zahlen hintereinander nachgesprochen werden können, liegt wahrscheinlich keine Störung im phonologischen Buffer vor.

Verdacht auf Funktionsstörung

Eine Funktionsbeeinträchtigung des phonologischen Buffers fällt meist dadurch auf, dass das Verarbeiten von kurzen Stimuli deutlich besser gelingt als das von langen Stimuli: Es kommt also zu deutlichen Längeneffekten. Diese zeigen sich beim Nachsprechen von auditiv dargebotenen Wörtern, Pseudowörtern und Sätzen. Wenn die Funktion des phonologischen Buffers eingeschränkt ist, kann es dazu führen, dass Phoneme, die synthetisiert werden sollen, nicht ausreichend lange oder nicht in der richtigen Reihenfolge zur Verfügung stehen.

Differenzialdiagnostik

- Untersuchung, ob ein Längeneffekt vorliegt

Wenn ein Längeneffekt vorliegt, können kurze Wörter und Pseudowörter besser nachgesprochen werden als lange. Häufig wird nur das Wort- oder Satzende bzw. semantisch auffällige Wörter im Gedächtnis behalten. Zudem kann beobachtet werden, dass ein Satz nur sinngemäß wiedergegeben wird.

111

Mundmotorische Planung und Ausführung

Wenn eine Funktionsstörung der mundmotorischen Planung im Sinne einer Sprechapraxie vorliegt, zeigen sich vor dem Beginn des Sprechens Suchbewegungen. Es kommt häufig zum Mitsprechen und das Kind achtet sehr stark auf die Mundbewegungen des Untersuchers. Wenn der Verdacht auf eine Sprechapraxie vorliegt, kann der Therapeut das Kind bitten, die Silbe /pa/ mehrmals hintereinander so schnell wie möglich und so lange wie dies auf einem Atemzug möglich ist, zu artikulieren, also /pa pa pa pa/ usw. Das gleiche soll mit /ta/ und mit /ka/ erfolgen. Anschließend soll /pa ta ka/ so schnell wie möglich hintereinander gesprochen werden. Bei einer Sprechapraxie zeigen sich starke Leistungseinbrüche, da die Planung der komplexen Artikulationsbewegungen bei der Silbenfolge /pa ta ka/ nicht gelingt. Das Singen von vertrauten Liedern ist aber häufig überraschend gut möglich, weil dabei hochautomatisierte artikulatorische Prozesse ablaufen.

Bei einer Funktionsstörung der Ausführung liegt eine Dysarthrie vor. Das Erscheinungsbild kann sehr unterschiedlich sein. Der Muskeltonus ist entweder auffallend schlaff oder stark erhöht. Bei schlaffem Tonus kann es zu Speichelfluss kommen, das Gaumensegel hebt sich nicht richtig beim Sprechen von Vokalen, die Sprache ist nasaliert oder verwaschen.

Gezielte Untersuchung der Komponenten des Schreibens

Auditive Analyse

Ausschluss einer Funktionsstörung

Können Wörter problemlos nachgesprochen werden, so ist eine Beeinträchtigung der auditiven Analyse weitgehend ausgeschlossen. Allerdings werden kurze hochfrequente Wörter in seltenen Fällen auch bei einer Beeinträchtigung der auditiven Analyse nachgesprochen. Liegen Sprachproduktionsprobleme vor, z.B. Aussprachestörungen, ist es nicht möglich, über das Nachsprechen abzuklären, ob eine Hörstörung oder eine Störung der auditiven Verarbeitung vorliegt. In dem Fall kann man aber überprüfen, ob das Kind auditiv dar-

gebotene Wörter problemlos entsprechenden Bildern zuordnen kann. Voraussetzung hierfür ist allerdings ein intaktes semantisches System und ein intaktes phonologisches Input-Lexikon.

Verdacht auf eine Funktionsstörung

Ein Verdacht auf die Beeinträchtigung der auditiven Analyse liegt vor, wenn das Nachsprechen und das auditive Sprachverständnis im Vergleich zu den anderen Modalitäten auffallend stark beeinträchtigt sind. Probleme bei der auditiven Analyse zeigen sich bei Kindern in Form einer Auditive Verarbeitungs- und Wahrnehmungsstörung (AVWS). Bei einem auditiven Analyseproblem schwersten Grades spricht man von einer Lautagnosie. Probleme bei der auditiven Analyse kommen aber auch im Rahmen einer Wernicke-Aphasie vor und werden als Worttaubheit diagnostiziert. Aphasische Patienten mit Worttaubheit äußern häufig das Gefühl, dass sie den Untersucher akustisch nicht verstehen oder dass der Untersucher undeutlich spricht. Häufig fordern sie den Untersucher mehrfach auf, das Gesagte zu wiederholen. Dabei reagieren sie aber auf leise Geräusche, sodass der Untersucher eigentlich den Eindruck hat, dass die aphasischen Patienten gut hören können. Zeigen sich solche Symptome, sollte die auditive Analyse unbedingt näher überprüft werden.

Differenzialdiagnostik

• Untersuchung des Hörens

Bei auditiven Problemen ist bei Kindern zunächst immer an eine nicht entdeckte Schwerhörigkeit zu denken. Daher sollte abgeklärt werden, ob rezidivierende Mittelohrentzündungen oder Paukenergüsse vorlagen oder vorliegen. Wenn das Kind bei der Untersuchung ein Hörgerät oder Cochlear-Implant trägt, sollte man sich vergewissern, dass das Gerät funktionstüchtig ist. Man sollte sich z.B. vergewissern, ob das Hörgerät angeschaltet ist. Bei Verdacht auf eine Schwerhörigkeit oder darauf, dass das Hörgerät bzw. Cochlear-Implant nicht funktionstüchtig ist bzw. das Hörgerät nicht optimal eingestellt ist, sollte in jedem Fall eine ohrenärztliche Untersuchung eingeleitet und ggfs. eine pädaudiologische Untersuchung durchgeführt werden, da Hörprobleme gerade bei Kindern sehr schwer zu erkennen sind.

Kinder entwickeln häufig sehr gute Kompensationsstrategien.

Orientierend kann man beobachten oder erfragen, ob das Kind auf plötzlich einsetzende Geräusche wie ein Martinshorn, ein vorüberfliegendes Flugzeug/Hubschrauber oder das Rufen des Namens reagiert, und zwar dann, wenn die Geräuschquelle für das Kind nicht sichtbar ist. Bei einem älteren Kind kann man sich zur orientierenden Untersuchung hinter das Kind stellen und die rechte Hand in die Nähe des rechten Ohres des Kindes halten, die linke Hand in die Nähe des linken Ohres. Anschließend reibt man in Zufallsreihenfolge Daumen und Zeigefinger gegeneinander, sodass ein leises Geräusch entsteht. Das Kind soll dann mit seiner Hand auf die Seite zeigen, aus der das Geräusch kommt. Bei jüngeren Kindern dauert es häufig eine Weile, bis sie die Aufgabenstellung verstanden haben.

Auch das leise Flüstern von Zahlen, die das Kind wiederholen soll, dient der orientierenden Untersuchung. Diese Zahlen können ein- oder zweistellig sein. Man muss sich allerdings vor der Untersuchung darüber informieren, bis zu welcher Zahl ein Kind die Zahlenreihe sicher beherrscht.

- Überprüfung der Hörverarbeitung

Zur Überprüfung der **prälexikalischen auditiven Analyse** kann man untersuchen, ob das Kind sicher entscheiden kann, ob zwei Alltagsgeräusche oder Töne gleich oder ungleich sind. Die besondere Beeinträchtigung des auditiven Inputs ist daran zu erkennen, dass bei visueller und auditiver Vorgabe eine Leistungsdissoziation besteht.

! Bei **Gleich-Ungleich-Entscheidungen** fordert man das Kind auf, möglichst schnell nach der Darbietung der beiden Stimuli „gleich" oder „ungleich" zu sagen. Alternativ ist auch möglich, dass das Kind bei gleichen Stimuli mit „ja" und bei ungleichen Stimuli mit „nein" antwortet. Liegt zusätzlich eine Aussprachestörung vor, kann man dem Kind ein Blatt Papier vorlegen, auf dem links ein lachendes und rechts ein weinendes Gesicht zu sehen ist. Unter dem lachenden Gesicht steht „ja", unter dem weinenden Gesicht „nein". Das Kind wird aufgefordert, nach der Darbietung der beiden Stimuli auf eines der beiden Gesichter zu zeigen. Bei Gleich-Ungleich-Entscheidungen müssen die Phoneme oder Wörter der Phonem- oder Wortpaare auch in **umgekehrter Reihenfolge** dargeboten werden, um Positionseffekte auszuschließen. Außerdem müssen die Phoneme oder Wörter der Phonem- bzw. Wortpaare auch jeweils **mit dem gleichen Partner** dargeboten werden, damit Ja- und Nein-Entscheidungen gleichermaßen häufig sind und das Kind nicht mit einer „Ja-" oder „Nein-Strategie" zu einem guten Ergebnis kommen kann.

Wenn eine Störung der **Mustererkennung von Phonen** vorliegt, sollte das Kind nicht schnell und sicher entscheiden können, ob ein Geräusch sprachlich oder nicht-sprachlich ist.

Liegt ein Problem bei der **Zuordnung von Phonen zu einer Phonemkategorie** vor, sollte das Kind nicht schnell und sicher entscheiden können, ob vom Höreindruck her ähnliche Phoneme /b/ und /v/ gleich sind oder nicht. Bei akustisch-auditiv unähnlichen Phonempaaren wie /v/ und /k/ sollte die lexikalische Entscheidung dagegen schneller und sicherer sein. Es können auch Paare aus Wörtern wie *Bäcker* und *Wecker* oder Pseudowörtern wie *Bucker* und *Wucker* bei dieser Aufgabe gewählt werden.

- Untersuchung, ob das Erkennen sprachlicher Einheiten im Sprechfluss gelingt

Der Verdacht, dass das Erkennen sprachlicher Einheiten im Sprechfluss nicht gelingt, kann überprüft werden, indem der Untersucher einen Text vorliest, und das Kind auffordert, immer, wenn ein bestimmtes Wort vorkommt, auf den Tisch zu klopfen oder sich einen Spielstein, einen Aufkleber o.ä. zu nehmen. Der Text sollte dabei zunächst in normaler Geschwindigkeit gelesen werden. Zeigt das Kind Unsicherheiten beim Erkennen des Wortes, kann der Text auch langsamer vorgelesen werden.

Phonologisches Input-Lexikon

Ausschluss einer Funktionsstörung

Wenn das Kind keine Probleme bei auditiven Sprachverständnisaufgaben zeigt und in lexikalischen Entscheidungstests bei auditiver Vorgabe sicher zwischen Wörtern und Pseudowörtern unterscheiden kann, kann man davon ausgehen, dass das phonologische Input-Lexikon ungestört ist.

Verdacht auf eine Funktionsstörung

Besteht der Verdacht, dass ein Kind auditiv dargebotene Wörter nicht oder nur auffallend langsam erkennt, und konnte eine Beeinträchtigung der akustisch-phonematischen Analyse ausgeschlossen werden, so ist eine genaue Untersuchung des phonologischen Input-Lexikons erforderlich.

Differenzialdiagnostik

Liegt ein Problem bezüglich des phonologischen Input-Lexikons vor?

Wenn ein Problem bezüglich des phonologischen Input-Lexikons vorliegt, sollten sich bei Aufgaben, die das Erkennen von Wörtern betreffen, Probleme in Form von falschen Reaktionen oder zeitlichen Verzögerungen bei den Reaktionen zeigen. Das phonologische Input-Lexikon kann gut über lexikalische Entscheidungsaufgaben geprüft werden, bei denen die Stimuli auditiv dargeboten werden. Daneben sind aber auch andere Aufgaben möglich. Folgende Aufgaben sind geeignet:

- Wort-Pseudowort-Entscheidung: Wenn ein Problem bezüglich des phonologischen Input-Lexikons vorliegt, kann das Kind bei einem auditiven Stimulus nicht schnell und sicher entscheiden, ob es sich um ein Wort oder ein Pseudowort handelt.
- Wort-Bild-Zuordnung: Bei einer Beeinträchtigung des phonologischen Input-Lexikons sollten sich Probleme beim Zuordnen eines auditiv dargebotenen Wortes zu einem Bild zeigen, wobei neben dem korrekten Bild weitere Bilder als Ablenker vorhanden sein müssen. Dies gilt allerdings nur, wenn das semantische System intakt ist. Ansonsten ist es bei dieser Aufgabe nicht zu bestimmen, ob die schlechten Leistungen bei der Wort-Bild-Zuordnung auf das beeinträchtigte phonologische Input-Lexikon oder auf das semantische System zurückzuführen sind.
- Wort-Bild-Zuordnung bei Darbietung des Wortanfangs („Ele…"): Nur wenn das phonologische Input-Lexikon intakt ist, kann das Kind das Wort bereits am Point of uniqueness (siehe Kapitel 3) erkennen, ansonsten nicht.

Lexikalische Effekte bei diesen Aufgaben wie der Frequenzeffekt und der Wort-Pseudoworteffekt werden ebenfalls als Indikatoren für die Verwendung des phonologischen Input-Lexikons gewertet.

Semantisches System

Ausschluss einer Funktionsstörung

Wenn der Sinn von Wörtern, Sätzen und komplexen Arbeitsaufträgen verstanden wird.

Verdacht auf eine Funktionsstörung

Der Verdacht auf eine Funktionsstörung des semantischen Systems liegt vor, wenn es wiederholt zu semantischen Paragraphien, Paraphasien und/oder Paralexien kommt. Allerdings gelingt es Kindern auch bei einer Beeinträchtigung des phonologischen Output-Lexikons häufig nicht, das passende Wort zu finden. Der Verdacht auf eine Funktionsstörung besteht auch, wenn das Kind den Sinn von Wörtern oder Arbeitsanweisungen nicht versteht Bei einer Differenzialdiagnose sollte man daher auf Aufgaben zugreifen, die das semantische System betreffen, nicht aber das phonologische Output-System, z. B. die Überprüfung, ob das Kind die semantische Ähnlichkeit von Wörtern erkennt oder ob das Zuordnen zu semantischen Kategorien möglich ist (siehe Differenzialdiagnostik).

!

Bei einer **Paragraphie** wird ein Wort beim Schreiben durch ein anderes Wort ersetzt. So schreibt ein Kind z. B. anstelle von *Birne* das Wort *Apfel*. Dies kann vom Untersucher allerdings nur bemerkt werden, wenn das Zielwort bekannt ist, also z. B. beim Schreiben nach Diktat. Wenn das Wort, mit dem das Zielwort ersetzt wird, eine semantische Ähnlichkeit zu dem Zielwort aufweist, wie z. B. bei dem obigen Beispiel, spricht man von einer **semantischen Paragraphie**. Bei visueller Ähnlichkeit zur Zielform liegt eine **orthographische Paragraphie** vor. Hier schreibt das Kind z. B. anstelle von *Birne* das Wort *Biene*.

Eine **Paralexie** liegt vor, wenn ein Wort beim lauten Lesen durch ein anderes Wort ersetzt wird. Bei einer **semantischen Paralexie** liest das Kind z. B. anstelle des Zielworts *Birne* das Wort *Apfel*, bei einer **visuellen Paralexie** liest es z. B. *Biene* bei der Darbietung des Wortes *Birne*.

Unter **Paraphasie** versteht man die Ersetzung eines Wortes durch ein anderes Wort beim Sprechen. Wenn das Kind das Wort *Birne* sprechen will, aber stattdessen *Apfel* sagt, liegt eine **semantische Paraphasie** vor, sagt es stattdessen *Biene* zeigt sich eine **formale Paraphasie**.

Differenzialdiagnostik

- Überprüfung, ob das Kind die semantische Ähnlichkeit von Wörtern erkennt

Das Kind soll beurteilen, ob zwei Wörter eine semantische Ähnlichkeit aufweisen. Dazu werden Wortpaare visuell dargeboten, die eine enge semantische Ähnlichkeit aufweisen wie *Tasse* und *Teller* sowie Wortpaare, die keine semantische Ähnlichkeit haben wie *Tasse* und *Tiger*.

- Zuordnen zu semantischen Kategorien

Alternativ oder zusätzlich kann auch überprüft werden, ob das Kind entscheiden kann, ob es sich bei dem dargebotenen Wort um ein Tier / Nahrung / Kleidung usw. handelt.

- Umschriebene Wörter erraten

Der Therapeut umschreibt ein bestimmtes Wort und das Kind soll raten, um welches Wort es sich handelt, z. B. *ein Tier mit einem Rüssel, ziemlich groß, lebt in Afrika oder Indien* (Elefant).

- Begriffe erklären

Das Kind zieht eine von mehreren Bildkarten und soll dem Therapeut den abgebildeten Gegenstand beschreiben. Der Therapeut kann dabei erkennen, wie differenziert das Kind die Merkmale des Gegenstandes kennt.

- Ausschluss, dass die visuelle Modalität selektiv beeinträchtigt ist

Wenn die Funktion des semantischen Systems gestört ist, zeigt sich dies in allen Modalitäten, also z. B. bei visueller und auditiver Vorgabe. Wenn sich bei visueller Vorgabe von Stimuli Probleme beim Beurteilen der semantischen Ähnlichkeit von Wörtern zeigen, sollte daher die gleiche Aufgabe mit den gleichen Stimuli bei auditiver Vorgabe durchgeführt werden.

- Untersuchung, ob eine Aktivierungsstörung oder eine Störung der Wortsemantik vorliegt

Wenn semantische Wortverwechslungen wiederholt unbemerkt bleiben, kann eine **Störung der Wortsemantik** vorliegen. Wird eine Wortverwechslung sofort nach der Äußerung erkannt und zu korrigieren versucht, handelt es sich dagegen um eine Aktivierungsstörung.

! Wenn die Wortform nicht in den Lexika abgerufen werden kann, liegt eine **phonologische oder orthographische Aktivierungsstörung** (Zugriffs- oder Abrufstörung, auch Zugangsstörung) vor.
Kann die Wortsemantik nicht im semantischen System abgerufen werden, spricht man von einer **Repräsentationsstörung**.

- Erklärung für semantische Wortverwechslungen

Semantische Wortverwechslungen, also semantische Paraphasien, -lexien und -graphien werden dadurch erklärt, dass ein Wort selektiv über die semantisch-lexikalische Route verarbeitet wird. Wie es genau zu semantischen Wortverwechslungen kommen kann, ist unklar. Marshall u. Newcombe (1973) weisen für erworbene Dyslexien darauf hin, dass die Beeinträchtigung der Graphem-Phonem-Korrespondenz-Route zwar erklärt, warum Neologismen nicht gelesen werden können. Sie erklärt aber nicht das Auftreten semantischer Paralexien. Saffran et al. (1976) gehen von der zusätzlichen Annahme aus, dass das semantische System instabil ist. Demnach aktiviert ein visuell dargebotenes Wort im semantischen System alle möglichen semantisch-ähnlichen Wörter, unabhängig davon, ob sie auch in Bezug auf ihre Form übereinstimmen. Die Aktivierung eines Wortes durch das semantische System reicht also nicht aus, um das korrekte Wort auszuwählen. Möglicherweise entstehen semantische Paralexien also durch die Unfähigkeit, auf die GPK-Route zuzugreifen, die die Auswahl des korrekten Wortes kontrolliert. Alternativ könnte auch eine Unfähigkeit, auf die Wortform zuzugreifen, vorliegen. Geht man davon aus, dass erst die Zusammenarbeit der GPK-Route mit dem semantischen System zur Auswahl eines Items führt (siehe **Interaktive Modelle** Kapitel 3) besteht dann aber die Frage, warum nicht bei allen Patienten, die Neologismen nicht lesen können, und bei denen also die GPK-Route nicht verfügbar ist, semantische Paralexien auftreten. Besteht bei einem Patienten dagegen das Problem, auf die phonologische Wortform zuzugreifen, so besteht die Frage, warum es neben semantischen Paralexien auch zu visuellen Paralexien kommt. Nolan u. Caramazza (1983) gehen von einer zusätzlichen Störung im semantischen System aus. Diese Störung könnte in einer Zugriffsstörung bestehen: Der Zugriff auf das korrekte Item ist nicht möglich. Es könnte sich aber auch um eine Repräsentationsstörung handeln. In diesem Fall wäre das Item bzw. eine Untergruppe seiner Merkmale nicht im semantischen System vorhanden.

Orthographisches Output-Lexikon

Ausschluss einer Funktionsstörung

Wenn Wörter nach Diktat schnell, flüssig und orthographisch korrekt geschrieben werden, liegt wahrscheinlich kein Problem bezüglich des orthographischen Output-Lexikons vor. Um ganz sicher zu gehen, sollte man das Schreiben von Texten überprüfen, und das Kind eine Postkarte schreiben lassen. Auch sollte man auf jeden Fall das Schreiben orthographisch irregulärer Wörter wie *Garage* überprüfen. Wenn kein Problem bezüglich des orthographischen Output-Lexikons vorliegt, sollten diese schnell, sicher und orthographisch korrekt geschrieben werden können.

Verdacht auf eine Funktionsstörung

Kommt es beim Schreiben zu fehlerhaften Reaktionen, kann dies darauf zurückzuführen sein, dass das orthographische Output-Lexikon noch relativ klein ist und das Kind daher bevorzugt über die sublexikalisch-einzelheitliche Route verarbeitet. Es kann aber auch sein, dass das Kind beim Aufbau des orthographischen Output-Lexikons eine ungünstige Strategie verfolgt. Deshalb sollte man den Schreibprozess bei häufigen fehlerhaften Reaktionen, die stark von der Zielform abweichen, auf jeden Fall genauer untersuchen. Ein weiterer Indikator für eine Funktionsstörung ist, wenn die Fehler nicht bemerkt werden. Dies zeigt sich an fehlenden Selbstkorrekturversuchen oder daran, dass die Selbstkorrekturen nicht zu einer Annäherung an die Zielform führen.

Differenzialdiagnostik

- Überprüfung des orthographischen Output-Lexikons

Bei Schreibanfängern ist es schwierig, das orthographische Output-Lexikon zu überprüfen. Das Schreiben hochvertrauter Wörter, z.B. der eigene Vorname oder Wörter wie *Mama* und *Papa* sollte schon früh möglich sein und im Vergleich zu wenig vertrauten Wörtern oder Pseudowörtern der

gleichen Phonem- und Graphemanzahl schneller und sicherer erfolgen.

Bei geübteren Schreibern kann man die Funktionsfähigkeit des orthographischen Output-Lexikons daran erkennen, dass sich zumindest partiell orthographisches Wissen zeigt, z.B. in Bezug auf die Groß- und Kleinschreibung, Dehnung und Kürzung usw. Der Untersucher sollte sich vergewissern, ob sich bezüglich des partiellen orthographischen Wissens eine Abhängigkeit von der Wortfrequenz oder von der Art der orthographischen Regel zeigt.

Bei älteren Kindern und Jugendlichen gibt insbesondere das Schreiben nach Diktat von vertrauten orthographisch-irregulären Wörtern wie *Garage, Shampoo, Couch, Computer, Chef, Chor* (Beispiele aus De Langen 2001: 107 für erworbene Dyslexien) Aufschluss darüber, ob das orthographische Lexikon gut ausgebaut ist und sie darauf problemlos zugreifen können.

Auch Effekte bezüglich der verschiedenen Stimulustypen beim Schreiben liefern Hinweise darauf, ob ein Kind auf das orthographische Output-Lexikon zugreift und entsprechende Einträge findet. So gelten folgende Effekte als Indikatoren für die Aktivierung des orthographischen Output-Lexikons, wenn sie beim Schreiben von Wörtern auftreten. Diese beziehen sich sowohl auf die Anzahl orthographisch korrekter Reaktionen als auch auf die Latenz- bzw. Verarbeitungszeit:

Frequenzeffekt: Bei hochfrequenten Wörtern zeigt sich eine größere Übereinstimmung mit der Zielform als bei niedrigfrequenten Wörtern.

Wort-Pseudowort-Effekt: Bei Wörtern zeigt sich eine größere Übereinstimmung mit der Zielform als bei Pseudowörtern.

Segmentierung von Phonemen und Phonem-Graphem-Konvertierung

Ausschluss einer Funktionsstörung

Wenn das Schreiben von Pseudowörtern nach Diktat schnell und weitgehend korrekt möglich ist, kann ein Problem bezüglich der Phonem-Graphem-Konvertierung ausgeschlossen werden. Eine weitere Untersuchung dieses Prozesses ist dann nicht erforderlich. Bei Schreibanfängern erfolgt das Schreiben von Pseudowörtern zunächst langsam, stockend und mit zahlreichen Selbstkorrekturen. Wenn die vom Kind geschriebenen Wörter eine große Ähnlichkeit zur Zielform haben, Fehler bemerkt und spontan korrigiert werden und die Selbstkorrekturen zu einer Annäherung an die Zielform führen, kann eine Funktionsstörung der Komponenten der sublexikalisch-einzelheitlichen Verarbeitung ausgeschlossen werden.

Verdacht auf eine Funktionsstörung

Wenn bei den Schreibversuchen grobe Abweichungen von der Zielform auftreten oder wenn das Kind Fehler nicht bemerkt und/oder nicht korrigieren kann, besteht der Verdacht auf eine Funktionsstörung.

Differenzialdiagnostik

- Überprüfung der Fähigkeit zur Phonemsegmentierung

Wörter und Pseudowörter sollen in Phoneme segmentiert werden.

- Überprüfung der Kenntnis der Phonem-Graphem-Korrespondenzen

Schreiben von Graphemen nach Diktat.

Orthographischer Buffer

Ausschluss einer Funktionsstörung

Eine Funktionsstörung ist weitgehend ausgeschlossen, wenn lange Pseudowörter schnell und sicher geschrieben werden können.

Verdacht auf eine Funktionsstörung

Eine Funktionsstörung könnte vorliegen, wenn sich beim Schreiben und Abschreiben von Wörtern, Pseudowörtern und Sätzen Längeneffekte

zeigen. Wenn die Funktion des phonologischen Buffers eingeschränkt ist, kann es dazu kommen, dass Phoneme, die synthetisiert werden sollen, nicht ausreichend lange zur Verfügung stehen, oder dass sie nicht in der richtigen Reihenfolge zur Verfügung stehen.

Differenzialdiagnose

Eine Funktionsstörung bezüglich des orthographischen Buffers zeigt sich durch einen Längeneffekt: Kurze Wörter und Pseudowörter können besser geschrieben und verzögert kopiert werden als lange (Kapitel 11). Häufig wird dabei nur das Wort- oder Satzende oder semantisch auffällige Wörter wiedergegeben. Nicht selten wird ein Satz nur sinngemäß wiedergegeben.

Motorische Planung und Ausführung der Handbewegung

Bei Problemen bezüglich des Schreibens ist abzuklären, ob diese auf eine Beeinträchtigung der Grob- oder Feinmotorik der zum Schreiben verwendeten Hand zurückzuführen sind. Dazu kann das Kind aufgefordert werden, eine einfache Strichzeichnung zu erstellen, z.B. ein Haus, eine Uhr oder eine Blume. Gelingt dies gut, können grob- oder feinmotorische Probleme ausgeschlossen werden. Liegen grob- oder feinmotorische Probleme vor, sollten sich diese ausschließlich in Bezug auf die Ausführung des Schreibens zeigen, d.h. es sollte in Bezug auf die Schrift zu entglittenen Linien und Bögen und zu einem unregelmäßigen Schriftbild kommen. Es sollten aber keine Fehler in der Art und Reihenfolge der Grapheme vorliegen.

117

11 Therapie

Überblick

Der Erfolg der Therapie bei kindlichen Schriftsprachstörungen hängt von der verwendeten Therapiemethode und dem individuellen Leistungsprofil eines Kindes ab. Auf den zweiten Punkt weisen besonders Vertreter der Subtypenhypothese bzw. des modellorientierten Ansatzes hin. Der Therapieerfolg wird u.a. daran gemessen, ob eine Generalisierung auf ungeübte Wörter erfolgt.

> **!**
>
> Eine **Generalisierung auf ungeübte Wörter** liegt vor, wenn ein Kind nicht nur geübte Wörter lesen bzw. schreiben kann (= **„nicht-trivialer Übungseffekt"**), sondern sein Wissen auch auf ungeübte Wörter übertragen kann (= **„Transfereffekt"**). Wird z.B. beim Lesen das Herstellen von Graphem-Phonem-Korrespondenzen (GPKs) und die Synthese der aktivierten Phoneme zu Wörtern bzw. beim Schreiben das Herstellen von Phonem-Graphem-Korrespondenzen (PGKs) geübt, sind folgende Formen der Generalisierung auf ungeübte Wörter möglich:
>
> - eine Generalisierung auf ungeübte Wörter, die nur aus **geübten GPKs bzw. PGKs** bestehen, also aus GPKs bzw. PGKs, die in den geübten Wörtern vorkommen.
> - eine Generalisierung auf ungeübte Wörter, die auch **ungeübte GPKs bzw. PGKs** enthalten. Nur im letzten Fall liegt ein Indiz dafür vor, dass durch die Therapie wirklich die Lese- bzw. Schreibentwicklung „in Gang gekommen ist", dass das Kind also das Prinzip des Lesens bzw. Schreibens gelernt hat und sich beim Lesen und Schreiben nicht auf die bereits erlernten Strukturen beschränken muss.
> - eine Generalisierung auf **vertraute Wörter**, also auf Wörter, die zumindest mit einem schwachen Eintrag im Schriftsprachsystem verankert sind. Diese Wörter können z.B. einen Eintrag im semantischen System oder im phonologischen Lexikon (Kapitel 4) haben (bei entwicklungsbedingten Dyslexien/Dysgraphien) oder sie waren prämorbid bereits im orthographischen Input-Lexikon vorhanden (bei erworbenen Dyslexien/Dysgraphien)
> - eine Generalisierung auf nicht vertraute Wörter wurde bisher nicht beschrieben. Hierzu sind weitere Untersuchungen erforderlich.

Einfluss der Methode auf den Therapieerfolg

Nur Therapiemethoden, die einen direkten Bezug zum Störungsbild haben, führen zu einer effektiven Verbesserung der schriftsprachlichen Leistungen. Für andere Therapieformen wie z.B. einem Hör- oder Sehtraining, liegen bisher keine Wirksamkeitsnachweise vor (Suchodoletz 2003, Schulte-Körne u. Mathwig 2004). Für eine kritische Betrachtung von Therapiemethoden bei Entwicklungsdyslexie/-dysgraphie verweise ich auf Suchodoletz (2003). Folgende Ansätze gelten nach dem heutigen Wissensstand als wirksam:

- Training der phonologischen Bewusstheit.
- silbenorientiertes Training,
- orthographisches Regeltraining,
- Verbesserung der lexikalisch-ganzheitlichen Worterkennung.

Training der phonologischen Bewusstheit

In zahlreichen Korrelations- und Trainingsstudien konnte ein enger Zusammenhang zwischen phonologischer Bewusstheit im Kindergartenalter und den schriftsprachlichen Fähigkeiten, insbesondere der Wortlesefähigkeit, in den ersten Grundschulklassen nachgewiesen werden (Schmalohr 1968, 1976, Mannhaupt u. Jansen 1989, Schneider et al. 1997, Elbro et al. 1998, Ehri et al. 2001, Schulte-Körne 2002a) (Kapitel 4 und 5). Die phonologische Bewusstheit gilt deshalb als früher Prädiktor für die Entwicklung des Schriftspracherwerbs (Klicpera u. Gasteiger-Klicpera 1994, Landerl u. Wimmer 1994, Näslund 1990). Um Schriftsprachstörungen abzuwenden, wird in vielen Kindergärten präventiv die phonologische Bewusstheit gefördert, z.B. mit dem Würzburger Training (Küspert u. Schneider 2003, Plume u.

Schneider 2004, Leder et al. 2006) oder anderen Programmen (Stumpf u. Coninx 2005). Allerdings bleiben die positiven Effekte in Bezug auf die Verbesserung der phonologischen Bewusstheit bei einem unspezifischen Gruppentraining bei sehr stark beeinträchtigen Kindern häufig aus (Leder et al. 2006). Zudem zeigen sich bei einigen Kindern trotz eines intensiven präventiven Trainings der phonologischen Bewusstheit später starke entwicklungsbedingte Schriftsprachstörungen (Ehri et al. 2001, Schneider et al. 2000) und nicht alle Kinder mit Schriftsprachstörungen zeigen Beeinträchtigungen bei Aufgaben zur phonologischen Bewusstheit (Castles u. Coltheart 1996, Hanley et al. 1992). Möglicherweise können einige Kinder das Lesen und Schreiben sogar trotz starker Beeinträchtigung der phonologische Bewusstheit erwerben (Cossu u. Marshall 1990, Cossu et al. 1993). Hierzu sind allerdings noch weitere Untersuchungen erforderlich.

> **!** Da in Bezug auf die phonologische Bewusstheit unterschiedliche Komponenten bzw. Prozesse gestört sein können (Kapitel 4), ist es nicht sinnvoll, alle Kinder dem gleichen Training zu unterziehen.

Silbenorientiertes Arbeiten

Röber-Siekmeyer u. Pfisterer (1998) nutzten das silbenorientierte Arbeiten zur Förderung eines Jungen, der in die zweite Klasse geht, und starke Auffälligkeiten beim Lesen zeigte. In der Förderung wurde der Aufbau von Wörtern aus Silben erarbeitet und die silbische Gliederung von Wörtern geübt. Dazu wurde ein Wort zunächst in Silben segmentiert, und diese wurden wiederum aufgeteilt in Onset, Nukleus und Koda (siehe Kapitel 1). Die Segmentierung erfolgte spielerisch (siehe Kapitel 4). Nach Beendigung der Förderung zeigten sich bei dem Jungen deutliche Verbesserungen des Lesens. Auch in verschiedenen anderen Studien wurde ein silbenorientiertes Training durchgeführt, allerdings mit unterschiedlichem Erfolg (Olsen u. Wise 1992, Seymour u. Bunce 1994, Yampolsky u. Waters 2002).

Orthographisches Regeltraining

Orthographische Regeltrainings werden häufig bei der Therapie von Schriftsprachstörungen eingesetzt. Für den deutschsprachigen Raum liegt z.B.

das Marburger Rechtschreibtraining (Schulte-Körne u. Mathwig 2004) vor, dessen Wirksamkeit bei Kindern der zweiten bis fünften Klasse nachgewiesen ist (Schulte-Körne u. Mathwig 2004). Allerdings profitieren nicht alle Kinder gleichermaßen von einem orthographischen Regeltraining. Es sollte zudem erst eingesetzt werden, wenn die Kinder sich die Laut-Buchstaben-Beziehungen angeeignet haben und kognitiv in der Lage sind, Regeln zu lernen und anzuwenden, da ein orthographisches Regeltraining über die reine Vermittlung von Regelwissen hinausgeht und insbesondere die Vermittlung von Lösungsstrategien beinhaltet (Schulte-Körne u. Mathwig 2004).

Verbesserung der lexikalisch-ganzheitlichen Worterkennung

Durch das ganzheitliche Erkennen von Wortformen soll die lexikalisch-ganzheitliche Verarbeitung von Wörtern unterstützt werden, und zwar ohne expliziten Zugriff auf die graphematische Struktur (Broom u. Doctor 1995, Brundson et al. 2002b, Judica et al. 2002). Diese Form der Therapie wird häufig kompensatorisch bei Kindern eingesetzt, die beim Lesen auch nach mehreren Therapieversuchen keinen Zugriff auf die graphematische Struktur von Wörtern erlangen, obwohl teilweise schon jahrelang versucht wurde, die sublexikalisch-einzelheitliche Lesestrategie zu verbessern (Brunsdon et al. 2002b). Allerdings scheint es bei dieser Methode nicht zu Generalisierungseffekten zu kommen. So lernen die Kinder offenbar das Lesen bestimmter Wörter, nicht aber den Prozess des Lesens. Nach Brunsdon et al. (2002b: 392) sind bei dieser Methode auch keine Generalisierungseffekte zu erwarten, denn die Wortgestalt geübter Wörter gibt keine Hinweise darauf, wie ungeübte Wörter mit einer ähnlichen Wortgestalt zu lesen sind.

Auswahl der effektivsten Methode

Mittlerweile liegen für den Bereich kindlicher Schriftsprachstörungen also eine Reihe theoretisch basierter und in Bezug auf ihre Effektivität empirisch bzw. experimentell überprüfter Therapieansätze vor. In vielen Fällen fehlen allerdings Einzelfallstudien, in denen die genaue Wirkung und die Effektivität der Therapiemethoden sorgfältig, individuumsbezogen und unter streng kontrollierten Bedingungen überprüft wird. Aus die-

119

sem Grund liegen bislang auch keine Kriterien dafür vor, welche Therapiemethode bei welchem Lese- bzw. Schreibmuster und bei welchen Voraussetzungen eines Kindes verwendet werden sollte. Dies stellt für Therapeuten ein Problem dar, denn sie müssen ja eine bestimmte Therapiemethode auswählen, und verzichten damit auf die Verwendung anderer, möglicherweise ebenfalls effektiver, Therapiemethoden. Der Therapeut sollte aber auch nicht, weil die Auswahl einer Methode schwierig ist, mehrere Methoden verwenden, denn dadurch werden unnötige Ressourcen und Zeit verbraucht, falls eine der verwendeten Methoden ineffektiv ist. Zur Überprüfung der Wirksamkeit von Therapien bei einzelnen Kindern sind für den deutschsprachigen Raum dringend Einzelfallstudien erforderlich. Die bisher vorliegenden Studien stammen weitgehend aus dem englischsprachigen Raum und ihre Ergebnisse können nicht ohne weiteres auf den deutschsprachigen Raum übertragen werden.

Störungsmuster und Therapieerfolg

Bei der modellorientierten Therapie geht man davon aus, dass bei Dyslexie/Dysgraphie eine selektive Störung oder Verzögerung beim Erwerb einer oder mehrerer Komponenten des Schriftsprachverarbeitungssystems vorliegt. Diese kann individuell unterschiedlich lokalisiert sein und muss gezielt behandelt werden (Coltheart et al. 1994, Brunsdon et al. 2002b: 388). Dabei müssen auch die Reifungsprozesse des Schriftsprachsystems miteinbezogen werden (Brunsdon et al. 2002b: 387). Bei entwicklungsbedingten Dyslexien/Dysgraphien konnten mit der modellorientierten Therapie eine Reihe von Erfolgen nachgewiesen werden (Seymour u. Bunce 1994, Broom u. Doctor 1995, Brunsdon et al. 2002 a, b, Cholewa et al. 2004, Hayes et al. 2004, Brunsdon et al. 2005). Da

sich bei der modellorientierten Therapie bei Entwicklungsdyslexien/-dysgraphien auch nach jahrelangen vergeblichen anderen Therapieversuchen schnell überraschende Erfolge zeigen (Brunsdon et al. 2002b, Cholewa et al. 2004), gilt sie als sehr effektiv. Die Anwendung der modellorientierten Therapie ist aber nicht nur sinnvoll, wenn eine oder zumindest einzelne Komponenten beeinträchtigt sind. Gerade bei einer gemischten Dyslexie/Dysgraphie, die im therapeutischen Alltag relativ häufig vorkommt, ist sie besonders wichtig wie die Studien von Brunsdon et al. (2002a, b) und (Cholewa et al. 2004) belegen.

 Eine **gemischte Dyslexie/Dysgraphie** liegt vor, wenn sowohl die sublexikalisch-einzelheitliche als auch die lexikalisch-ganzheitliche Verarbeitung stark beeinträchtigt ist (Brunsdon et al. 2002b: 388).

So muss der Therapeut sich auch bei gemischten Dyslexien/Dysgraphien für eine bestimmte Therapiemethode entscheiden, denn auch hier sind, abhängig vom individuellen Störungsmuster des Kindes, nicht alle Methoden gleichermaßen wirksam (Brunsdon et al. 2002b: 388). Die modellorientierte Therapie bei gemischter Dyslexie/Dysgraphie ist auch aus wissenschaftlicher Sicht interessant, da sie zeigt, welche Auswirkungen die Verbesserung der sublexikalisch-einzelheitlichen Verarbeitung auf die lexikalisch-ganzheitliche Verarbeitung hat und umgekehrt (Brunsdon et al. 2002b: 413).

Im Folgenden werden zunächst die Erkenntnisse zur modellorientierten Therapie bei entwicklungsbedingten und erworbenen Dyslexien/Dysgraphien (Kapitel 7) beschrieben. Das Kapitel schließt mit einem umfassenden Überblick über den Einsatz von Therapiebausteinen bei der Beeinträchtigung verschiedener Komponenten.

Therapiestudien zu erworbenen und entwicklungsbedingten Dyslexien/Dysgraphien

Die meisten modellorientierten Therapiestudien liegen bisher für erworbene Dyslexien/Dysgraphien vor. Da bei erworbenen Dyslexien/Dysgraphien prinzipiell die gleiche Modellvorstellung zugrundeliegt wie bei entwicklungsbedingten

Schriftsprachstörungen, lassen sich aus ihnen eine Reihe von Erkenntnissen ableiten, die auch für die Therapie von Entwicklungsdyslexien/-dysgraphien bedeutsam ein könnten. Im folgenden werden die Therapiestudien zu erworbenen Dyslexien / Dysgraphien genau beschrieben und denen zu entwicklungsbedingten Dyslexien / Dysgraphien gegenübergestellt.

Training von GPK und Phonemsynthese

Erworbene Dyslexien

Die bisher vorliegenden modellorientierten Therapiestudien zu erworbenen Dyslexien / Dysgraphien zeigen, dass das gezielte Training einer beeinträchtigten Route oder Komponente zu starken Verbesserungen beim Lesen bzw. Schreiben führen kann (z. B. De Partz 1986, Yampolsky u. Waters 2002, Raymer et al. 2003: 608, Rapp 2005: 997, Stadie u. Rilling 2006). Offenbar ist insbesondere ein Training der sublexikalisch-einzelheitlichen Route empfehlenswert, denn bei einem solchen Training zeigen sich häufig Generalisierungseffekte auf ungeübte Stimuli (De Partz 1986, Kendall et al., 1998, Viswanathan u. Kiran 2005, Stadie u. Rilling 2006). Die Generalisierungseffekte betreffen meist ungeübte Wörter, die prämorbid bereits vorhanden waren (Weekes u. Coltheart 1996).

Das Training der sublexikalisch-einzelheitlichen Route umfasst i. d. R. die Herstellung eines Merkwortalphabets sowie Übungen zur Graphem-Phonem-Korrespondenz und zur Phonemsynthese (De Partz 1986, Nickels 1992, Stadie u. Rilling 2006). Die Resultate sind unterschiedlich. Einige Patienten können nach der Therapie sowohl Graphem-Phonem-Korrespondenzen herstellen und die aktivierten Phoneme synthetisieren (De Partz 1986). Andere Patienten stellen nach der Therapie zwar Graphem-Phonem-Korrespondenzen her, zeigen aber große Probleme beim Synthetisieren (Nickels 1992, Matthews 1991, Mitchum u. Berndt 1991).

!

Die Fähigkeit zur Herstellung von **Graphem-Phonem-Korrespondenzen** und die Fähigkeit zur **Synthese** von Phonemen sind unabhängig voneinander. Sie sind selektiv störbar und müssen in der Therapie auch beide behandelt werden.

Es erweist sich offenbar als günstig, wenn die Herstellung von Graphem-Phonem-Korrespondenzen und die Phonemsynthese nicht nacheinander, sondern in einem engem und direkten Bezug zueinander geübt werden (Yampolsky u. Waters 2002, Stadie u. Rilling 2006). So führen Yampolsky u. Waters (2002) ein silbenbasiertes Training durch. Nach der Einführung von zehn Konsonanten und dem Vokal <a> wurde das Lesen von Wörtern, die aus einer einfachen CVC-Silbe bestanden, geübt. Bei einer Lesegenauigkeit von 90 % wurden weitere Konsonanten und Vokale eingeführt. Es zeigten sich Verbesserungen bei der Herstellung von Graphem-Phonem-Korrespondenzen, allerdings keine Generalisierungen auf ungeübte Stimuli. In der Therapievergleichsstudie von Stadie u. Rilling (2006) wurde das Herstellen von Graphem-Phonem-Korrespondenzen und die Phonemsynthese parallel geübt. Hier kam es zu Verbesserungen bei geübten und ungeübten Stimuli.

Von Generalisierungseffekten vom Lesen auf das Schreiben berichten Kiran et al. (2001). Die Verbesserungen in beiden Modalitäten betrafen geübte Stimuli. Kiran et al. vermuten, dass die Verbindung zwischen dem phonologischen und dem orthographischen Output-Lexikon gestärkt wurde.

Entwicklungsbedingte Dyslexien

Auch bei Kindern zeigen sich beim Training der sublexikalisch-einzelheitlichen Route häufig Generalisierungseffekte. Dies ist überraschend, denn bei erworbenen Dyslexien konnte ja gezeigt werden, dass Generalisierungen meist bei Wörtern, die prämorbid vorhanden waren, auftreten. Bei Kindern mit Dyslexien war das Lesen der ungeübten Wörter i. d. R. noch nie möglich. Häufig zeigen sich bei ihnen Generalisierungseffekte bei Wörtern, deren Bedeutung das Kind kennt, zu denen es also einen semantischer Eintrag besitzt (Brunsdon et al. 2002b).

Ein Beispiel für eine sublexikalisch-einzelheitliche Therapie bei Kindern zeigen Brunsdon et al. (2002a). Bei dem von ihnen behandelten 8-jährigen D. T. lag vor dem Abschluss des Schriftspracherwerbs im Rahmen einer Hirnschädigung, die u. a. das linke Parietalhirn betraf, eine kindliche Aphasie vor, die mit einer schweren gemischten Dyslexie einherging. In Bezug auf die sublexikalisch-einzelheitliche Verarbeitung konnte D. T. zwar alle Buchstaben benennen, aber nur die Hälfte von ihnen lautieren. Das Herstellen von Graphem-Phonem-Korrespondenzen bei Bi- und Mehrgraphen gelang nicht. Es zeigten sich visuelle Buchstabenverwechslungen, z. B. zwischen <i> und <l> oder <d> und <b>, auf die die Autoren nicht näher eingehen. Die Synthese von Phonemen, die vom Untersucher vorgesprochen wurden, war auch bei kurzen Phonemkombinationen nicht möglich. Entsprechend war das Lesen von Pseudowörtern schwer beeinträchtigt. Auch bei der lexikalisch-ganzheitlichen Verarbeitung zeigten sich starke Probleme. Das orthographische Input-Lexikon war beeinträchtigt, denn beim lexikalischen Entscheiden lagen starke Leistungseinbrüche vor. Es war aber deutlich über dem Zufallsniveau möglich, denn immerhin erkannte D.T. 75 % der dargebotenen regulären und irregulären Wörter und wies Pseudowörter auf einem ähnlich hohen Niveau zurück. Auch bei Aufgaben zur phonologischen Bewusstheit wie der Segmentierung des initialen oder finalen Phonems, Reimentscheidung und dem Nachsprechen von Nichtwörtern zeigten sich starke Beeinträchtigungen. Das Sprachverständnis für auditive Wörter lag im Normalbereich, das Benennen von Bildern nahezu im Normalbereich. Demnach waren das phonologische Input-Lexikon, das semantische System sowie das phonologische Output-Lexikon relativ unbeeinträchtigt. Die Therapie hatte zum Ziel, die sublexikalisch-einzelheitliche Verarbeitung von D.T. zu verbessern, da diese am stärksten betroffen war, und da über die Verbesserung der sublexikalisch-einzelheitlichen Route Generalisierungseffekte zu erwarten waren. Das Therapieprogamm bestand aus folgenden Übungen:

Phase 1
- Lautieren von Einzelgraphemen,
- Lautieren von Bigraphen,

Phase 2
- Markieren von Bigraphen und Trigraphen in Pseudowörtern,
- Herstellen von Graphem-Phonem-Korrespondenzen (Lautieren des Graphems),
- Synthese der aktivierten Phoneme.

D.T. konnte nach Abschluss der Phase 1 Graphem-Phonem-Korrespondenzen herstellen, nicht aber Pseudowörter lesen, da er noch nicht die Fähigkeit zur Synthese erworben hatte. Dies war aber nach dem gezielten Training der Phonemsynthese in Phase 2 möglich. Nach dem Abschluss der Therapie zeigten sich Verbesserungen beim Erkennen von Bi- und Mehrgraphen in Graphemsequenzen, bei der Herstellung von Graphem-Phonem-Korrespondenzen und bei der Synthese der aktivierten Phoneme. Es zeigten sich Generalisierungen auf ungeübte Pseudowörter und reguläre Wörter.

Verbesserung der Funktion des orthographischen Input-Lexikons

Erworbene Dyslexien

In einigen Studien wird ein lexikalisches Training durchgeführt. Dieses dient entweder dazu, das schnelle Lesen bzw. Schreiben von Wörtern und Pseudowörtern zu verbessern oder es wird kompensatorisch eingesetzt, wenn die Verbesserung der sublexikalisch-einzelheitlichen Route trotz Therapieversuchen nicht gelingt und aufgrund von schwersten Beeinträchtigungen auch nicht zu erwarten ist.

Bei einem Training, das sowohl lexikalisch-ganzheitliche als auch sublexikalisch-einzelheitliche Anteile enthält, kommt es häufig zu Generalisierungseffekten auf ungeübte Wörter. Diese zeigen sich bei einem rein lexikalischen Training dagegen meist nicht. Eine Ausnahme hierzu ist die Studie von Ska et al. (2003), von der später berichtet wird.

Im Folgenden werden Studien vorgestellt, in denen ein lexikalisches Training mit dem Therapieziel durchgeführt wurde, die generellen Lese- bzw. Schreibfähigkeiten des Patienten zu verbessern. Ihnen liegt die **summation hypothesis** zugrunde.

> **!** Die **summation hypothesis** (Hillis u. Caramazza 1991, 1995) besagt, dass die Aktivierung von Einträgen durch die Summierung der Ergebnisse des lexikalischen und des sublexikalischen Leseprozesses zustande kommt (siehe Kapitel 3).

Kendall et al. (1998) zeigen ihrem Patienten systematisch Wörter, aus denen er bestimmte Regeln ableiten konnte, z.B. Wörter, die die „c"- und „g"-Regeln enthielten (z.B. *cent, gem*). Die Präsentation dieser Wörter erfolgte so lange, bis der Patient sie korrekt lesen konnte. Der Patient zeigte Generalisierungseffekte auf nichtgelernte GPK-Regeln.

Viswanathan u. Kiran (2005) verwenden Übungen zur lexikalisch-ganzheitlichen und sublexikalisch-einzelheitlichen Verarbeitung. Zur Verbesserung der lexikalisch-ganzheitlichen Route sollte der Patient die semantischen Merkmale eines Wortes beschreiben. Zu den Übungen, die auf die Verbesserung der sublexikalisch-einzelheitlichen Fähigkeiten zielten, gehörte das schriftliche Buchstabieren eines Wortes, das Heraussuchen der Buchstaben eines Wortes aus einer Buchstabensequenz und das Lesen von Pseudowörtern, die aus den Buchstaben des Wortes bestanden. Auch hier zeigen sich Verbesserungen beim Lesen und Schreiben, die auch ungeübte Items betreffen.

Stadie u. Rilling (2006) führen eine Therapievergleichsstudie mit einer deutschsprachigen Patientin durch, bei der eine Tiefendyslexie diagnostiziert wurde. Zur Verbesserung der Lesefähigkeiten wurde ein Priming Paradigma (Kapitel 3) verwendet, das darauf abzielte, die relativ gut erhaltenen lexikalisch-ganzheitlichen Fähigkeiten der Patientin zu stärken.

!

Priming-Paradigmen wurden bisher hauptsächlich zur Therapie von Benennstörungen eingesetzt. Es wird vermutet, dass das Prime-Wort beim Benennen phonologisch und semantisch ähnliche Wörter aktiviert. Die Voraktivierung durch den Prime führt bei Paralexien dazu, dass fehlerhafte Reaktionen eine große Ähnlichkeit zum Stimulus aufweisen. Der Vorteil der Anwendung des Priming-Paradigmas in der Lesetherapie besteht darin, dass das Lesen bei dieser Aufgabenstellung automatisch abläuft. Wenn das Lesen dagegen über die Verwendung der sublexikalisch-einzelheitlichen Route neu erlernt werden muss, erfolgt es zunächst sehr kontrolliert, der Lese- bzw. Schreibprozess läuft sehr mühsam ab und ist daher nur schwer in den Alltag zu integrieren. Zu einer Automatisierung des sublexikalisch-einzelheitlichen Leseprozesses kommt es, wenn überhaupt, erst mit sehr viel Übung. Die automatische Verarbeitung stellt zudem wesentlich geringere Anforderungen an den Buffer als die kontrollierte Verarbeitung (Stadie u. Rilling 2006).

Beispiel für ein semantisches Priming-Paradigma
Es ist leider nicht möglich, dieses Beispiel als Übung durchzuführen, da die Unterschiede zwischen den Stimuli im Millisekunden-Bereich liegen. Prinzipiell ist es aber so, dass zuerst der erste Prime dargeboten würde, also das Wort <Stiefel>. Dieses Wort soll vom Probanden möglichst schnell und korrekt laut gelesen werden (alternativ: es soll über das Wort lexikalisch entschieden und eine Taste gedrückt, ja oder nein gesagt werden usw.). Danach wird das entsprechende Zielwort (auch: **Target** genannt) dargeboten, also <Schuh>. Auch dieses soll laut gelesen werden. Es würde dann das nächste Prime-Target-Paar folgen, also z.B. <Stiefel> und <Lampe> usw., wobei die Beispiele allerdings in randomisierter Reihenfolge angeboten werden müssten. Die Latenzzeit ist bei geübten Lesern bei Prime-Target-Paaren mit einer semantischen Ähnlichkeit aufgrund der Voraktivierung geringer als bei Paaren

ohne semantische Ähnlichkeit. Prime-Aufgaben können natürlich auch mit Wortpaaren durchgeführt werden, die eine visuelle oder phonologische Ähnlichkeit aufweisen, wie z.B. <Schüssel> und <Sieb> oder <Löwe> und <Möwe>.

Prime	Zielwort
STIEFEL	SCHUH
STIEFEL	LAMPE
RÜSSEL	ELEFANT
RÜSSEL	SIEB
LÖWE	TIGER
LÖWE	MÖWE

Durch den Therapiemethodenvergleich sollte untersucht werden, ob die Verbesserung der Restfähigkeiten oder das Wiedererlernen gestörter Komponenten effektiver ist (Stadie u. Relling 2006: 647). Bei der Priming-Therapie wurde auf einem Computerbildschirm zunächst das Prime-Wort für 300 Millisekunden dargeboten. Nach 1,4 Sekunden erschien auf dem Bildschirm das Zielwort, das die Patientin unbegrenzt lange anschauen konnte, und das sie laut vorlesen sollte. Konnte die Patientin das Wort auch nach wiederholten Versuchen nicht laut lesen, wurde es vom Therapeuten laut vorgelesen. Jedes Wort wurde in maximal fünf Therapiesitzungen geübt. Insgesamt zeigte sich, dass sowohl das simultane Training von GPK und Synthese als auch das Priming-Training erfolgreich war. Als Ergebnis des Priming-Trainings zeigten sich Verbesserungen beim Lesen geübter Wörter. Zu einer Generalisierung auf nicht-geübte Stimuli kam es aber nicht. Diese zeigte sich ausschließlich nach dem Training der GPK und der Phonemsynthese. Ein mitausschlaggebender Punkt für den Erfolg dürfte sein, dass es sich bei der von Stadie u. Relling vorgestellten Therapie um eine Intensivtherapie handelte, d.h. die Therapie erfolgte insgesamt über eine Dauer von 16 Wochen mit drei 45- bis 60-minütigen Sitzungen pro Woche. Auch andere Studien zeigen, dass es beim alleinigen Training der lexikalisch-ganzheitlichen Route nicht zu Generalisierungseffekten kommt (Nickels 1992).

Bei den Patienten von De Partz (1986), Matthews (1991), Mitchum u. Berndt (1991), Nickels (1992) und Yampolsky u. Waters (2002) konnte nach dem Training der sublexikalisch-einzelheitlichen Verarbeitung die Abnahme von semantischen Paralexien festgestellt werden. Dies kann im Rahmen von Modellen, die davon ausgehen, dass die Auswahl der Wörter beim geübten unbeeinträchtigten Lesen durch das gleichzeitige Verarbeiten von Informationen zur Buchstabenebene und zur Wortbedeutung erfolgt, gut erklärt werden (Kapitel 3): Ist die sublexikalisch-einzelheitliche Route beeinträchtigt, wird die Auswahl eines Eintrags primär von der Wortbedeutung beeinflusst, während die Buchstabenebene keinen Einfluss hat, und es kommt zu semantischen Paralexien. Nach einem Training der sublexikalisch-einzelheitlichen Route ist die Buchstabenebene an der Auswahl eines Eintrags wieder mitbeteiligt, und die semantischen Paralexien nehmen entsprechend ab.

Therapiestudien, in denen versucht wird, die Funktion des orthographischen Input-Lexikons aus kompensatorischen Gründen zu verbessern, werden in erster Linie mit Patienten durchgeführt, denen es trotz wiederholter Therapieversuche nicht gelingt, die sublexikalisch-einzelheitliche Route zu verbessern. Die Ursache hierfür kann z. B. eine starke Beeinträchtigung des phonologischen Buffers sein. So stellen Ska et al. (2003) J. H. vor, der beim Lesen die lexikalische Route pathologisch bevorzugte. Aufgrund schwerster Beeinträchtigungen der sublexikalisch-einzelheitlichen Route gelang es ihm nicht, Graphem-Phonem-Korrespondenzen herzustellen. Entsprechend konnte er keine Pseudowörter und keine Grapheme lesen. Die Probleme bei der Verwendung der lexikalischen Route waren demgegenüber deutlich schwächer ausgeprägt: J. H. konnte irreguläre Wörter lesen. Allerdings kam es beim Lesen von Wörtern häufig zu semantischen, morphologischen und phonologischen Fehlern. Es wurde eine Tiefendyslexie diagnostiziert (Kapitel 7). Aufgrund der Unfähigkeit zur sublexikalisch-einzelheitlichen Verarbeitung wurde versucht, anstelle eines Trainings der Graphem-Phonem-Korrespondenz die Funktionen des orthographischen Input-Lexikons durch ein rein lexikalisches Training zu verbessern. Bei diesem wurde dem Patienten eine Wortkarte vorgelegt, auf deren einer Seite ein Wort stand, auf der anderen Seite das gleiche Wort und ein entsprechendes Bild. J. H. wurde zunächst aufgefordert, das Wort zu lesen, anschließend sollte er die Karte umdrehen und nachsehen, ob er das Wort richtig gelesen hatte. Das Wort wurde dann vom Therapeuten vorgelesen, und J. H. wurde aufgefordert, eine Assoziation zwischen der geschriebenen Wortform und der Bedeutung herzustellen.

Es zeigten sich Verbesserungen bei trainierten und nicht-trainierten Wörtern.

Entwicklungsbedingte Dylexien

In Bezug auf entwicklungsbedingte Dyslexien berichten Brunsdon et al. (2002b) von dem zehn Jahre alten T. J., bei dem bereits in der Schule vier Jahre lang vergeblich versucht worden war, die Schriftsprache durch ein Training der phonologischen Bewusstheit, das Üben von Graphem-Phonem-Korrespondenzen und das Lautieren von Wörtern zu verbessern. Das Benennen und Verstehen auditiv dargebotener Wörter gelang altersgemäß gut. Demnach waren das phonologische Output-Lexikon und das semantische System intakt. Aufgrund der schweren Beeinträchtigung der sublexikalisch-einzelheitlichen Verarbeitung war das Lesen von Pseudowörtern nicht möglich. T. J. verwendete beim Lesen einseitig die lexikalisch-ganzheitliche Route. Allerdings war der Sichtwortschatz extrem klein, sodass selbst hochfrequente Wörter wie <on>, <at> oder <can> nicht konsistent korrekt gelesen werden konnten. Häufig zeigten sich Nullreaktionen und Ganzwortsubstitutionen, insbesondere visuelle Paralexien. Als Therapieziel wurde der Aufbau des orthographischen Input-Lexikons ausgewählt, da aufgrund der langjährigen vergeblichen Versuche, die sublexikalisch-einzelheitliche Verarbeitung zu verbessern, keine Verbesserung durch ein sublexikalisch-einzelheitliches Training zu erwarten war. Bei der Therapie sollte T. J. hochfrequente reguläre und irreguläre Wörter laut lesen. Unabhängig von der Lesereaktion T. J.s las der Therapeut anschließend das dargebotene Wort ebenfalls laut vor. Jedes Wort wurde im Laufe der Therapie wiederholt und zudem zu Hause geübt. Die Therapie hatte insofern auch eine sublexikalisch-einzelheitliche Komponente, als T. J. die ihm visuell dargebotenen Wörter spontan buchstabierte, und zwar häufig korrekt, und das Buchstabieren ihm als zusätzliche Hilfe beim Worterkennen diente. Nach Abschluss der Therapie zeigten sich Verbesserungen bei geübten und Generalisierungen auf ungeübte Stimuli. Zu Verbesserungen bei ungeübten Stimuli kam es insbesondere bei den Stimuli, die vorher inkonsistent richtig bzw. falsch gelesen wurden, also z. B. in einem Durchgang korrekt, in einem zweiten falsch, und bei denen von daher zu vermuten war, dass sie bereits vor der Therapie zumindest schwach im orthographischen Input-Lexikon bzw. im semantischen System repräsentiert waren.

Bei der von Hayes et al. (2004: 379) beschriebenen 41-jährigen P.M. lag eine entwicklungsbedingte Dyslexie vor, die durch eine deutliche Verlangsamung der Lesegeschwindigkeit gekennzeichnet war. Das Lesen von Wörtern gelang gut, es zeigte sich jedoch ein starker Wortlängeneffekt. Wenn Fehler auftraten, handelte es sich meist um Ganzwortsubstitutionen. Das Lesen von Pseudowörtern, das Buchstabieren von Wörtern nach Diktat sowie das lexikalische Entscheiden gelangen ebenfalls gut, jedoch zeigten sich durchweg starke Verlangsamungen. Bei den Fehlern beim Buchstabieren handelt es sich um phonologisch plausible Ersetzungen von Phonemen. Das schnelle Textlesen und das Textverständnis waren stark beeinträchtigt. Hayes et al. vermuteten, dass P.M. primär sublexikalisch-einzelheitlich las und die lexikalisch-ganzheitliche Route nicht optimal nutzte. Um die Effektivität der lexikalisch-ganzheitlichen Verarbeitung zu optimieren, wurde ein Training durchgeführt, in dem jeder Stimulus zunächst 8 s lang und schließlich mit immer geringerer Darbietungszeit gezeigt wurde. Die Darbietungszeit wurde bis zum Ende der Therapie auf 400 ms herabgesetzt. Die Aufgabe von P.M. bestand darin, jedes Wort laut zu lesen. Nach Abschluss der Therapie zeigte sich eine deutliche Erhöhung der Benenngeschwindigkeit, der Geschwindigkeit beim lexikalischen Entscheiden bei gleichbleibender Genauigkeit und der Geschwindigkeit beim Textlesen. Hayes et al. (2004: 379) interpretieren ihre Ergebnisse dahingehend, dass bei P.M. eine Veränderung in der Qualität des Leseprozesses vorhanden war: Die lexikalisch-ganzheitliche Route hatte nach der Therapie einen größeren Einfluss auf das Leseergebnis.

Verbesserung der Funktion des orthographischen Output-Lexikons

Erworbene Dysgraphien

Bei den meisten Patienten mit erworbenen Dysgraphien zeigt sich eine Beeinträchtigung des orthographischen Output-Lexikons und/oder des orthographischen Buffers. Entsprechend verfolgen die modellorientierten Therapiestudien zu erworbenen Dysgraphien i.d.R. das Ziel, das orthographische Output-Lexikon und/oder den orthographischen Buffer zu verbessern.

In Bezug auf das orthographische Output-Lexikon wird versucht, die mentalen orthographischen Repräsentationen weiter auf- und auszubauen. Dazu wird im englischsprachigen Raum insbesondere das „schriftliche Buchstabieren", also das Schreiben oder Abschreiben von Wörtern verwendet. Dieses soll zum Einen dazu dienen, die lexikalisch-ganzheitliche Route zu verbessern. So wird vermutet, dass die wiederholte Darbietung des Wortes dazu führt, dass die durch die Hirnschädigung nicht mehr vollständig vorhandenen oder nur noch schlecht aktivierbaren orthographischen Repräsentationen aufgebaut bzw. wieder zugänglich werden. Da die Therapie sich auf einzelne Wörter bezieht, kommt es allerdings meist nicht zu Generalisierungen auf ungeübte Wörter (Beeson et al. 2002, Rapp u. Kane 2002, Rapp 2005: 997, Raymer et al. 2003: 608).

Beim **Buchstabieren („spelling") nach Diktat** wird zwischen mündlichem und schriftlichem Buchstabieren (**„oral"/"written spelling"**) unterschieden. Das schriftliche Buchstabieren wird auch als **Kopieren** bezeichnet. Innerhalb des schriftlichen Buchstabierens kann man zwischen verschiedenen Aufgaben mit unterschiedlichen Anforderungen an den orthographischen Arbeitsspeicher unterscheiden:

- Abschreiben des Zielwortes, wobei das Zielwort unbegrenzt lange sichtbar ist,
- Abschreiben eines Zielwortes und das verdeckte Zielwort aus dem Gedächtnis schreiben („copy and recall"), auch **verzögertes Kopieren** genannt,
- schriftliches Buchstabieren des Zielwortes mithilfe von Anagrammen (Erklärung unten)/Buchstabenkärtchen, wobei nur die Grapheme des Zielwortes zur Auswahl stehen,
- schriftliches Buchstabieren mit Anagrammen und anschließendes Abschreiben des Wortes („anagram and copy treatment"),
- Heraussuchen von Graphemen des Zielwortes aus einer Buchstabensequenz,
- schriftliches Buchstabieren mit Buchstabenkärtchen, die neben den Graphemen des Zielwortes auch andere Grapheme enthalten,
- Aufschreiben des Zielwortes nach Verzögerung („delayed copy training technique"),
- Schreiben des Zielwortes nach Diktat.

Das Buchstabieren kann sowohl über die lexikalisch-ganzheitliche als auch über die sublexikalisch-einzelheitliche Route erfolgen. Wenn es über die **lexikalisch-ganzheitliche Route** abläuft, wird beim Diktieren eines Wortes eine phonologische Repräsentation im phonologischen Input-Lexikon aktiviert, die zu der Aktivierung einer Repräsentation im orthographischen Output-Lexikon, in dem die Buchstabenfolge langfristig gespeichert ist, führt. Wenn das Buchstabieren über die **sublexikalisch-einzelheitliche Route** erfolgt, werden Laut-zu-Buchstaben-Korrespondenzen („sound-to-spelling correspondences") abgerufen. Die aktivierten Buchstaben werden, unabhängig davon, ob sie über lexikalische oder sublexikalische Prozesse zustande gekommen sind, so lange im orthographischen Buffer gehalten bis das schriftliche oder mündliche Buchstabieren erfolgt ist.

Je nachdem, ob eine **Störung des orthographischen Output-Lexikons** oder des orthographischen Output-Buffers vorliegt, sind beim Buchstabieren unterschiedliche Fehlermuster zu erwarten. Da es sich beim orthographischen Output-Lexikon um eine lexikalische Komponente handelt, sind Frequenzeffekte zu erwarten, d. h. hochfrequente Wörter sollten besser buchstabiert werden können als niedrigfrequente. Ein Wortlängeneffekt ist dagegen nicht zu erwarten, denn die Wörter werden als ganzheitliche Einheiten abgerufen. Defizite im orthographischen Output-Lexikon führen zudem dazu, dass kompensatorisch auf die sublexikalisch-einzelheitliche Route zugegriffen wird, wobei es zu Regularisierungen kommt. Demgegenüber sollte es bei einer **Störung des orthographischen Buffers** nicht zu einem Frequenzeffekt kommen, da der orthographische Buffer als nicht-lexikalische Komponente nicht von der Frequenz beeinflusst wird. Als Arbeitsspeicher ist der orthographische Buffer aber umso stärker beansprucht, je mehr Einheiten er speichern muss. Aus diesem Grund wird bei einer Störung des Buffers ein Längeneffekt erwartet. Ein Ausweichen auf die sublexikalisch-einzelheitliche Route erfolgt nicht. Anstelle von Regularisierungsfehlern kommt es zur Ersetzung, Auslassung, Hinzufügung oder Vertauschung von Buchstaben (Rapp 2005: 997). Zudem zeigen sich bei einer Störung des Buffers beim Abschreiben nach Verzögerung mehr Fehler als beim direkten Abschreiben, und beim schriftlichen Buchstabieren mehr Fehler als beim Buchstabieren mit Anagrammen oder beim mündlichen Buchstabieren.

In **Anagramm-Aufgaben** sollen ungeordnete Buchstaben zu einem Wort geordnet werden. Eigentlich handelt es sich bei Anagramm-Aufgaben um Aufgaben zum Lesen. Sie können aber auch in der Therapie zum Schreiben eingesetzt werden, wenn sie mit einem Schreibprozess verbunden sind.

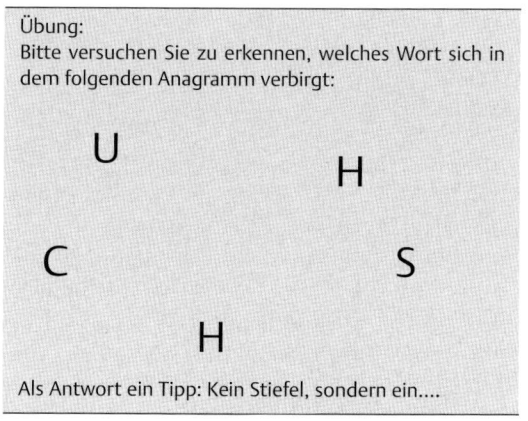

Übung:
Bitte versuchen Sie zu erkennen, welches Wort sich in dem folgenden Anagramm verbirgt:

U H C S H

Als Antwort ein Tipp: Kein Stiefel, sondern ein....

Um einen Auf- und Ausbau der orthographischen Repräsentationen von Wörtern im orthographischen Output-Lexikon zu erreichen, wird im englischsprachigen Raum bei erworbenen Dysphien insbesondere die **„spell-study-spell"**-Methode verwendet. Bei dieser Methode wird dem Patienten ein Wort gezeigt. Anschließend soll er das Wort entweder mündlich buchstabieren oder abschreiben. Vermutlich führt die wiederholte Darbietung des Wortes dazu, dass die durch die Hirnschädigung nicht mehr vollständig vorhandenen oder nur noch schlecht aktivierbaren orthographischen Repräsentationen aufgebaut bzw. wieder zugänglich werden. Da die Therapie sich auf einzelne Wörter bezieht, kommt es nicht zu Generalisierungseffekten (Rapp 2005: 997). Bei der **„copy-and-recall"**-Methode wird dem Patienten ein geschriebenes Wort gezeigt und er wird gebeten, sich die Buchstaben einzuprägen und das Wort aus dem Gedächtnis aufzuschreiben, und damit schriftlich zu buchstabieren. Das Wort wird ihm so häufig gezeigt, bis er sich die Schreibweise eingeprägt hat (Raymer et al. 2003: 608). Rapp u. Kane (2002) verwenden eine Methode, bei der der Patient sich ein geschriebenes Wort einprägen soll. Währenddessen liest der Therapeut jeden Buchstaben des Wortes laut vor. Anschließend wird der Patient gebeten, das Wort zu schreiben. Diese Methode wird als **„delayed copy training**

technique" bezeichnet (Raymer et al. 2003: 608). Beeson et al. (2002) verwenden eine Anagramm-Aufgabe, in der der Patient Buchstaben, die in Anagrammen angeordnet sind, korrekt anordnen und anschließend abschreiben soll.

Verbesserungen auf ungeübte Stimuli zeigen sich offenbar insbesondere, wenn Übungen zum Buchstabieren mit dem Training von PGKs kombiniert werden. So übten die Patienten von Kiran (2005) das Schreiben eines Wortes nach Diktat, das Abschreiben eines Wortes, das laute Lesen eines Wortes, das Heraussuchen der Grapheme des Zielwortes aus einer Buchstabensequenz und das Schreiben der Grapheme des Zielwortes nach Diktat in Zufallsreihenfolge. Bei den letzten beiden Aufgaben verwendete Kiran Buchstabenkärtchen. Als Stimuli dienten ausschließlich orthographisch-reguläre Wörter. Bei zwei ihrer drei Patienten zeigten sich beim Schreiben nach Diktat Verbesserungen bei geübten Stimuli und Generalisierungen auf nicht-geübte Stimuli.

Erfolgt das Buchstabieren dagegen ohne ein zusätzliches PGK-Training, zeigen sich häufig keine Generalisierungen. So verwendet Beeson (1999) bei einem Patienten mit einer erworbenen Dysgraphie, der starke Probleme beim Schreiben von Wörtern und Pseudowörtern hatte, eine Cueing-Hierarchie.

!

Bei der Verwendung einer **Cueing-Hierarchie** werden dem Patienten schrittweise Hilfen („Cues") angeboten, wenn er ein Wort nicht aktivieren kann (z.B. Abel et al. 2005). Gelingt zum Beispiel die Aktivierung des Wortes <Schuh> nicht, könnte man als erste Hilfe sagen, dass das Wort mit <S> anfängt und fünf Buchstaben hat. Eine weitere Hilfe könnte semantisch sein, z.B. *es ist kein Stiefel, sondern ein...*

Bei dem Patienten lag eine Störung im orthographischen Output-Lexikon vor. Der orthographische Buffer war dagegen intakt. Die Therapie setzte sich aus folgenden Übungen zusammen: Schreiben eines Wortes nach Diktat aus dem Gedächtnis, „anagramm and copy treatment", wobei neben den Buchstaben des Zielwortes zwei weitere Buchstaben vorgegeben waren, sowie Abschreiben eines Wortes. Gelang z.B. das Schreiben eines Wortes nach Diktat nicht, wurden die Buchstaben des Wortes in Form eines Anagramms vorgegeben und sollten in die richtige Reihenfolge gebracht werden. War das Schreiben nach Diktat möglich, wurde die Aufgabe wieder-

holt, wobei zwei Buchstaben, die nicht zum Wort gehörten, zusätzlich dargeboten wurden. Gelang das Zusammenfügen des Anagramms nicht, wurde es vom Therapeuten korrigiert und sollte vom Patienten abgeschrieben werden. Bei der Therapie zeigten sich stimulusspezifische Verbesserungen, jedoch keine Generalisierungen auf nicht-geübte Stimuli. Carlomagno et al. (1994) verwenden eine Cueing-Hierachie mit visuellen und semantischen Cues. Als visueller Cue diente z.B. die Anzahl der Buchstaben, der Umriss des Wortes und die Vorgabe einiger Buchstaben. Drei der sechs Patienten profitierten von der Therapie. Bei den anderen zeigten sich erst Verbesserungen, als die Herstellung von Phonem-Graphem-Korrespondenzen geübt wurde.

Entwicklungsbedingte Dysgraphien

Brunsdon et al. (2005) stellen den 12-jährigen M.C. vor, der beim Lesen und Schreiben die sublexikalisch-einzelheitliche Route einseitig verwendete. Die lexikalisch-ganzheitliche Verarbeitung war schwer beeinträchtigt. So zeigten sich bei M.C. in einem visuellen lexikalischen Entscheidungstest starke Probleme, was auf eine Beeinträchtigung bzw. mangelnde Entwicklung des orthographischen Input-Lexikons deutete. Beim Schreiben nach Diktat kam es bei irregulären Wörtern zu zahlreichen Regularisierungen, sodass offenbar ebenfalls ein Problem in Bezug auf das orthographische Output-Lexikon vorlag. Das semantische System schien relativ gut erhalten zu sein. In der Therapie wurde schwerpunktmäßig das schriftliche Buchstabieren von Wörtern geübt. Als Stimuli wurden orthographisch irreguläre Wörter gewählt, die jeweils auf eine Karte geschrieben wurden. M.C. wurde zunächst gebeten, das Wort abzuschreiben, während der Therapeut es gleichzeitig laut vorlas. Die Karte wurde dann aus dem Blickfeld von M.C. genommen. Nach 10 Sekunden wurde M.C. gebeten, das Wort nochmals zu schreiben. Wenn M.C. das Wort nicht korrekt schreiben konnte, wurde ihm das Wort nochmals für ein paar Sekunden gezeigt und er wurde wieder gebeten, es nach Diktat zu schreiben. Ggfs. wurde die Prozedur mehrmals wiederholt. Nach der Therapie zeigte sich eine Verbesserung der geübten Wörter, die auch vier Monate nach Therapieende noch nachgewiesen werden konnte. Das Schreiben von ungeübten Wörtern verbesserte sich ebenfalls, wobei graduelle Verbesserungen als Indikatoren für den kontinuierlichen Aufbau orthographischer Repräsentationen nachweisbar waren. Generalisierungen zeigten sich auch vom Schreiben zum Lesen, das nach der Therapie ebenfalls besser möglich war als vorher.

In Bezug auf Entwicklungsdysgraphie im deutschsprachigen Raum berichten Cholewa et al. (2004) von dem 35-jährigen P.T., bei dem trotz wiederholter schulischer und außerschulischer Förderversuche eine schwere persistierende entwicklungsbedingte Dyslexie und Dysgraphie bestand. Es zeigten sich schwere Beeinträchtigungen der sublexikalisch-einzelheitlichen und der lexikalisch-ganzheitlichen Verarbeitung. Da unklar war, mit welcher Therapiemethode am ehesten eine Verbesserung des Schreibens erzielt werden konnte, führten Cholewa et al. eine therapievergleichende Studie durch. Folgende Methoden wurden getestet:

- Aufbau von Phonem-Graphem-Korresponden-zen mit Cueing-Hierarchie
  – Schreiben eines Wortes nach Diktat,
  – 1. Cue: Anagramm des Zielwortes,
  – 2. Cue: Schreiben der Phoneme des Zielwortes nach Diktat;
- Silbentraining mit Cueing-Hierarchie
  – Segmentierung auditiv dargebotener Stimuli in Onset und Reim,
  – 1. Cue: das Wort wird aufgegliedert in Onset und Reim vorgesprochen,
  – 2. Cue: visuelle Darbietung der Silbenkonstituenten in anderen Wörtern;
- Ganzworttraining mit Cueing-Hierarchie
  – P.T. sollte sich das Aussehen der Buchstaben und ihre Reihenfolge zu einem auditiv vorgegebenen Wort vorstellen,
  – 1. Cue: Auswahlmenge an Wörtern, die das Zielwort enthielt,
  – 2. Cue: Wortkette, die das Zielwort mehrfach enthielt.

Es zeigte sich, dass das Ganzworttraining trotz der geringen Anforderungen an den orthographischen Buffer und trotz der schweren Probleme bezüglich der Verarbeitung über die sublexikalisch-einzelheitliche Route nicht erfolgreich verlief. Dagegen kam es bei den anderen beiden Methoden zu starken Verbesserungen beim Schreiben, die sich nach der Beendigung der Therapie mit Eigendynamik fortsetzten. Cholewa et al. vermuten, dass die Kombination des Trainings der Phonem-Graphem-Korrespondenzen und der silbenbasierten Therapie zu den beschriebenen Erfolgen führte. Des Weiteren zeigten sich bei Wörtern und Pseudowörtern Transfereffekte vom Schreiben zum lauten Lesen.

Die Verbesserung der Funktion des orthographischen Buffers

Rapp (2005) führte eine Therapie bei drei Patienten mit erworbener Dysgraphie durch. Bei zwei ihrer Patienten lag eine Beeinträchtigung des orthographischen Output-Buffers vor, bei dem Dritten eine Beeinträchtigung des orthographischen Output-Lexikons. Zur Verbesserung des orthographischen Output-Buffers verwendete Rapp „**die spell-study-spell**"-Methode. Dabei zeigten sich bei den beiden Patienten mit beeinträchtigtem orthographischen Output-Buffer Verbesserungen und Generalisierungseffekte. Auch bei dem Patienten mit beeinträchtigtem orthographischem Output-Lexikon zeigten sich Verbesserungen, jedoch keine Generalisierungseffekte.

! Die **Generalisierungseffekte** hängen nicht nur von der angewendeten Methode ab, sondern auch von der Art der zugrunde liegenden Störung. So zeigen sich in der Studie von Rapp (2005) bei Patienten mit einer Störung des orthographischen Buffers Generalisierungseffekte, bei Patienten mit einer Störung des orthographischen Lexikons dagegen nicht. Dieselbe Therapie kann sich also bei verschiedenen Patienten unterschiedlich auswirken (Rapp 2005: 995).

Raymer et al. (2003) beschreiben den Patienten N.M, bei dem beim Schreiben sowohl eine Beeinträchtigung des orthographischen Output-Lexikons als auch des orthographischen Buffers vorlag. Um beide Funktionen zu verbessern, verwenden sie das Schreiben von Wörtern und Nichtwörtern nach Diktat. Dabei schrieb der Patient zunächst das Zielwort ab. Dann verdeckte der Therapeut die ersten beiden Buchstaben des Wortes. N.M. sollte die ersten beiden Buchstaben auswendig aufschreiben und die restlichen Buchstaben des Wortes abschreiben. Zunehmend wurden dabei immer mehr Buchstaben des Wortes einbezogen. Es kam zu Verbesserungen bei trainierten und nicht-trainierten Stimuli.

Insgesamt zeigen die bisher vorliegenden Studien, dass eine modellorientierte Therapie bei entwicklungsbedingten Dyslexien / Dysgraphien sehr effektiv sein kann. Allerdings bleiben zahlreiche

Fragen offen, insbesondere inwieweit die Befunde aus dem englischsprachigen Raum auf den deutschen Sprachraum übertragbar sind. Die Studien zeigen auch, dass eine Verbesserung des Lesens zu einer Verbesserung des Schreibens führen kann (Kiran et al. 2001), und umgekehrt eine Verbesserung des Schreibens zu einer Verbesserung des Lesens (Cholewa et al. 2004). Ob dies bei allen Kindern der Fall ist, und ob sich stärkere Verbesserungen zeigen, wenn zunächst schwerpunktmäßig das Lesen, das Schreiben oder beides geübt wird, ist unklar. Weitere Therapiestudien, insbesondere für den deutschsprachigen Raum, sind daher dringend erforderlich.

In den vorgestellten Therapiestudien wurden bereits einige Therapiemethoden vorgestellt. Im Folgenden wird nun ein Überblick über wichtige Therapiemethoden gegeben, mit denen eine modellorientierte Therapie durchgeführt werden kann. Dabei handelt es sich nicht um „neue" Therapiemethoden, sondern um Therapiemethoden, die in der Dyslexie- und Dysgraphietherapie teilweise schon seit langem bekannt und verbreitet sind. Bei der modellorientierten Therapie geht es aber darum, diese – abhängig von dem individuellen Störungsmuster eines Kindes – gezielt und nach theoretisch begründeten objektivierbaren Kriterien einzusetzen.

Therapiebausteine

Übungen zum lauten Lesen

Übungen zur visuellen Analyse

Buchstaben erkennen

Diese Übung dient der Mustererkennung von Graphen. Auf ein Blatt werden mehrere Buchstaben, z.B. A, P, V, und Pseudobuchstaben, z.B. §, $, & geschrieben. Das Kind soll die Buchstaben umkreisen oder die Pseudobuchstaben durchstreichen. Man beginnt die Übung, indem man möglichst häufig vorkommende Buchstaben verwendet, und Pseudobuchstaben, die eine möglichst geringe Ähnlichkeit zu Buchstaben aufweisen. Später können die Pseudobuchstaben wortähnlicher sein und auch weniger häufige Buchstaben hinzugenommen werden. Zunächst bietet man eine kleine Auswahl an Buchstaben und Pseudobuchstaben dar. Im Laufe der Therapie kann man die Auswahl kontinuierlich vergrößern. Schwierig wird es, wenn man Buchstaben aus der Zeitung ausschneidet, die eine unterschiedliche Schriftart und -größe haben.

Buchstaben fühlen

Um die Zuordnung von Graphen zu den entsprechenden Graphemkategorien zu unterstützen, kann man Buchstaben aus feinem Sandpapier oder Filz ausschneiden. Auch Buchstabenkekse können als Übungsmaterial verwendet werden. Das Kind soll zusätzlich zum visuellen Input erfühlen, um welchen Buchstaben es sich handelt. Um die Übung nicht zu schwierig zu gestalten, kann man ihm zunächst zwei, im weiteren Verlauf immer mehr Buchstaben zur Auswahl anbieten.

Buchstaben zuordnen

Das Kind soll unterschiedlich geschriebene Buchstaben, die den gleichen Graphemwert aufweisen, einander zuordnen, also z.B. B-b, k-K . Die Buchstaben können auch gedreht oder seitenverkehrt, sehr groß oder sehr klein gedruckt sein. Man beginnt mit Ablenker-Buchstaben, die eine möglichst geringe visuelle Ähnlichkeit zum Zielbuchstaben aufweisen. Wenn dies gut möglich ist, werden Ablenker-Buchstaben mit einer großen phonologischen Ähnlichkeit hinzugenommen.

Übungen zur Segmentierung von Graphemen

Grapheme suchen

Das Kind soll in einem Wort ein bestimmtes Graphem suchen, einkreisen und lautieren, also z.B. alle <s>. Bei den Wörtern in diesem Text sollten möglichst eindeutige Graphem-Phonem-Korrespondenzen bestehen. Nach dem Auffinden eines Graphems soll das Kind das Wort laut lesen. Mit zunehmender Übung kann das Kind auch aufgefordert werden, das Graphem in einem Satz oder Text zu suchen. Eine weitere Steigerung der

Schwierigkeit dieser Übung ist, nach weiteren Graphemen Ausschau zu halten.

Grapheme suchen nach Diktat

Der Therapeut nennt ein Graphem, das ein Einzelgraphem, ein Bi- oder Mehrgraph sein kann. Das Kind soll dieses Graphem in einem Text suchen, mit dem Finger darauf zeigen, lautieren und das Wort, in dem das Graphem vorkommt, lesen. Auch hier sollten die Wörter möglichst GPK-regulär sein. Anschließend nennt der Therapeut ein anderes Graphem.

Übungen zur Phonemsynthese

Robotersprache

Diese Übung ist eine Vorübung zur Synthese von Phonemen. Es geht dabei um die Synthese von Silben. Der Therapeut spricht dem Kind Wörter in der Robotersprache vor, also in einer silbischen Sprechweise wie z. B.: Wa-sser, Wol-ke, Te-le-fon, Scho-ko-la-de, Mar-me-la-de,
Wa-sser-hahn.

Das Kind soll die Robotersprache in die normale Sprache übersetzen. Zunächst werden kurze hochvertraute Wörter gewählt, später wenig vertraute längere Wörter. Alternativ kann das Kind auch auf ein Auswahlbild zeigen. Die Aufgabe ist dann leichter.

Phoneme zu Wörtern verbinden

Wenn sich bei einem Kind Probleme bei der Synthese von Phonemen zeigen, kann diese zunächst auch ohne Bezug zu Graphemen geübt werden. Dazu spricht man dem Kind die Phonemsequenz eines hochvertrauten kurzen Wortes vor. Das Kind soll raten, um welches Worte es sich handelt, z. B.:

A-ff-e, B-a-ll, B-ie-n-e, Ei-s, H-u-t, K-l-ee, K-n-ie, K-r-a-n, L-ie-d, M-ai, M-ai-s, N-u-ss, N-e-st, Ö-l, O-p-a, O-m-a, P-o-st, P-u-pp-e, R-ei-s, R-o-se, Sch-i-ff, Sch-n-ee, T-a-g, T-e-dd-y.

Die Wörter können mit zunehmender Übung immer länger und weniger vertraut werden. Alternativ kann das Kind auch auf ein Auswahlbild zeigen. Die Aufgabe ist dann leichter.

Übungen zur Herstellung von Graphem-Phonem-Korrespondenzen und zur Phonemsynthese

Graphemsequenzen lesen

Das Kind wird mit einer begrenzten Anzahl an Graphem-Phonem-Korrespondenzen vertraut gemacht, z. B. <m> -/m/, <p> -/p/, <a> -/a/, <o> -/o/. Anschließend werden ihm GPK-reguläre Wörter gezeigt, also Wörter, bei denen eindeutige Beziehungen zwischen Graphemen und Phonemen vorliegen und die aus diesen Graphemen bestehen, z. B. <MAMA>, <PAPA>, <OMA>, <OPA>. Das Kind soll für die Grapheme jedes Wortes Graphem-Phonem-Korrespondenzen herstellen. Gelingt ihm das nicht, hilft der Therapeut. Das Kind soll die Graphem-Phonem-Korrespondenzen dann noch einmal herstellen. Anschließend soll es die Grapheme zusammenziehen. Beherrscht das Kind die wenigen Graphem-Phonem-Korrespondenzen, werden weitere hinzugenommen, z. B. <T>, <I>, <H>, <S>, <E>, <F>. Das Kind soll dann Wörter wie <TIM>, <TOM>, <HASE>, <HEFT> bilden. Später können auch Bi- und Mehrgraphe hinzugenommen werden und Wörter wie <BUCH> gelesen werden. Mit zunehmender Übung können dem Kind auch längere Wörter, Pseudowörter und solche, in denen ungeübte Graphem-Phonem-Korrespondenzen vorkommen, gezeigt werden. Die Erschließung der Korrespondenz sollte im Wortkontext aber eindeutig sein. Es eignen sich hierfür hochfrequente Wörter, bei denen die unbekannte GPK eher am Wortende steht.

Silbenklappbücher

In Silbenklappbüchern können einzelne Silben umgeklappt werden, sodass immer neue Wörter entstehen. Das Kind soll das von ihm aufgeschlagene Wort laut lesen. Silbenklappbücher sind im Handel erhältlich.

Silben markieren

Das Kind soll in einem Wort die Silbengrenze durch Striche oder Bögen markieren und die Silben lesen.

Graphemsequenz einem Bild zuordnen

Dem Kind werden ein hochvertrautes Wort sowie zwei Auswahlbilder gezeigt. Es soll auf das Bild zeigen, das zu dem Wort gehört. Die Übung sollte mit beiden Partnern eines Minimalpaares durchgeführt werden. Die Minimalpaare sollten sich in zufälliger Reihenfolge am Wortanfang, in der Wortmitte oder am Wortende voneinander unterscheiden, damit das ganze Wort betrachtet wird. Beispiele für solche Minimalpaare sind *Tanne-Kanne, Buch-Tuch* oder *Keller-Teller* (Wortanfang), *Tante-Tinte, Kanne-Kante, Birne-Biene, Taste-Tasse, Wespe-Weste, Mantel-Mandel* (Wortmitte), *Hand-Hang, Haus-Haut* usw. Minimalpaare findet man z. B. in Kartensätzen, die für Aussprachestörungen entwickelt worden sind (siehe auch Jahn 2006). Durch das Bild soll die sublexikalisch-einzelheitliche Verarbeitung durch die lexikalisch-ganzheitliche Route unterstützt werden. Der Schwierigkeitsgrad der Aufgabe kann erniedrigt werden, wenn man Wörter wählt, die sich von ihrer Schreibweise her stark voneinander unterscheiden. Hier besteht aber die Gefahr, dass das Kind die Bild-Zuordnung durchführen kann, ohne dass es das Wort vollständig liest. Er kann dadurch erhöht werden, dass ein weiterer Ablenker hinzugenommen wird, der eine große Ähnlichkeit zur Zielform hat, z. B. *Birne, Biene, Bohne*. Mit zunehmender Übung wird das Bild dann weggelassen und das Kind soll die Wörter nur noch lesen.

Bild einer Graphemsequenz zuordnen

Die Aufgabe entspricht der Aufgabe „Graphemsequenz einem Bild zuordnen", nur dass hier zwei Graphemsequenzen einem Bild gegenüberstehen. Das Kind soll auf die Graphemsequenz zeigen, die zu dem Bild gehört.

Reime auswendig lernen und lesen

Das Kind soll einen kurzen Reim auswendig lernen. Es kommt dabei nicht darauf an, dass es den Reim sicher beherrscht, sondern dass es ungefähr weiß, welche Wörter in dem Reim vorkommen. Anschließend wird ihm der Reim in schriftlicher Form dargeboten. Das Kind soll das Gedicht mithilfe des Therapeuten lesen. Später können die Wörter des Reims umgestellt werden und das Kind soll die Wörter noch einmal lesen.

Im Handel erhältliches Therapiematerial

Ein computerunterstütztes Programm u. a. zur Verbesserung der sublexikalisch-einzelheitlichen Fähigkeiten beim Lesen ist **CESAR Lesen (CES-Verlag)**.

Übungen zum Auf- und Ausbau des orthographischen Input-Lexikons

Pseudo- und Nichtwörter erkennen (visuell)

Dem Kind wird eine Liste von Wörtern, Pseudowörtern und Nichtwörtern vorgelegt. Die Wörter können auch einzeln dargeboten werden. Das Kind soll die Pseudowörter und Nichtwörter durchstreichen, die Wörter umkreisen oder „ja" für ein Wort, „nein" für ein Pseudowort sagen. Anfangs werden dabei nur hochvertraute Wörter wie AUTO und Nichtwörter mit grobem Verstoß gegen die deutsche Orthographie vorgelegt, z. B. GTPA. Später werden auch weniger vertraute Wörter und Pseudowörter, die eine große Wortähnlichkeit aufweisen, benutzt. Anfangs werden nur kurze Wörter als Stimuli gewählt. Später wird die Länge der Stimuli gesteigert.

Schnelle Wort-Bild-Zuordnung (visuell)

Dem Kind werden eine Wortkarte und mehrere Bildkarten vorgelegt, von denen eine passend zum Wort ist. Es soll entscheiden, welches der Bilder zum Wort passt. Anfangs sind die Wörter hochfrequent und kurz. Später können niedrigfrequente und längere Wörter verwendet werden. Eine weitere Steigerung der Schwierigkeit kommt dadurch zustande, dass die Ablenkerbilder anfangs nur eine geringe semantische und visuelle Ähnlichkeit zum Zielwort besitzen. Später werden Bilder von Wörtern gezeigt, die eine große semantische oder visuelle Ähnlichkeit zum Zielwort aufweisen. Am schwierigsten ist die Übung mit Minimalpaaren. Auch die Darbietungszeit kann immer weiter verkürzt werden. Diese Aufgabe könnte auch zur Verbesserung des semantischen Systems eingesetzt werden. Die Darbietung der Bilder dient aber hier dazu, dass das Kind durch semantische Hinweisreize bei der Lösung der Aufgabe unterstützt wird. Sie kann daher zunächst auch mit Pseudowörtern und Nichtwörtern als Ablenkern durchgeführt werden, also z. B. mit einem Nichtwort, bei dem ein grober Verstoß gegen die deutsche Orthographie vorliegt. Es geht bei dieser Aufgabe dann darum, dass das Kind das Wort als Wort erkennt. Später können die Ablenker immer wortähnlicher sein oder natürlich auch Wörter sein. Anfangs wird nur ein einziger Ablenker angeboten, später wird die Anzahl auf bis zu drei Ablenker gesteigert.

Wiedererkennen von Wörtern (visuell)

Dem Kind werden einige Wörter nacheinander vorgelegt. Anfangs soll es jedes Wort laut lesen, damit der Therapeut sicher sein kann, dass das Kind das Wort korrekt aktiviert. Bei dieser Aufgabe geht es um das Lesesinnverständnis und nicht um das visuelle Erkennen. Zeigt sich beim lauten Lesen der Wörter eine große Sicherheit, kann die Aufgabe auch mit leisem Lesen durchgeführt werden. Einige der Wörter kommen mehrfach vor. Das Kind soll bei jedem Wort sagen, ob es schon einmal vorkam oder nicht, und soll das Wort laut lesen. Wenn es ein Wort bemerkt, darf es sich eine Spielmarke nehmen.

Zuordnen zu Kategorien (visuell)

Der Therapeut nimmt sich Wortkarten, die mindestens zwei verschiedenen semantischen Kategorien zuzuordnen sind, z. B. Tiere und Haushaltsgegenstände. Diese Wortkarten werden dem Kind nacheinander vorgelegt. Es soll bei jeder Karte sagen, ob es sich um ein Tier handelt oder nicht. Nach der Entscheidung soll jede Karte laut vorgelesen werden. Man kann die Aufgabe später so steigern, dass man immer weniger vertraute Wörter wählt. Neben dem Worterkennen ist auch das semantische System in die Lösung der Aufgabe einbezogen. Es soll jedoch nicht darum gehen, die Aufgabe aus semantischen Gründen schwierig zu gestalten, sondern es geht um die Verbesserung des Sichtwortschatzes. Die semantischen Kategorien sollen daher möglichst einfach und eindeutig ausgewählt werden und eine möglichst geringe semantische Ähnlichkeit aufweisen.

Erkennen von Wörtern in Wortreihen, Sätzen oder Texten (visuell)

Dem Kind wird eine Wortreihe, ein Satz oder ein Standardtext vorgelegt, also ein Text, in dem zwischen den Wörtern Abstände sind. Es soll ein vom Therapeuten genanntes oder gezeigtes Wort, das in der Wortreihe oder dem Satz vorkommt bzw.

das häufig im Text erscheint, markieren. Die Identifikation kann durch Einkreisen der Wörter mit einem Stift oder Umfahren der Wörter mit dem Finger erfolgen.

Erkennen von vorgegebenen Wörtern in Buchstabensequenzen (visuell)

Dem Kind wird ein Text, der nur aus der (fast) zufälligen Aneinanderreihung von Buchstaben besteht und in dem keine Wortabstände sind, vorgelegt. Das Kind soll in diesem Text ein vom Therapeut genanntes häufig vorkommendes Wort einkreisen.

Erkennen von Wörtern in Buchstabensequenzen (visuell)

Dem Kind wird ein Text, der nur aus der (fast) zufälligen Aneinanderreihung von Buchstaben besteht und in dem keine Wortabstände sind, vorgelegt. Es soll in diesem Text Wörter finden.

Anagramm-Aufgaben (visuell)

Dem Kind werden Anagramme vorgelegt. In Kapitel 11 ist ein Beispiel für ein Anagramm gegeben. Das Kind soll möglichst schnell erkennen, um welches Wort es sich dabei handelt, und das Wort laut lesen oder einem entsprechenden Bild zuordnen.

Wörter erkennen (visuell)

Dem Kind werden Wortkarten gezeigt, auf denen nur der Anfang eines Wortes zu erkennen ist. Das Kind soll Wörter nennen, die so anfangen, z. B.
- *Lo-* (Lok, Locke, Lolli, Los…),
- *Sa-* (Salat, Salamander, Satt, Salz…),
- *Ka-* (Kaffee, Kakao, Kassette, Kasten…),
- *Ba-* (Ball, Batterie, Bahn…).

Alternativ kann auch der Wortanfang und das Wortende dargeboten werden, z. B.
- *H - - - nd* (Hand, Hund),
- *H - - - - d* (Hand, Hund, Hemd),
- *T - - - r* (Tor, Tür, Tier),
- *K - - - pf* (Knopf, Kopf).

Als Variante kann der Wortanfang auch soweit angegeben werden, dass das Wort eindeutig identifizierbar ist, z. B.
- *Lokom* (Lokomotive),

- *Schokol* (Schokolade),
- *Dinosaur* (Dinosaurier),
- *Telef* (Telefon),
- *Lamp* (Lampe),
- *Kasset* (Kassette).

Als weitere Variante kann man auch den Wortanfang und das Wortende angeben, z. B.

- Scha ---- tel (Schachtel),
- Mar ----- lade (Marmelade),
- St ---- ft (Stift),
- Tel ---- on (Telefon),
- Ka --- ze (Katze).

Im Handel erhältliches Therapiematerial

Eine im Handel erhältliche Sammlung von Minimalpaaren ist **Duo Diff** (Prolog). Das Material **Passt Fasst** (Trialogo) enthält ebenfalls Minimalpaare. Eine Aufgabe zum schnellen Wort-Bild-Zuordnen ist in **Cesar lesen** (Ces-Verlag) die Aufgabe Blitzwörter erkennen.

Übungen zum Auf- und Ausbau des semantischen Systems

Wort-Zuordnung

Der Therapeut wählt Wortkarten aus, die mindestens zwei verschiedenen semantischen Kategorien zugeordnet sind, z. B. Tiere und Haushaltsgegenstände. Das Kind soll die Wortkarten nach den Kategorien sortieren. Als Hilfe kann man für jede Kategorie ein Bild auslegen. Der Schwierigkeitsgrad der Aufgabe kann gesteigert werden, indem man ähnliche Kategorien wählt, mehrere Kategorien hinzunimmt oder indem man eine Kategorie „Sonstiges" hinzufügt.

Bild-Zuordnung

Die Aufgabe entspricht der „Wort-Zuordnung", jedoch werden anstelle von Wortkarten Bildkarten verwendet.

Merkmale und Eigenschaften von Wörtern finden

Der Therapeut gibt ein Wort vor, z. B. *Giraffe*. Das Kind soll typische Merkmale dieses Tieres nennen, z. B. *langer Hals, braune Flecken* usw. Man kann die Übung auch sehr spielerisch gestalten, indem man

eine Auswahl an Karten vorgibt, von denen das Kind eine zieht. Das Kind soll den abgebildeten Gegenstand (oder das Tier) beschreiben und der Therapeut soll raten, um welchen Gegenstand es sich handelt. Gegebenenfalls kann der Therapeut auch offene Fragen stellen, z. B. *welche Farbe hat der Gegenstand? Welche Form hat der Gegenstand? Wie fühlt er sich an* usw. Nur bei großen sprachlichen Problemen sollten auch Entscheidungsfragen gestellt werden.

Wörter erraten

Der Therapeut nennt eine semantische Kategorie, z. B. Tiere und beschreibt dann einen Vertreter dieser semantischen Kategorie anhand seiner typischen Merkmale, z. B.

- *es hat einen langen Hals, lange Beine, braune Flecken, frisst das Laub von den Bäumen und lebt in Afrika* (Giraffe),
- *es hat einen Panzer und bewegt sich sehr langsam fort, legt seine Eier im Sand ab und lebt z. B. in Griechenland* (Schildkröte),
- *es hat einen langen Rüssel, große Ohren, ist grau und ziemlich groß* (Elefant),
- *es hat viele Stacheln, rollt sich bei Gefahr zusammen, lebt auch hier in unserer Gegend und hält im Winter Winterschlaf* (Igel),
- *es hat einen langen Hals, einen langen Schwanz, lebte vor vielen vielen Jahren, war viel größer als ein Elefant, legte Eier und heute findet man noch manchmal Knochen von ihm* (Dinosaurier, T. Rex).

Es empfiehlt sich, dieses Spiel zunächst sehr genau auf die Interessenslagen des Kindes abzustimmen. Man kann das Spiel leichter gestalten, indem man eine Auswahl an Wörtern angibt, aus denen das Kind das gesuchte Wort auswählen soll. Man kann es schwerer gestalten, indem man untypische oder seltene Vertreter einer semantischen Kategorie auswählt, z. B.

- *es fliegt im Dunkeln ohne zu Sehen, fängt im Flug Insekten, ist grau, schläft tagsüber in Höhlen* (Fledermaus).

Schwierig ist die Aufgabe auch, wenn man die Beschreibung zunächst mit untypischen Merkmalen beginnt, z. B.

- *es ist grau, hat einen kleinen Schwanz, wohnt in Afrika oder Indien, hat große Ohren, große Stoßzähne und einen langen Rüssel* (Elefant).

133

Benennen mit semantischen Cues

Dem Kind werden nacheinander Bildkarten vorgelegt, die es benennen soll. Kann das Kind ein Bild nicht benennen, werden semantische Hilfen gegeben. Kann das Kind z. B. nicht das Wort *Elefant* nennen, macht der Therapeut z. B. auf den Rüssel aufmerksam oder darauf, dass der Elefant sehr groß ist. Nach drei Hilfen wird das Wort genannt. Auch wenn die Hilfen nicht zum Benennen des Bildes führen, führt das Nennen der Merkmale zum Auf- und Ausbau des Wortwissens auf semantischer Ebene.

Kategorien von Wörtern bilden

Der Therapeut gibt mehrere Bilder vor. Das Kind soll für diese Wörter den Oberbegriff nennen, z. B.
- *Birne, Apfel und Banane* (Obst),
- *Gurke, Möhre, Tomate* (Gemüse),
- *Tisch, Stuhl, Schrank* (Möbel),
- *Hose, Pullover, Hemd* (Kleidung),
- *Katze, Maus, Hund* (Tiere),
- *Rose, Tulpe, Nelke* (Blumen).

Die Aufgabe wird schwieriger, wenn untypische Vertreter genannt werden, z. B.
- *Forelle, Papagei, Kranich* (Tiere),
- *Basilikum, Lilie, Buche* (Pflanzen).

Anstelle von Bildkarten können auch Wortkarten verwendet werden. Leichter wird die Aufgabe, wenn der Therapeut eine Auswahl an Kategorien vorgibt.

Übungen zum Auf- und Ausbau des phonologischen Output-Lexikons

Lautes Lesen von orthographisch irregulären Wörtern

Dem Kind werden nacheinander Wortkarten vorgelegt, auf denen ein vertrautes orthographisch irreguläres oder GPK-irreguläres Wort (Kapitel 10) steht, z. B. *Garage* oder *Puppe*. Es wird gebeten, dieses Wort laut zu lesen.

Benennen von Bildern

Dem Kind werden Bilder vorgelegt, die es laut benennen soll. Diese Aufgabe wird in Verbindung mit dem semantischen System durchgeführt.

Nachsprechen von Wörtern

Das Kind soll vertraute Wörter nachsprechen. Die Wörter sollten zunächst kurz und sehr vertraut sein. Später können auch lange vertraute Wörter hinzugenommen werden. Das Nachsprechen kann unmittelbar an die Vorgabe des Therapeuten erfolgen, mit einer Verzögerung von einigen Sekunden oder indem noch eine andere kurze Aufgabe gelöst wurde.

Übungen zur Verbesserung des phonologischen Output-Buffers

Der Therapeut spricht dem Kind Zahlen vor. Er beginnt mit einer Sequenz von zwei Zahlen, die das Kind wiederholen soll. Mit zunehmender Übung kann die Anzahl der Zahlen auf fünf bis sechs Zahlen gesteigert werden. Die Übung kann auch mit Wörtern, Silben oder Pseudowörtern durchgeführt werden. Zeigen sich bei dem Kind zusätzlich Sprechprobleme, kann es auch auf die entsprechenden Zahlen, Wörter usw. zeigen. Besonders schwierig ist die Übung, wenn das Kind die Reihenfolge der Zahlen, Wörter usw. umkehren soll, also anstelle von „1, 5, 3" „3, 5, 1" sagen soll.

Übungen zum Schreiben nach Diktat

Übungen zur auditiven Analyse

Richtungshören (prälexikalische Analyse)

Das Kind sitzt mit verbundenen Augen auf einem Stuhl. Der Therapeut stellt sich vor das Kind und produziert mit einer Glocke, einer Triangel, einer Kastaniette oder einem anderen Gegenstand Geräusche. Dabei wechselt er den Ort der Geräuschquelle, der mal oben rechts, oben mitte, oben links oder entsprechend unten sein kann. Das Kind soll in die Richtung zeigen, aus der das Geräusch kommt.

Gleich-ungleich-Entscheidung bei Alltagsgeräuschen, Instrumenten, Klängen (prälexikalische Analyse)

Dem Kind werden zwei Alltagsgeräusche oder Klänge von Instrumenten von einer CD vorgespielt, die sich in Bezug auf das Instrument und/oder die Klanghöhe unterscheiden. Nach Zufallsprinzip werden manchmal zwei gleiche Geräusche bzw. Klänge vorgespielt, manchmal zwei unterschiedliche. Das Kind soll sagen, ob die Geräusche bzw. Klänge gleich sind oder nicht. Leicht ist die Aufgabe, wenn die Geräusche bzw. Klänge sich sehr stark voneinander unterscheiden. Um die Aufgabe schwer zu gestalten, werden möglichst ähnliche Klänge bzw. Geräusche gewählt. Man kann die Aufgabe auch so variieren, dass dem Kind drei oder vier Klänge bzw. Geräusche vorgespielt werden, von denen zwei gleich sind. Es soll dann sagen, welche der vier Klänge und Geräusche gleich sind. Eine weitere Variation ist, dass man eine Sequenz aus zwei bis vier Tönen vorspielt, im Anschluss daran die gleiche Sequenz oder eine Sequenz, die sich in einem Ton unterscheidet. Dabei sollte es sich manchmal um den ersten, manchmal um den zweiten und manchmal um den dritten Ton handeln, damit die Aufmerksamkeit des Kindes auf der ganzen Sequenz liegen muss, um eine korrekte Entscheidung zu fällen. Die Aufgabe ist leichter, wenn die Geräusche / Töne lang dargeboten werden und schwerer, wenn sie kurz dargeboten werden.

Identifikation von Alltagsgeräuschen, Tierstimmen, Instrumenten (prälexikalische Analyse)

Dem Kind werden von einer CD z. B. Alltagsgeräusche, Tierstimmen oder Instrumente vorgespielt. Es soll sagen, um was für ein Geräusch es sich handelt. Die Aufgabe ist leicht, wenn man sehr vertraute Geräusche wählt, z. B. Hundegebell oder Vogelgezwitscher. Sie ist schwerer, wenn man weniger vertraute Geräusche wie das Quaken von Fröschen auswählt. Schwer ist sie, wenn das Kind ohne Vorgaben entscheiden soll, um welches Geräusch es sich handelt. Sie ist leicht, wenn zwei Auswahlbilder oder Wortkarten zur Auswahl gestellt werden und das Kind auf die richtige Karte zeigt. Die Anzahl der Auswahlbilder kann gesteigert werden.

Unterscheidung von sprachlichen und nichtsprachlichen auditiven Reizen (Mustererkennung von Phonen)

Dem Kind werden Tierstimmen und / oder Alltagsgeräusche sowie Wörter, Silben oder Phoneme von einer CD vorgespielt. Es soll jeweils entscheiden, ob es sich um ein Wort handelt oder nicht.

Gleich-ungleich-Entscheidung (Zuordnung von Phonen zu den entsprechenden Phonemkategorien)

Der Therapeut spricht dem Kind zwei Phoneme vor. Das Kind soll entscheiden, ob diese gleich sind oder nicht. Leicht ist die Übung, wenn zwei sehr unähnliche Phoneme voneinander unterschieden werden sollen, wie z. B. /v/ und /k/. Schwerer ist sie bei Phonemen mit großer Ähnlichkeit wie /f/ und /b/, /m/ und /b/. Die Übung kann auch mit Silben, Wörtern und Pseudowörtern durchgeführt werden. Diese sollten sich jeweils in einem Phonem unterscheiden. Bei der Auswahl der Übungswörter ist darauf zu achten, dass der Unterschied mal am Wortanfang auftritt, mal in der Wortmitte und mal am Wortende.

Unterscheidung von auditiv dargebotenen Minimalpaaren (Zuordnung von Phonen zu den entsprechenden Phonemkategorien)

Ein Partner eines Minimalpaares, z. B. *Bäcker* und *Wecker*, soll einem Bild zugeordnet werden.

Im Handel erhältliches Therapiematerial

Ein im Handel erhältliches Material, mit dem die prälexikalische auditive Analyse geübt werden kann, ist *Detektiv Langohr* (Trialogo). Es enthält eine CD und Bildkarten. Eine umfangreiche Aufgabensammlung bietet das Material *Auditive Verarbeitungs- und Wahrnehmungsleistungen bei Vorschulkindern* (Burger-Gartner u. Heber 2006) und *Auditive Verarbeitungs- und Wahrnehmungsleistungen bei Schulkindern* (Nickisch et al. 2005). Ein umfangreiches computerunterstützes Programm zur Förderung der auditiven Analyse ist *AudioLog*, das auch als Heimversion angeboten wird.

Übungen zur Segmentierung von Phonemen

Sätze in Wörter segmentieren

Bei dieser Aufgabe gibt der Therapeut einen Satz vor, den das Kind nachsprechen soll. Anschließend soll es abschätzen, aus wie vielen Wörtern der Satz bestand. Zunächst werden kurze Sätze mit hochvertrauten Nomina, Verben und Adjektiven gewählt, z. B.
- Paul geht.

135

- Paul trinkt.
- Giraffen laufen schnell.

Später können die Sätze länger werden und auch weniger auffällige Wörter (also Funktionswörter wie Artikel) und / oder weniger vertraute Wörter hinzugenommen werden.

Komposita in Wörter segmentieren

Der Therapeut gibt ein Kompositum vor, z. B. *Ringfinger* und fragt das Kind, welche Wörter in diesem Wort enthalten sind. Als Hilfe kann der Therapeut gleichzeitig die entsprechenden Bilder der Konstituenten darbieten. Die Übung ist leichter, wenn der Therapeut Komposita vorgibt, die nicht lexikalisiert sind, und bei denen die Konstituenten hochvertraut sind, z. B. *Buchfinger*. Sie wird schwerer bei Komposita, die stark lexikalisiert sind und bei denen eine oder beide der Konstituenten weniger vertraut sind wie z. B. *Buchfink*. Als Variante kann das Kind auch gebeten werden, selbst Komposita zu bilden.

Wörter in Silben segmentieren

Diese Übung ist eine Vorübung zur Segmentierung von Phonemen. Der Therapeut gibt dem Kind ein Wort vor, z. B. *Zebra*, und bittet es, das Wort in segmentierter Form nachzusprechen also als „Zebra" und / oder die Silben des Wortes zu klatschen. Die Wörter können mit zunehmender Übung länger werden. Parallel zum Segmentieren von Wörtern kann auch das Segmentieren von Pseudowörtern geübt werden. Das Kind kann auch gebeten werden, die Silbenanzahl zu nennen. Wenn der Therapeut ihm zwei Wörter vorgibt, kann es entscheiden, welches von den Wörtern aus mehr Silben besteht. Anfangs sollten sich die Wörter, die miteinander verglichen werden, in der Silbenanzahl stark voneinander unterscheiden, z. B.

- Stift-Salamander,
- Ball-Krokodil,
- Wal-Dinosaurier.

Später können auch Wortpaare gewählt werden, die sich in Bezug auf die Silbenanzahl nicht so stark unterscheiden.

Robotersprache

Diese Übung ist eine Vorübung zur Segmentierung von Phonemen. Der Therapeut spricht dem Kind ein Wort ganz normal vor, und bittet es, dieses Wort in die Robotersprache zu übersetzen, es also in einer silbischen Sprechweise zu sprechen wie z. B.

- Wa-sser, Wol-ke, Te-le-fon, Scho-ko-la-de, Mar-me-la-de, Wa-sser-hahn.

Reimwörter finden

Der Therapeut gibt dem Kind ein Wort vor. Das Kind soll zu diesem Wort einen Reimpartner finden. Die Aufgabe ist deutlich schwieriger, wenn der Therapeut nicht die Wörter nennt, sondern dem Kind nur entsprechende Bildkarten zeigt.

Reime erkennen

Der Therapeut nennt zwei Wörter. Das Kind soll entscheiden, ob diese beiden Wörter sich reimen oder nicht. Die Aufgabe ist deutlich schwieriger, wenn der Therapeut nicht die Wörter nennt, sondern dem Kind nur entsprechende Bildkarten zeigt.

Erkennen des Anlauts

Der Therapeut zeigt dem Kind Bilder, bei denen der Anlaut deutlich vom Rest des Wortes abgetrennt ist, z. B.

- A-bend, A-ffe, A-larm, A-meise, A-nanas, A-pril, E-sel, E-tage, I-gel, o-ben, O-fen, O-ma, O-pa, O-range, U-bahn, U-Boot, U-fer, U-hu.

Später können auch Wörter, die mit einem Nasal, Liquid oder Frikativ beginnen (Kapitel 1), hinzugenommen werden. Diese Laute können vom Therapeuten in die Länge gezogen werden, z. B.

- Nasal: M-und, M-aus, N-ase, N-udel,
- Liquid: L-utscher, L-ampe, R-ose, R-iese,
- Frikativ: W-asser, F-uß, S-onne, S-ahne, J-acke, Ch-ina.

Entscheiden, ob ein Phonem in einem auditiv dargebotenen Wort vorkommt

Dem Kind wird ein Wort dargeboten, z. B. *Maus*. Es soll entscheiden, ob in diesem Wort ein /m/ vorkommt. Zunächst wählt der Therapeut kurze Stimuli, bei denen das gesuchte Phonem am

Wortanfang vorkommt. Später können auch längere Stimuli genommen werden. Eine weitere Erhöhung der Schwierigkeit ist, wenn das Phonem auch innerhalb des Wortes oder am Wortende vorkommen kann. Das Heraushören in Silben mit einfachen Konsonant-Vokal-Abfolgen ist leichter als das in Silben mit Konsonantenclustern. Schwieriger ist die Aufgabe, wenn das Kind zusätzlich Angaben zur Silbenposition machen soll, also ob der Laut am Wortanfang, in der Mitte oder am Wortende vorkommt.

Entscheiden, ob zwei Wörter mit dem gleichen Phonem anfangen

Der Therapeut spricht dem Kind zwei Wörter vor, z.B. *Maus* und *Mehl*. Das Kind soll entscheiden, ob beide mit dem gleichen Phonem beginnen. Leichter ist die Übung, wenn der Therapeut fragt, ob beide Wörter mit einem /m/ anfangen. Schwieriger ist sie, wenn der Therapeut nicht die Wörter selbst vorgibt, sondern entsprechende Bildkarten zeigt. Leichter ist die Aufgabe auch, wenn man auf Silbenebene beginnt. Als Stimuli nimmt man dann mehrsilbige Wörter wie z.B. *Tasse* und *Tafel*.

Wörter lautieren

Das Kind soll die Laute eines Wortes lautieren, also sagen, aus welchen Phonemen sich ein Wort zusammensetzt. Hier fängt man mit kurzen Wörtern an. Mit zunehmender Übung können die vorgegebenen Wörter länger sein.

Im Handel erhältliches Therapiematerial

Ein im Handel erhältliches Programm, mit dem Übungen auf verschiedenen Ebenen der phonologischen Bewusstheit durchgeführt werden können, ist *Hören Lauschen Lernen* (Küspert u. Schneider 2003), das auch als *Würzburger Trainingsprogramm* bekannt ist.

Übungen zur Herstellung von Phonem-Graphem-Korrespondenzen und zur Synthese von Graphemen

Wörter „buchstabieren"

Der Therapeut übt mit dem Kind eine begrenzte Anzahl von Phonem-Graphem-Korrespondenzen (PGKs), bei denen die Zuordnung relativ eindeutig

ist. Dies ist über Merkwörter möglich. Anschließend nennt er dem Kind kurze hochfrequente Wörter, die aus diesen Phonem-Graphem-Korrespondenzen bestehen. Wenn das Kind schon vor der Therapie einige PGKs beherrscht, bindet er diese mit ein. Das Kind soll in der Therapie zunächst für das vom Therapeuten dargebotene Wort die PGKs herstellen. Unmittelbar danach soll es das entsprechende Wort aufschreiben. Um sicher zu gehen, dass die Übung über die sublexikalisch-einzelheitliche Route durchgeführt wird, nennt der Therapeut zudem einfache Silben und später Pseudowörter, die aus den geübten PGKs bestehen. Zeigt sich beim Schreiben des Wortes ein Fehler, korrigiert der Therapeut ihn. Das Kind wird anschließend noch einmal gebeten, das Wort aufzuschreiben. Mit zunehmender Übung können weitere PGKs geübt und zum Schreiben von Wörtern eingesetzt werden. Die Wörter können zudem im Verlauf der Therapie immer länger werden. Damit sich das Kind das vorgegebene Wort gut merken kann, kann man als Gedächtnisstütze ein Bild des Wortes auf den Tisch legen.

Anagramm-Aufgaben

Der Therapeut zeigt dem Kind ein Anagramm. Das Kind soll die Buchstaben in die korrekte Reihenfolge bringen, und das Wort abschreiben. Bei dieser Aufgabe erfolgt ein Zusammenspiel der sublexikalisch-einzelheitlichen und der lexikalisch-ganzheitlichen Route. Damit wird die Unterstützung durch das Lexikon beim sublexikalisch-einzelheitlichen Verarbeiten aktiviert.

Aufgaben mit Buchstabenkärtchen

Der Therapeut zeigt dem Kind eine Buchstabensequenz aus Buchstabenkärtchen, die richtig angeordnet, ein hochfrequentes kurzes Wort ergeben, in dem eindeutige Beziehungen zwischen Graphemen und Phonemen bestehen. Das Kind soll die Buchstaben in die richtige Reihe bringen. Auch bei dieser Aufgabe wird das Zusammenspiel von sublexikalisch-einzelheitlicher und ganzheitlich-lexikalischer Route geübt. Die Buchstabenlänge kann gesteigert werden. Später können auch weniger vertraute Wörter als Stimuli verwendet werden.

137

Lückenwörter

Der Therapeut zeigt dem Kind Wörter, in denen ein Buchstabe fehlt. Das Kind soll den fehlenden Buchstaben ergänzen. Zunächst sollten hochvertraute kurze Wörter gewählt werden. Mit zunehmender Übung können die Wörter lang und weniger vertraut sein. Die Übung wird leichter, wenn dem Kind gleichzeitig zu dem Wort das entsprechende Bild vorgegeben wird. Eine Erleichterung ist ebenfalls, wenn der Therapeut dem Kind einige Grapheme vorgibt, aus denen das Kind das fehlende Graphem auswählen soll.

Im Handel erhältliches Therapiematerial

Das Material *Littera* (Wildegger-Lack 2003) enthält u.a. eine Materialsammlung zur Schreibweise von orthographisch relativ regulären Wörtern. Übungen hierzu finden sich auch bei Reuter-Liehr (2000). Ein computerunterstütztes Programm zur Verbesserung der sublexikalisch-einzelheitlichen Fähigkeiten beim Schreiben ist *CESAR Schreiben* (CES-Verlag). Das Förderprogramm *Leichter lesen und schreiben lernen mit der Hexe Susi* (Forster u. Martschinke 2006) enthält eine Reihe von Ideen zur Förderung des Erkennens von Phonemen in Wörtern und zur Förderung der Kenntnis der Phonem-Graphem-Korrespondenzen.

Übungen zum Auf- und Ausbau des phonologischen Input-Lexikons

Pseudo- und Nichtwörter erkennen (auditiv)

Der Therapeut spricht dem Kind nacheinander eine Reihe von Wörtern, Pseudowörtern und Nichtwörtern vor. Das Kind soll „Ja" sagen oder auf ein lachendes Gesicht zeigen (Smily), das ihm vorliegt, wenn es sich um ein Wort handelt, und „Nein" sagen oder auf ein weinendes Gesicht zeigen, wenn es sich um ein Pseudowort oder Nichtwort handelt. Anfangs werden nur hochvertraute Wörter wie AUTO und Nichtwörter mit grobem Verstoß gegen die deutsche Phonotaktik vorgelegt, z.B. Gtpa. (so gut wie möglich aussprechen). Später werden auch weniger vertraute Wörter und Pseudowörter, die eine große Wortähnlichkeit aufweisen, genutzt. Anfangs werden nur kurze Wörter als Stimuli gewählt. Später wird die Länge der Stimuli gesteigert.

Schnelle Wort-Bild-Zuordnung (auditiv)

Der Therapeut spricht dem Kind ein Wort vor. Vor dem Kind liegen mehrere Bildkarten, von denen eine passend zum vorgesprochenen Wort ist. Das Kind soll entscheiden, welches der Bilder zu dem Wort passt. Anfangs sind die Wörter hochfrequent und kurz. Später können niedrigfrequente und längere Wörter gewählt werden. Eine weitere Steigerung der Schwierigkeit kommt dadurch zustande, dass die Ablenkerbilder anfangs nur eine geringe semantische und phonologische Ähnlichkeit zum Zielwort aufweisen. Später werden Bilder von Wörtern gezeigt, die eine große semantische oder phonologische Ähnlichkeit zum Zielwort aufweisen, insbesondere Minimalpaare wie z.B. *Maus* und *Haus*. Diese Aufgabe könnte auch zur Verbesserung des semantischen Systems eingesetzt werden. Die Darbietung der Bilder dient aber hier dazu, dass das Kind durch semantische Hinweisreize bei der Lösung der Aufgabe unterstützt wird. Sie kann daher zunächst auch mit Pseudowörtern und Nichtwörtern als Ablenker durchgeführt werden, also z.B. mit einem Nichtwort, bei dem ein grober Verstoß gegen die deutsche Orthographie vorliegt. Es geht bei dieser Aufgabe dann darum, dass das Kind das Wort als Wort erkennt. Später können die Ablenker immer wortähnlicher sein oder natürlich auch Wörter sein. Anfangs wird nur ein einziger Ablenker angeboten, später wird die Anzahl auf bis zu drei Ablenker gesteigert.

Wiedererkennen von Wörtern (auditiv)

Dem Kind werden Wörter vorgesprochen. Einige der Wörter kommen mehrfach vor. Das Kind soll bei jedem Wort sagen, ob es schon mal vorkam oder nicht. Wenn es ein Wort bemerkt, darf es sich eine Spielmarke nehmen.

Zuordnen zu Kategorien (auditiv)

Der Therapeut spricht dem Kind Wörter vor, die mindestens zwei verschiedenen semantischen Kategorien zuzuordnen sind, z.B. Tiere und Haushaltsgegenstände. Das Kind soll bei jedem Wort sagen, ob es sich um ein Tier handelt oder nicht. Man kann die Aufgabe so steigern, dass man anfangs nur sehr vertraute Wörter wählt, später auch weniger vertraute. Neben dem Worterkennen ist auch das semantische System in die Lösung der Aufgabe einbezogen. Es soll jedoch nicht darum gehen, die Aufgabe aus semantischen Gründen schwierig zu gestalten. Die semantischen Kategorien sollen daher möglichst einfach und eindeutig ausgewählt werden und eine möglichst geringe semantische Ähnlichkeit aufweisen.

Erkennen von Wörtern in Wortreihen, Sätzen Texten (auditiv)

Dem Kind wird eine Wortreihe, ein Satz oder ein Text vorgelesen, z. B. eine kurze Geschichte. Der Therapeut nennt dem Kind ein Wort, das in der Wortreihe oder dem Satz bzw. das häufig in der Geschichte vorkommt, z. B. den Namen einer Figur. Das Kind soll jedesmal, wenn es das Wort hört, mit einer Glocke läuten, in die Hände klatschen, „Stop" rufen o. ä. Schwieriger wird die Aufgabe, wenn das Kind auf zwei Wörter achten soll oder wenn in dem Text ebenfalls häufig ein Wort vorkommt, das dem Zielwort vom Klang her sehr ähnlich ist.

Wörter erkennen (auditiv)

Dem Kind werden Wortanfänge vorgesprochen. Es soll Wörter nennen, die mit diesem Wortanfang beginnen, z. B.
- *Lo-* (Lok, Locke, Lolli, Los…),
- *Sa-* (Salat, Salamander, Satt, Salz…),
- *Ka-* (Kaffee, Kakao, Kassette, Kasten…),
- *Ba-* (Ball, Batterie, Bahn…).

Als Variante kann der Wortanfang auch soweit angegeben werden, dass das Wort eindeutig identifizierbar ist, z. B.
- *Lokom* (Lokomotive),
- *Schokol* (Schokolade),
- *Dinosaur* (Dinosaurier),
- *Telef* (Telefon),
- *Mau* (Maus, Mauer),
- *Lamp* (Lampe),
- *Kasset* (Kassette).

Übungen zum Aus- und Aufbau des orthographischen Output-Lexikon

Aufbau von orthographischem Regelwissen

Der Therapeut diktiert dem Kind orthographisch reguläre Wörter. Fehlerhaft geschriebene Wörter werden korrigiert. Die Korrektur findet immer unmittelbar statt, nachdem das Kind ein Wort geschrieben hat. Wurde das Wort falsch geschrie-

ben, zeigt der Therapeut das korrekt geschriebene Wort und bittet das Kind dieses abzuschreiben. Bei einer geschickten Auswahl der Wörter kann das Kind orthographische Regeln ableiten, die es auf ungeübte Wörter übertragen kann, z. B. die Schreibung von Doppelkonsonanten nach Kurzvokal aus Wörtern wie z. B. *Welle, Wasser, Sonne, Kissen, Wanne.* Häufig hilft es den Kindern auch, wenn der Therapeut die Rechtschreibregeln explizit formuliert und anhand von entsprechenden Wörtern üben lässt. Regelwissen allein reicht aber natürlich nicht aus, damit ein Kind die richtige Schreibweise von Wörtern im Deutschen lernt, da für zahlreiche Schreibungen keine systematischen Regeln vorliegen. Das Kind muss daher mentale Repräsentationen im orthograhischen Lexikon aufbauen. Dazu dienen die folgenden Übungen.

Rechtschreibkartei

Das Schreiben mit der Rechtschreibkartei dient dazu, mentale Repräsentationen im orthographischen Lexikon aufzubauen. Hierzu legt der Therapeut einen Karteikasten mit drei Abschnitten an:
- vorne: Wörter, die in kurzen Zeitabständen geübt werden sollen,
- Mitte: Wörter, die dreimal korrekt geschrieben wurden (in verschiedenen Therapiestunden) und die in längeren Zeitabständen geübt werden sollen,
- hinten: Wörter aus der Mitte, die dreimal korrekt geschrieben wurden und die in noch größeren Zeitabständen als die Wörter des mittleren Abschnitts geübt werden.

Auf jeder Karte steht ein Wort. Bei der Therapie entnimmt der Therapeut eine Karte aus dem vorderen und ggfs. mittleren Abschnitt und diktiert dem Kind das darauf stehende Wort. Um nachzuhalten, wie oft ein Wort korrekt geschrieben wurde, können die Karteikarten mit kleinen Klebebildchen beklebt werden.

Abschreiben von Wörtern

Der Therapeut zeigt dem Kind eine Wortkarte und bittet das Kind das Wort laut vorzulesen. Unabhängig davon, ob das Kind das Wort korrekt vorgelesen hat, nennt auch der Therapeut das Wort. Anschließend bittet der Therapeut das Kind, das Wort abzuschreiben. Gelingt ihm das nicht, wird der ganze Vorgang wiederholt. Die Wörter sollten zunächst kurz und hochvertraut sein. Später können auch weniger vertraute und längere Wörter hinzugenommen werden. Zudem sollten zunächst Wörter gewählt werden, bei denen eindeutige Beziehungen zwischen Graphemen und Phonemen bestehen, damit die sublexikalisch-einzelheitliche Route den Schreibprozess unterstützen kann. Später werden auch orthographisch-reguläre und irreguläre Wörter hinzugenommen. Leichter ist die Übung, wenn der Therapeut für das Abschreiben visuelle Hilfen anbietet, z.B. Kästchen, die die Anzahl der Grapheme widerspiegeln, und in denen schon einzelne Buchstaben stehen. Später werden die visuellen Hilfen immer weiter reduziert.

Verzögertes Abschreiben von Wörtern nach Diktat

Die Aufgabe entspricht dem „Abschreiben von Wörtern", jedoch werden die Wortkarten abgedeckt, bevor das Kind mit dem Schreiben beginnt. Mit zunehmender Übung kann auch eine immer größere Pause zwischen der Darbietung und dem Beginn des Abschreibens liegen. Später kann auch eine Ablenkeraufgabe, z.B. das Benennen eines Bildes, zwischengeschaltet werden. Die zeitliche Verzögerung zwischen Darbietung und Schreibprozess sollte zunächst nur kurz sein.

Schreiben von orthographisch regulären und irregulären Wörtern nach Diktat

Der Therapeut diktiert dem Kind orthographisch reguläre und irreguläre Wörter nach Diktat. Fehlerhaft geschriebene Wörter werden korrigiert. Die Korrektur findet immer unmittelbar statt, nachdem ein Wort geschrieben worden ist. Wurde das Wort falsch geschrieben, zeigt der Therapeut das korrekt geschriebene Wort und bittet das Kind dieses abzuschreiben. Man beginnt zunächst mit kurzen hochvertrauten Wörtern, die aus bekannten PGKs bestehen. Später werden die Wörter länger, weniger vertraut und enthalten auch wenig oder nicht geübte PGKs.

Schreiben von orthographisch regulären Wörtern nach der Vorgabe von Bildern

Die Aufgabe entspricht dem „Schreiben von orthographisch regulären und irregulären Wörtern nach Diktat". Allerdings spricht der Therapeut nicht das Wort vor, sondern er zeigt dem Kind eine Bildkarte. Das Kind soll das Bild laut benennen und dann das entsprechende Wort aufschreiben. Später kann man das Kind auch bitten, das Wort leise zu lesen.

Im Handel erhältliches Therapiematerial

Ein systematisches Programm zum Orthographieerwerb ist der *Kieler Rechtschreibaufbau* (Dummer-Smoch u. Hackethal 1993, Hackethal 1995). Eine umfassende Aufgabensammlung zum Orthographieerwerb enthält das *Marburger Rechtschreibtraining* (Schulte-Körne u. Mathwig 2004). Das Material *Littera* (Wildegger-Lack 2003) enthält ebenfalls u.a. eine Materialsammlung zur orthographischen Schreibweise von Wörtern. Auch in dem computerunterstützten Programm *CESAR Schreiben* (CES-Verlag) sind Übungen zur Orthographie und zum ganzheitlichen Schreiben enthalten.

Übungen zur Verbesserung der Funktion des orthographischen Output-Buffers

Der Therapeut kann bei der Therapie Wörter und Pseudowörter vorgeben, die das Kind aufschreiben soll. Alternativ kann er auch Pseudowortkarten zeigen, die das Kind verzögert abschreiben soll. Wenn es dem Kind schwer fällt zu schreiben, kann es auch Buchstabenkärtchen legen. Bei den Übungen für den orthographischen Buffer sollte man zunächst mit vertrauten Wörtern beginnen und erst allmählich auf weniger vertraute Wörter übergehen, da das Verarbeiten vertrauter Wörter geringere Anforderungen an den Buffer stellt als das Verarbeiten weniger vertrauter oder unbekannter Wörter. Entsprechend sollten die Wörter anfangs kurz sein und mit zunehmender Übung immer länger werden.

Weitere Aufgabensammlungen

Eine Reihe verschiedenster Ideen und Aufgaben zum Schriftspracherwerb, die bisher noch nicht erwähnt wurden, die aber ebenfalls in einer modellorientierten Therapie eingesetzt werden könnten, finden sich in folgenden Materialien:

- Brenner (2000),
- Forster u. Martschinke (2006),
- Füssenich u. Löffler (2005),
- Mahlstedt (1999),
- Pallasch u. Zopf von Beltz (1994),
- Portmann u. Schneider (2000).

Anhang

Anamneseleitfaden

Wenn ein Erstgespräch geplant ist, sollten die Eltern bzw. der betroffene Erwachsene bereits bei der ersten telefonischen Kontaktaufnahme gebeten werden, **Vorbefunde** und **Schriftstücke** mitzubringen:

Speziell bei Kindern mit Verdacht auf erworbene Dyslexie/Dysgraphie
Besteht der Verdacht auf eine erworbene Dyslexie/Dysgraphie, sollten sowohl Schriftstücke, die prämorbid, also vor dem Ereignis, angefertigt wurden, mitgebracht werden, als auch aktuelle Schriftstücke.

Allgemeine Angaben

- Name
- Geburtsdatum
- Anschrift
- Telefon
- Krankenkasse, Versichertennummer
- Überweisender Arzt
- Verordnung (Datum, Menge, Art, Zuzahlung)
- Mitbehandelnde Ärzte, Therapeuten
- Untersucher, Untersuchungsdatum
- Bei Folgebefunden: Behandlungszeitraum/ Anzahl der Therapien
- Schule
- Schulklasse
- Klassenlehrerin
- Form des Rechtschreibunterrichts, wenn bekannt (offen, geschlossen, …)

Speziell bei Erwachsenen mit Verdacht auf entwicklungsbedingte Dyslexie/Dysgraphie:
- Schulabschluss
- Ausbildung
- Beruf

Vorbefunde

- Medizinische/logopädische Befunde
- Wurde bereits eine (Entwicklungs-)Dyslexie/ Dysgraphie diagnostiziert? (Wann, von wem, wie erfolgte die Diagnose?)
- Wurde bereits bereits eine Therapie der Schriftsprachstörung durchgeführt? (Wenn ja: Von wem? Wann? Was wurde gemacht? Erfolg? Grund für die Beendigung?)

Anlass der Anmeldung

- Grund der Vorstellung
- Wer hat die Diagnostik/Therapie angeregt?
- Worauf gründet sich der Verdacht, dass eine Dyslexie/Dysgraphie vorliegen könnte?
  - Zeigen sich auffallend viele Fehler?
  - Erfolgt das Lesen ungenau?
  - Erfolgt das Lesen auffallend langsam?
  - Zeigen sich Probleme beim Lesen, beim Schreiben oder beim Lesen und Schreiben?
- Haben die Eltern sich mit der Klassenlehrerin/ dem Klassenlehrer bzw. der Deutschlehrerin/ dem Deutschlehrer in Verbindung gesetzt?
- Warum sind die Probleme nicht innerschulisch zu lösen? (Ist eine spezielle Förderung nötig?)
- Welche Beispiele gibt es für die Schriftsprachauffälligkeiten?

Familienanamnese

- Gibt es Schriftsprachauffälligkeiten in der Familie (Geschwister, Eltern, Tanten, Onkel, Großeltern…)?
- Gibt es Sprachauffälligkeiten in der Familie?
- Wird in der engeren Familie viel gelesen/geschrieben?

Eigenanamnese

- Gab es Krankenhausaufenthalte (Grund, Dauer, Zeitpunkt)?
- Welche Hand wird beim Schreiben, Essen, Trinken, Schere schneiden bevorzugt?
- Bestehen visuelle Beeinträchtigungen (Brille, Kontaktlinsen, Verdacht auf Sehstörung)?
- Bestehen auditive Beeinträchtigungen (Hörgerät, Cochlear Implant)?
- Gab es in der Vergangenheit oder gibt es aktuell möglicherweise Hörstörungen?
- wiederholte Mittelohrentzündungen?
- Paukenergüsse?
- Polypen?
- Kann sich das Kind gut Liedtexte, Reimspiele und Gedichte merken?
- Wie verlief die allgemeine Sprachentwicklung (Erste Wörter, Sätze, Sprechfreudigkeit)?
- Wie verlief der Lauterwerb (Zeigte sich eine Lauterwerbsverzögerung oder -störung)?
- Wie verlief die Schriftsprachentwicklung?
  - Bestand ein großes Interesse an (Bilder-)büchern?
  - Bestand ein Interesse an Schrift?
  - Wurden im Vorschulalter (von alleine) Schreib- und Leseversuche gemacht? Wenn ja, in welchem Alter? (z.B. eigener Name, Mama, Papa, einzelne Buchstaben…)
- Zeigt das Kind / der Erwachsene altersgerechte feinmotorische Fähigkeiten? (Kann es einen Stift halten, malen, abschreiben, mit der Schere schneiden…?)
- Liest das Kind / der Erwachsene gerne?
- Was sind seine Lieblingsbücher?
- Schreibt das Kind / der Erwachsene gerne (Anlass)?
- Welche Hobbys hat das Kind / der Erwachsene?
  - Wie verläuft der Schulbesuch?

- Geht das Kind gerne in die Schule?
- Kommt es mit der Klassenlehrerin gut zurecht?
- Zeigen sich auch in anderen Fächern / bei anderen Lehrern Probleme?
- Kann das Kind sich bei den Hausaufgaben gut konzentrieren?
- Wird es von den Eltern angehalten, Hausaufgaben zu machen? Werden die Hausaufgaben regelmäßig kontrolliert? Von wem?
- Hat es die Möglichkeit, seine Hausaufgaben in Ruhe zu erledigen?
- Gab es einen Schulwechsel?
- War das Kind für eine längere Zeit krank?

Individuelle Situation

- Wer sind die Hauptbezugspersonen des Kindes?
- Wieviele Geschwister hat es? An welcher Position steht es?
- Ausbildung und Beruf der Eltern
- Liegt Mehrsprachigkeit vor?
- Wird ein Dialekt gesprochen?

Fremd-/Eigenwahrnehmung der Störung

- Was erwarten die Eltern / der Erwachsene von der Therapie?
- Haben die Eltern / der Erwachsene sich bereits über die Störung und Therapiemöglichkeiten informiert?
- Nimmt das Kind die Schriftsprachauffälligkeiten wahr? Wie äußert sich das?
- Hat das Kind einen Leidensdruck? Wie äußert er sich?

Lexikalisches Entscheiden

Nr.	Stimulus	Kennzahl	Art	Lösung	Korrekt („✓")	Zeit [s]
1	HUT	111	W	j		
2	ANANAS	122	W	j		
3	BEIF	515	PW	n		
4	UMEISE	521	PW	n		
5	PINSEL	123	W	j		
6	BÜRSTE	321	W	j		
7	TROB	412	PW	n		
8	BROT	112	W	j		
9	NESE	415	PW	n		
10	ONAREK	421	PW	n		
11	HOSE	113	W	j		
12	NRETS	613	NW	n		
13	DEMAUN	522	PW	n		
14	WESPE	315	W	j		
15	BUCH	214	W	j		
16	FLUSCHE	523	PW	n		
17	SCHNEIK	524	PW	n		
18	SPIEL	312	W	j		
19	SPNENI	622	NW	n		
20	KEKS	114	W	j		
21	STERN	313	W	j		
22	SCHAUKEL	225	W	j		
23	LSPIE	612	NW	n		
24	DNARTS	623	NW	n		
25	ANORAK	121	W	j		
26	RETSNEF	624	NW	n		
27	STEIN	314	W	j		
28	BEIN	215	W	j		
29	HISE	413	PW	n		
30	KIKS	414	PW	n		
31	ELEU	513	PW	n		
32	FENSTER	324	W	j		
33	STIEFEL	325	W	j		

143

Lexikalisches Entscheiden (Fortsetzung)

Nr.	Stimulus	Kennzahl	Art	Lösung	Korrekt („✓")	Zeit [s]
34	BICH	514	PW	n		
35	AMEISE	221	W	j		
36	TELEFON	125	W	j		
37	NSTEI	614	NW	n		
38	WPEES	615	NW	n		
39	SCHWEIN	223	W	j		
40	STRAND	323	W	j		
41	TSPO	611	NW	n		
42	PAPRIKA	124	W	j		
43	INENES	422	PW	n		
44	EIS	211	W	j		
45	RSTBÜR	621	NW	n		
46	AUTO	212	W	j		
47	PONSEL	423	PW	n		
48	SPINNE	322	W	j		
49	PIPREKA	424	PW	n		
50	TOLEFIN	425	PW	n		
51	EIK	511	PW	n		
52	AUTA	512	PW	n		
53	SCHWEIN	224	W	j		
54	POST	311	W	j		
55	HET	411	PW	n		
56	NASE	115	W	j		
57	SCHEKAUL	525	PW	n		
58	EULE	213	W	j		
59	TLEFEIS	625	NW	n		
60	DAUMEN	222	W	j		

Korrekt insgesamt	
Wörter	(30)
Pseudowörter	(20)
Nichtwörter	(10)

Lexikalisches Entscheiden (Fortsetzung)

Zusatzuntersuchung: Komposita (nur bei Bedarf)					
Nr.	Stimulus	Kennzahl	Art	Lösung	Korrekt („✓")
1	EISSOFA	811	PK-oM	n	
2	HAUSLÖFFEL	822	PK-mM	n	
3	SONNENSCHEIN	847	UK-mFE	j	
4	MAUSLAMPE	825	PK-mM	n	
5	STRUMPFHOSE	835	UK-oFE	j	
6	BROTHUND	828	PK-mM	n	
7	HUTAPFEL	817	PK-oM	n	
8	BAUMENTE	816	PK-oM	n	
9	TEEKANNE	837	UK-oFE	j	
10	BROTAFFE	818	PK-oM	n	
11	KLEIDERBÜGEL	842	UK-mFE	j	
12	SPIELPLATZ	834	UK-oFE	j	
13	ORANGENSAFT	848	UK-mFE	j	
14	KEKSPUPPE	814	PK-oM	n	
15	BAUMHAND	826	PK-mM	n	
16	WASSERHAHN	839	UK-oFE	j	
17	GLASNASE	823	PK-mM	n	
18	KINDERZIMMER	846	UK-mFE	j	
19	BUSTOPF	819	PK-oM	n	
20	MAUSTISCH	815	PK-oM	n	
21	GUMMISTIEFEL	8310	UK-oFE	j	
22	EIERBECHER	841	UK-mFE	j	
23	BLEISTIFT	836	UK-oFE	j	
24	SCHNECKENHAUS	8410	UK-mFE	j	
25	EISFISCH	821	PK-mM	n	
26	LÖWENZAHN	843	UK-mFE	j	
27	REISPINSEL	8110	PK-oM	n	
28	HAUSSONNE	813	PK-oM	n	
29	KEKSBESEN	824	PK-mM	n	
30	MÜCKENSTICH	844	UK-mFE	j	
31	GLASSAFT	812	PK-oM	n	
32	HUTHOSE	827	PK-mM	n	

Lexikalisches Entscheiden (Fortsetzung)

Nr.	Stimulus	Kennzahl	Art	Lösung	Korrekt („✓")
33	BILDERBUCH	845	UK-mFE	j	
34	HANDSCHUH	833	UK-oFE	j	
35	BUSKAMM	829	PK-mM	n	
36	SANDKASTEN	832	UK-oFE	j	
37	SCHAFSKÄSE	849	UK-mFE	j	
38	ZAHNBÜRSTE	838	UK-oFE	j	
39	REISMUND	8210	PK-mM	n	
40	EISENBAHN	831	UK-oFE	j	
				Korrekt	(10)
				PK-oM	(10)
				PK-mM	(10)
				UK-oFE	(10)
				UK-mFE	(10)
				Potenzielle K.	(20)
				Usuelle K.	(20)
				Gesamt	(40)

Lautes Lesen / Schreiben nach Diktat

Nr.			Kennzahl	Reaktion	Korrekt („✓")
1	**Wörter (EG)**	HUT	111		
2		BROT	112		
3		HOSE	113		
4		KEKS	114		
5		NASE	115		
6		ANORAK	121		
7		ANANAS	122		
8		PINSEL	123		
9		PAPRIKA	124		
10		TELEFON	125		
11	**Wörter (MG)**	EIS	211		
12		AUTO	212		
13		EULE	213		
14		BUCH	214		
15		BEIN	215		
16		AMEISE	221		
17		DAUMEN	222		
18		FLASCHE	223		
19		SCHWEIN	224		
20		SCHAUKEL	225		
21	**Wörter (S1)**	POST	311		
22		SPIEL	312		
23		STERN	313		
24		STEIN	314		
25		WESPE	315		
26		BÜRSTE	321		
27		SPINNE	322		
28		STRAND	323		
29		FENSTER	324		
30		STIEFEL	325		
31	**Wörter (W2)**	UHR	711		
32		OHR	712		
33		HAI	713		

Lautes Lesen / Schreiben nach Diktat (Fortsetzung)

Nr.			Kennzahl	Reaktion	Korrekt („✓")
34		FUCHS	714		
35		CHIPS	715		
36		ORANGE	723		
37		GARAGE	722		
38		SCHLANGE	721		
39		COMPUTER	724		
40		KASTANIE	725		
41	**Pseudowörter (PW)**	HET	411		
42		TROB	412		
43		HISE	413		
44		KIKS	414		
45		NESE	415		
46		ONAREK	421		
47		INENES	422		
48		PONSEL	423		
49		PIPREKA	424		
50		TOLEFIN	425		
51		EIK	511		
52		AUTA	512		
53		ELEU	513		
54		BICH	514		
55		BEIF	515		
56		UMEISE	521		
57		DEMAUN	522		
58		FLUSCHE	523		
59		SCHNEIK	524		
60		SCHEKAUL	525		

	Korrekt	
Wörter (EG)		(10)
Wörter (MG)		(10)
Wörter (S1)		(10)
Wörter (W2)		(10)
Pseudowörter (PW)		(20)

Lautes Lesen / Schreiben nach Diktat (Fortsetzung)

Zusatzuntersuchung (nur bei Bedarf)					
Nr.			**Kennzahl**	**Reaktion**	**Korrekt („✓")**
1	**Wörter (S2)**	KAMM	1011		
2		AFFE	1012		
3		BALL	1013		
4		SONNE	1014		
5		BLATT	1015		
6		KETTE	1016		
7		PUPPE	1017		
8		TASSE	1018		
9		SPINNE	1019		
10		BRILLE	10110		
				Reaktion	**Korrekt („✓")**
1	**Wörter (M)**	RAD	911		
2		ZUG	912		
3		SIEB	913		
4		DIEB	914		
5		HUND	915		
6		MUND	916		
7		BERG	917		
8		MOND	918		
9		HAND	919		
10		KLEID	9110		
				Reaktion	**Korrekt („✓")**
1	**WÖRTER (W1)**	KUH	1111		
2		SEE	1112		
3		HUHN	1113		
4		SCHUH	1114		
5		STUHL	1115		
6		ZIEGE	1116		
7		BIENE	1117		
8		FAHNE	1118		
9		FLIEGE	1119		
10		ZWIEBEL	1120		

Lautes Lesen / Schreiben nach Diktat; Zusatzuntersuchung

Nr.			Kennzahl	Art	Reaktion	Korrekt („✓")
1	Komposita	EISSOFA	811	PK-oM		
2		HAUSLÖFFEL	822	PK-mM		
3		SONNENSCHEIN	847	UK-mFE		
4		MAUSLAMPE	825	PK-mM		
5		STRUMPFHOSE	835	UK-oFE		
6		BROTHUND	828	PK-mM		
7		HUTAPFEL	817	PK-oM		
8		BAUMENTE	816	PK-oM		
9		TEEKANNE	837	UK-oFE		
10		BROTAFFE	818	PK-oM		
11		KLEIDERBÜGEL	842	UK-mFE		
12		SPIELPLATZ	834	UK-oFE		
13		ORANGENSAFT	848	UK-mFE		
14		KEKSPUPPE	814	PK-oM		
15		BAUMHAND	826	PK-mM		
16		WASSERHAHN	839	UK-oFE		
17		GLASNASE	823	PK-mM		
18		KINDERZIMMER	846	UK-mFE		
19		BUSTOPF	819	PK-oM		
20		MAUSTISCH	815	PK-oM		
21		GUMMISTIEFEL	8310	UK-oFE		
22		EIERBECHER	841	UK-mFE		
23		BLEISTIFT	836	UK-oFE		
24		SCHNECKENHAUS	8410	UK-mFE		
25		EISFISCH	821	PK-mM		
26		LÖWENZAHN	843	UK-mFE		
27		REISPINSEL	8110	PK-oM		
28		HAUSSONNE	813	PK-oM		
29		KEKSBESEN	824	PK-mM		
30		MÜCKENSTICH	844	UK-mFE		
31		GLASSAFT	812	PK-oM		
32		HUTHOSE	827	PK-mM		
33		BILDERBUCH	845	UK-mFE		

Lautes Lesen / Schreiben nach Diktat; Zusatzuntersuchung

Nr.		Kennzahl	Art	Reaktion	Korrekt („✓")
34	HANDSCHUH	833	UK-oFE		
35	BUSKAMM	829	PK-mM		
36	SANDKASTEN	832	UK-oFE		
37	SCHAFSKÄSE	849	UK-mFE		
38	ZAHNBÜRSTE	838	UK-oFE		
39	REISMUND	8210	PK-mM		
40	EISENBAHN	831	UK-oFE		
			Korrekt		
			PK-oM		(10)
			PK-mM		(10)
			UK-oFE		(10)
			UK-mFE		(10)
			Potenziel. K.		(20)
			Usuelle K.		(20)
			Gesamt		(40)

Bedeutung beschreiben

Nr.			Kennzahl	Reaktion	Korrekt („✓")
1	Wörter (EG)	HUT	111		
2		BROT	112		
3		HOSE	113		
4		KEKS	114		
5		NASE	115		
6		ANORAK	121		
7		ANANAS	122		
8		PINSEL	123		
9		PAPRIKA	124		
10		TELEFON	125		
11	Wörter (MG)	EIS	211		
12		AUTO	212		
13		EULE	213		
14		BUCH	214		
15		BEIN	215		
16		AMEISE	221		
17		DAUMEN	222		
18		FLASCHE	223		
19		SCHWEIN	224		
20		SCHAUKEL	225		
				Korrekt	
				Gesamt	(40)

Segmentieren von Wörtern und Pseudowörtern in Phoneme / Synthese von Phonemen zu Wörtern und Pseudowörtern

Nr.			Kennzahl	Reaktion	Korrekt („✓")
1	Wörter (EG)	H-U-T	111		
2		B-R-O-T	112		
3		H-O- / S-E	113		
4		K-E-K-S	114		
5		N-A- / S-E	115		
6		A- / N-O- / R-A-K	121		
7		A- / N-A- / N-A-S	122		
8		P-I-N- / S-E-L	123		
9		P-A- / P-R-I- / K-A	124		
10		T-E- / L-E- / F-O-N	125		
11	Wörter (MG)	EI-S	211		
12		AU- / T-O	212		
13		EU- / L-E	213		
14		B-U-CH	214		
15		B-EI-N	215		
16		A- / M-EI- / SE	221		
17		D-AU- / M-E-N	222		
18		F-L-A- / SCH-E	223		
19		SCH-W-EI-N	224		
20		SCH-AU- / K-E-L	225		
21	Pseudowörter (PW-EG)	H-E-T	411		
22		T-R-O-B	412		
23		H-I- / S-E	413		
24		K-I-K-S	414		
25		N-E- / S-E	415		
26		O- / N-A- / R-E-K	421		
27		I- / N-E- / N-E-S	422		
28		P-O-N- / S-E-L	423		
29		P-I- / P-R-E- / K-A	424		
30		T-O- / L-E- / F-I-N	425		
31	Pseudowörter (PW-MG)	EI-K	511		
32		AU- / T-A	512		
33		E- / L-EU	513		

Segmentieren von Wörtern und Pseudowörtern in Phoneme / Synthese von Phonemen zu Wörtern und Pseudowörtern (Forts.)

Nr.		Kennzahl	Reaktion	Korrekt („✓")
34	B-I-CH	514		
35	B-EI-F	515		
36	U- / M-EI- / S-E	521		
37	D-E- / M-AU-N	522		
38	F-L-U- / SCH-E	523		
39	SCH-N-EI-K	524		
40	SCH-E- / K-AU-L	525		
			Korrekt	
			Wörter (EG)	(10)
			Wörter (MG)	(10)
			Pseudowörter (EG)	(10)
			Pseudowörter (MG)	(10)
			Wörter	(20)
			Pseudowörter	(20)
			Gesamt	(40)

Lautes Lesen von Graphemen/Schreiben von Graphemen nach Diktat

	Grapheme	Reaktion	Korrekt („✓")
Wörter („EG") und Pseudowörter („EG")			
1	A		
2	B		
3	E		
4	F		
5	H		
6	I		
7	K		
8	L		
9	N		
10	O		
11	P		
12	R		
13	S		
14	T		
15	U		
Bigraphe und Mehrgraphe			
16	AU		
17	Ei		
18	CH		
19	EU		
20	SCH		
		Korrekt	
		Gesamt	(20)

Lexikalisches Entscheiden

! Das schnelle lexikalische Entscheiden gilt als ein Indikator für die Funktion des **lexikalisch-ganzheitlichen Leseprozesses**, also der schnellen Aktivierung von Wörtern aus dem **orthographischen Input-Lexikon**.

Durchführung

Der Untersucher knickt die Vorlage so, dass nur die Spalten „Nr." und „Stimulus" sichtbar sind (siehe S. 143 – 146). Er legt die Vorlage vor das Kind auf den Tisch. Die Stimuli sind mit einem weißen DIN-A-4 Blatt abgedeckt. Der Untersucher sagt: „Ich zeige Dir jetzt ein paar Wörter. Manchmal ist aber auch etwas Komisches dabei, das gar kein Wort ist. Schau mal ganz schnell, ob das hier ein Wort ist oder nicht!". Er deckt das erste Wort für 2 Sekunden auf und danach wieder zu und for-

dert das Kind auf zu entscheiden, ob es sich bei dem gezeigten Stimulus um ein Wort handelt oder nicht. Die Antworten des Kindes sowie alle Selbstkorrekturen werden notiert. Wenn nach 10 Sekunden keine Antwort erfolgt, wird das nächste Item gezeigt. Im Protokollbogen wird ein Strich notiert. Der gleiche Vorgang wird mit allen Wörtern durchgeführt. Bei dieser Aufgabe ist kein Abbruch möglich, d. h. die Untersuchung wird immer vollständig durchgeführt.

Auswertung

- die erste Reaktion wird gewertet;
- keine Reaktionen oder korrekte Reaktionen nach Selbstkorrektur werden als „fehlerhaft" gewertet.

Tabelle 12.**6** Zusatzuntersuchungen zum lexikalischen Entscheiden

Beobachtung	Zusatzuntersuchung
Lexikalisches Entscheiden ist beeinträchtigt	lexikalisches Entscheiden nach auditiver Vorgabe

Lautes Lesen

! Das laute Lesen von orthographisch-irregulären Wörtern gilt als ein Indikator für die Funktion des lexikalisch-ganzheitlichen Leseprozesses, das laute Lesen von Pseudowörtern für die des sublexikalisch-einzelheitlichen Leseprozesses.

Durchführung

Als Stimuli dienen bei Leseanfängern nur die morphologisch-einfachen Wörter und die Pseudowörter; bei fortgeschrittenen Lesern können auch die Komposita hinzugenommen werden (siehe S. 147 – 151). Die Antworten des Kindes werden auf einen Tonträger aufgezeichnet und nach der Untersuchung verschriftlicht. Der Untersucher legt die Vorlage vor das Kind auf den Tisch. Die Stimuli sind mit einem weißen DIN-A-4 Blatt ab-

gedeckt. Der Untersucher sagt: „Ich zeige Dir jetzt ein Wort. Lies es mal laut vor!". Er deckt das erste Wort für unbegrenzte Zeit auf und wartet so lange bis das Kind signalisiert, dass der Leseprozess abgeschlossen ist. Wenn nach 30 Sekunden keine Antwort kommt, wird das nächste Item gezeigt und es wird ein Strich notiert. Der gleiche Vorgang wird mit allen Wörtern fortgesetzt. Kommt es fünfmal hintereinander zu einer Nullreaktion wird diese Aufgabe abgebrochen.

Auswertung

Die Lesereaktionen werden transkribiert. Die Auswertung erfolgt quantitativ und qualitativ. Es wird jeweils die erste Reaktion gewertet.

Tabelle 12.**7** Zusatzuntersuchungen zum lauten Lesen

Beobachtung	Zusatzuntersuchungen
Die sublexikalisch-einzelheitliche Route ist (noch) nicht (voll) funktionsfähig	• Segmentieren von Wörtern in Phoneme • Herstellung von Graphem-Phonem-Korrespondenzen • phonologischer Buffer
Die lexikalisch-ganzheitliche Route ist (noch) nicht (voll) funktionsfähig	• ist das schnelle Lesen hochvertrauter (kurzer) Wörter möglich, z. B. des eigenen Namens, der Wörter „Mama", „Papa" oder ähnlicher Wörter?
Es liegen minimale Beeinträchtigungen vor	• lautes Lesen von Texten, Beantwortung von Fragen zum Text

Bedeutung beschreiben

 Das Beschreiben der Bedeutung gilt als ein Indikator für die Funktion des semantisch-lexikalischen Leseprozesses.

Durchführung

Die Antworten des Kindes werden auf einen Tonträger aufgezeichnet und später vom Untersucher verschriftlicht. Der Untersucher legt die Vorlage vor das Kind auf den Tisch (siehe S. 152). Die Stimuli sind mit einem weißen DIN-A4-Blatt abgedeckt. Der Untersucher sagt: „Ich zeige Dir jetzt ein Wort. Sag mir mal, was damit gemeint ist!" Der Untersucher deckt das erste Wort für 2 Sekunden auf. Die Wiederholung der Darbietung ist nicht möglich. Wenn nach 30 Sekunden keine Antwort erfolgt, wird das nächste Item gezeigt und es wird ein Strich notiert. Der gleiche Vorgang wird mit allen Wörtern durchgeführt. Die Untersuchung wird immer vollständig durchgeführt.

Auswertung

- nach Abschluss der Untersuchung wird die vollständige Antwort einschließlich aller Selbstkorrekturen notiert
- die erste Reaktion bis zur ersten Selbstkorrektur wird gewertet
- keine Reaktionen oder korrekte Reaktionen nach Selbstkorrektur werden als „fehlerhaft" gewertet
- Selbstkorrekturen werden gesondert gewertet

Tabelle 12.**8** Zusatzuntersuchungen zum Beschreiben der Bedeutung

Beobachtung	Zusatzuntersuchung
Das Beschreiben der Wörter ist beeinträchtigt	Beschreiben der Bedeutung nach auditiver Vorgabe

Schreiben nach Diktat

 Das Schreiben von orthographisch-irregulären Wörtern gilt als ein Indikator für die Funktion des lexikalisch-ganzheitlichen Schreibprozesses, das Schreiben von Pseudowörtern nach Diktat für die des sublexikalisch-einzelheitlichen Leseprozesses.

Durchführung

Der Untersucher sagt: „Ich sage Dir jetzt ein Wort. Schreib es mal auf!". Er sagt das erste Wort und wartet so lange bis das Kind signalisiert, dass der Schreibprozess abgeschlossen ist. Die Wiederholung der Darbietung ist nicht möglich. Möchte das Kind einen Fehler korrigieren, schreibt es das ganze Wort komplett neu auf, und zwar neben sein erstes Schreibprodukt; das erste Schreibprodukt wird weder durchgestrichen noch ausradiert. Wenn nach 30 Sekunden keine Antwort erfolgt, wird das nächste Item gezeigt und es wird ein Strich notiert. Der gleiche Vorgang wird mit allen Wörtern durchgeführt. Die Aufgabe wird abgebrochen, wenn es fünfmal hintereinander zu einer Nullreaktion kommt

Auswertung

Die Auswertung erfolgt quantitativ und qualitativ.

Tabelle 12.9 Zusatzuntersuchungen zum Schreiben nach Diktat

Beobachtung	Zusatzuntersuchungen
Die sublexikalisch-einzelheitliche Route ist (noch) nicht funktionsfähig	• Kenntnis des Alphabets • Abschreiben von Buchstaben • Transkodieren von Groß- in Kleinbuchstaben und umgekehrt • Segmentieren von Wörtern in Phoneme • Herstellung von Phonem-Graphem-Korrespondenzen • graphematischer Buffer
Die lexikalisch-ganzheitliche Route ist (noch) nicht funktionsfähig	• verzögertes Abschreiben von Wörtern • ist das Schreiben des eigenen Namens oder anderer hochvertrauter (kurzer) Wörter möglich, z. B. „Mama", „Papa"?
Es liegen minimale Beeinträchtigungen vor	• Schreiben einer Postkarte oder eines Textes

Segmentieren von Wörtern und Pseudowörtern in Phoneme

 Das Segmentieren von Wörtern und die Synthese von Phonemen gelten als ein Indikator für die phonologische Bewusstheit (= Vorausläuferfähigkeit für den Schriftspracherwerb).

Durchführung

Das Lösen dieser Aufgabe wird auf einen Tonträger aufgezeichnet. Der Untersucher sagt: „Du kennst doch das Wort „Maus". In der Robotersprache heißt es /m/ /au/ /s/. Sag Du mal das Wort „Maus" in der Robotersprache!" Wenn das Kind die Aufgabe verstanden hat, wird sie mit den Stimuli fortgesetzt. Die Wiederholung der Darbietung ist jetzt nicht mehr möglich. Wenn nach 30 Sekunden keine Antwort erfolgt, wird das nächste Item gezeigt und es wird ein Strich notiert. Der gleiche Vorgang wird mit allen Wörtern durchgeführt. Die Untersuchung wird immer vollständig durchgeführt (siehe auch S. 153 – 154).

Auswertung

Die Anzahl der korrekten Reaktionen wird erfasst. Als korrekt gilt eine Reaktion, wenn alle Phoneme isoliert voneinander gesprochen wurden.

Tabelle 12.**10**   Zusatzuntersuchungen zum Segmentieren

Beobachtung	Zusatzuntersuchungen
Das Segmentieren von Wörtern bzw. Pseudowörtern in Phoneme ist beeinträchtigt	• Segmentierung von Wörtern bzw. Pseudowörtern in Silben • Segmentierung kurzer Phonemsequenzen in Phoneme • Heraushören einzelner Phoneme aus Wörtern („Kommt in *Igel* ein / i / vor?") • Heraushören, ob zwei Wörter mit dem gleichen Laut anfangen • Überprüfen der auditiven Merkspanne (Nachsprechen von Zahlen oder Silben) • Überprüfen des Arbeitsgedächtnisses (Nachsprechen von Zahlen oder Silben in umgekehrter Reihenfolge) Wenn diese Aufgaben nicht gelingen: • Hören, ob zwei Silben gleich oder ungleich sind (zur Überprüfung der präverbalen auditiven Verarbeitung)

Synthese von Phonemen zu Wörtern und Pseudowörtern

Durchführung

Das Lösen dieser Aufgabe wird auf einen Tonträger aufgezeichnet. Der Untersucher sagt: „Du kennst doch die Robotersprache. Weißt Du denn auch wie das Wort / m / / au / / s / in unserer Sprache heißt? Wenn das Kind die Aufgabe verstanden hat, wird sie mit den Stimuli fortgesetzt (siehe auch S. 153 – 154). Die Wiederholung der Darbietung ist jetzt nicht mehr möglich. Wenn nach 30 Sekunden keine Antwort erfolgt, wird das nächste Item gezeigt und es wird ein Strich notiert. Der gleiche Vorgang wird mit allen Wörtern durchgeführt. Die Untersuchung wird immer vollständig durchgeführt. Die Testteile „Segmentieren" und „Synthetisieren" sollten nicht direkt hintereinander durchgeführt werden.

Auswertung

Die Anzahl der korrekten Reaktionen wird erfasst. Als korrekt gilt eine Reaktion, wenn ein Wort korrekt gesprochen wird.

Tabelle 12.**11**   Zusatzuntersuchungen zur Synthese

Beobachtung	Zusatzuntersuchungen
Die Synthese von Phonemen zu Wörtern bzw. Pseudowörtern ist beeinträchtigt	• Synthese von Silben zu Wörtern • Synthese von kurzen Phonemsequenzen zu Silben • Überprüfen der auditiven Merkspanne (Nachsprechen von Zahlen oder Silben) • Überprüfen des Arbeitsgedächtnisses (Nachsprechen von Zahlen oder Silben in umgekehrter Reihenfolge) Wenn diese Aufgaben nicht gelingen: • Hören, ob zwei Silben gleich oder ungleich sind (zur Überprüfung der präverbalen auditiven Verarbeitung)

Lautes Lesen von Graphemen

 Das Lesen und Schreiben von Graphemen gilt als ein Indikator für erworbene Buchstabenkenntnis.

Durchführung

Das Lösen dieser Aufgabe wird auf einen Tonträger aufgezeichnet. Der Untersucher legt dem Kind die Grapheme vor, wobei immer nur das oberste Graphem aufgedeckt ist. Er bittet das Kind, das Graphem zu lesen (siehe S. 155).

Auswertung

Gezählt wird die Anzahl der korrekten Reaktionen (jeweils die erste Reaktion).

Schreiben von Graphemen nach Diktat

Durchführung

Der Untersucher diktiert dem Kind die Grapheme. Eine Wiederholung der Darbietung ist nicht möglich (siehe S. 155).

Auswertung

Gezählt wird die Anzahl der korrekten Reaktionen (jeweils die erste Reaktion).

Die Tafeln zum Fisher-Test

Tabelle 12.**12** Vergleich zweier Tests mit 10 Items (p<0,5 exakter Fisher-Test, zweiseitiger Vergleich, Siegel 1956)

Aufgabe 1	Aufgabe 2
n = 10	n = 10
0	5
1	7
2	8
3	9
4	10
5	10

Tabelle 12.**13** Vergleich eines Tests mit 10 Items und eines Tests mit 20 Items (p<0,5 exakter Fisher-Test, zweiseitiger Vergleich, Siegel 1956)

Aufgabe 1	Aufgabe 2
n = 10	n = 20
0	8
1	10
2	14
3	15
4	16
5	18
6	19
7	20

Tabelle 12.**14** Vergleich eines Tests mit 10 Items und eines Tests mit 30 Items (p<0,5 exakter Fisher-Test, zweiseitiger Vergleich, Siegel 1956)

Aufgabe 1	Aufgabe 2
n = 10	n = 30
0	10
1	15
2	19
3	22
4	24
5	26
6	28
7	29

Tabelle 12.**15** Vergleich zweier Tests mit 20 Items (p<0,5 exakter Fisher-Test, zweiseitiger Vergleich, Siegel 1956)

Aufgabe 1	Aufgabe 2
n = 20	n = 20
0	5
1	7
2	9
3	10
4	11
5	13
6	14
7	15
8	16
9	16
10	17
11	19
12	19
13	20
14	20

Tabelle 12.**16** Vergleich eines Tests mit 20 Items und eines Tests mit 30 Items (p<0,5 exakter Fisher-Test, zweiseitiger Vergleich, Siegel 1956)

Aufgabe 1	Aufgabe 2
n=20	n=30
0	7
1	9
2	11
3	14
4	15
5	17
6	18
7	20
8	21
9	23
10	24
11	26
12	26
13	28
14	28
15	30
16	30

Tabelle 12.**17** Vergleich zweier Tests mit 30 Items (p<0,5 exakter Fisher-Test, zweiseitiger Vergleich, Siegel 1956)

Aufgabe 1	Aufgabe 2
n=30	n=30
0	6
1	8
2	9
3	11
4	12
5	13
6	15
7	16
8	17
9	18
10	19
11	20
12	21
13	22
14	23
15	24
16	25
17	25
18	26
19	27
20	28
21	28
22	29
23	30
24	30

Stimuli: Überblick und Eigenschaften

Tabelle 12.**18**   Morphologisch-einfache Wörter

Orthographisch-reguläre (GPK-/PGK-reguläre) Wörter

	NUR EINZELGRAPHEM (EG)			BI- UND MEHRGRAPHE (MG)			SILBE (S1): \<ST\>, \<SP\>		
Kurz	111	HUT	3 – 3*	211	EIS	3 – 3	311	POST	4 – 4
	112	BROT	4 – 4	212	AUTO	4 – 4	312	SPIEL	5 – 4
	113	HOSE	4 – 4	213	EULE	4 – 4	313	STERN	5 – 5
	114	KEKS	4 – 4	214	BUCH	4 – 4	314	STEIN	5 – 5
	115	NASE	4 – 4	215	BEIN	4 – 4	315	WESPE	5 – 5
Lang	121	ANORAK	6 – 6	221	AMEISE	6 – 6	321	BÜRSTE	6 – 5
	122	ANANAS	6 – 6	222	DAUMEN	6 – 6	322	SPINNE	6 – 6
	123	PINSEL	6 – 6	223	FLASCHE	7 – 4	323	STRAND	6 – 6
	124	PAPRIKA	7 – 7	224	SCHWEIN	7 – 5	324	FENSTER	7 – 6
	125	TELEFON	7 – 7	225	SCHAUKEL	8 – 6	325	STIEFEL	7 – 7
	PSEUDOWÖRTER (EG)			**PSEUDOWÖRTER (MG)**			**NICHTWÖRTER**		
Kurz	411	HET	3 – 3	511	EIK	3 – 3	611	TSPO	4 – 4
	412	TROB	4 – 4	512	AUTA	4 – 4	612	LSPIE	5 – 4
	413	HISE	4 – 4	513	ELEU	4 – 4	613	NRETS	5 – 5
	414	KIKS	4 – 4	514	BICH	4 – 4	614	NSTEI	5 – 5
	415	NESE	4 – 4	515	BEIF	4 – 4	615	WPEES	5 – 4
Lang	421	ONAREK	6 – 6	521	UMEISE	6 – 5	621	RSTBÜR	6 – 4
	422	INENES	6 – 6	522	DEMAUN	6 – 6	622	SPNENI	6 – 6
	423	PONSEL	6 – 6	523	FLUSCHE	7 – 5	623	DNARTS	6 – 6
	424	PIPREKA	7 – 7	524	SCHNEIK	7 – 8	624	RETSNEF	7 – 7
	425	TOLEFIN	7 – 7	525	SCHEKAUL	8 – 5	625	TLEFEIS	7 – 7

*angegeben ist jeweils die Anzahl der Phoneme und Buchstaben

Tabelle 12.**18**   (Fortsetzung)

Silbe (S2): Konsonantenverdopplung			Morphem (M): Auslautverhärtung			Wort (W1): Vokaldehnung		
1011	KAMM	3 – 4	911	RAD	3 – 3	1111	KUH	2 – 3
1012	AFFE	3 – 4	912	ZUG	3 – 3	1112	SEE	2 – 3
1013	BALL	3 – 4	913	SIEB	3 – 4	1113	HUHN	3 – 4
1014	SONNE	4 – 5	914	DIEB	3 – 4	1114	SCHUH	3 – 5
1015	BLATT	4 – 5	915	HUND	4 – 4	1115	STUHL	4 – 5
1016	KETTE	4 – 5	916	MUND	4 – 4	1116	ZIEGE	5 – 5
1017	PUPPE	4 – 5	917	BERG	4 – 4	1117	BIENE	4 – 5
1018	TASSE	4 – 5	918	MOND	4 – 4	1118	FAHNE	4 – 5
1019	SPINNE	4 – 6	919	HAND	4 – 4	1119	FLIEGE	5 – 6
10110	BRILLE	5 – 6	9110	KLEID	5 – 5	1120	ZWIEBEL	7 – 7

Wort (W2): Sonstiges			
Kurz	711	UHR	3 – 2
	712	OHR	3 – 2
	713	HAI	3 – 3
	714	FUCHS	5 – 4
	715	CHIPS	5 – 4
Lang	721	ORANGE	6 – 5
	722	GARAGE	6 – 6
	723	SCHLANGE	8 – 5
	724	COMPUTER	8 – 8
	725	KASTANIE	8 – 9

* angegeben ist jeweils die Anzahl der Phoneme und Buchstaben

Tabelle 12.**19**   Erwerbsalter

Stimulus	Nr.	Schröder, Kauschke u. De Bleser 2004 Geschätztes Erwerbsalter [Monate]	Grimm u. Doil 2000 Produktiver Wortschatz [% mit 24 Monaten als gekonnt berichtet]
AFFE	712, 1012	30,00	
AMEISE	221	38,18	
ANANAS	122	72,00	
ANORAK	121		
AUTO	212	32,50	97,9
BALL	713, 1013	16,36	97,9
BAUM	213	32,50	84,3
BERG	617, 917	39,82	
BIENE	1117	28,91	
BLATT	715, 1015	31,09	
BRILLE	7110, 10110	32,50	75,7
BROT	112	26,73	84,3
BÜRSTE	321	49,64	
BUCH	214	34,91	85,7
CHIPS	713		
COMPUTER	724		
DAUMEN	222	36,55	
DIEB	614, 914		
EIS	211		89,3
EULE	213	48,55	
FAHNE	1118	51,27	
FENSTER	324	33,27	67,1
FISCH	215	32,50	
FLIEGE	1119	36,56	
FUCHS	714	44,18	
GARAGE	722		
HAI	713		
HAND	619, 919	22,36	83,6
HOSE	113	26,18	82,9
HUHN	1113	36,00	

Tabelle 12.**19** (Fortsetzung)

Stimulus	Nr.	Schröder, Kauschke u. De Bleser 2004 Geschätztes Erwerbsalter [Monate]	Grimm u. Doil 2000 Produktiver Wortschatz [% mit 24 Monaten als gekonnt berichtet]
HUND	615, 915	20,73	97,9
HUT	111	32,50	
KAMM	711, 1011		51,4
KASTANIE	725	42,55	
KEKS	114		84,3
KETTE	716, 1016	41,45	
KLEID	6110, 9110	38,50	
KUH	1111	22,60	91,4
LEITER	221	32,50	
MOND	618, 918	32,50	72,9
MUND	616, 916	21,82	86,4
NASE	115	20,73	85,7
ORANGE	721	70,60	
PAPRIKA	124	60,55	
PINSEL	123	44,73	
POST	311		
PUPPE	717, 1017	22,91	92,1
RAD	611, 911	45,27	
SCHAF	214	29,30	78,6
SCHAUKEL	225		76,4
SCHLANGE	723	43,64	
SCHUH	1114	24,00	87,9
SCHWEIN	223	29,45	72,9
SEE	1112		
SIEB	613, 913		
SONNE	714, 1014	32,50	
SPIEL	312		
SPINNE	322, 719, 1019	32,50	

Tabelle 12.**19** (Fortsetzung)

Stimulus	Nr.	Schröder, Kauschke u. De Bleser 2004 Geschätztes Erwerbsalter [Monate]	Grimm u. Doil 2000 Produktiver Wortschatz [% mit 24 Monaten als gekonnt berichtet]
STEIN	314		74,3
STERN	313	32,50	57,1
STIEFEL	325	45,27	
STRAND	323		
STUHL	1015	25,64	79,3
TASSE	718, 1018	27,63	77,9
TELEFON	125	46,91	
UHR	711	44,73	86,4
WESPE	315		
ZIEGE	1116	43,09	
ZUG	612, 912	37,09	
ZWIEBEL	1120	38,50	

Tabelle 12.**20**   Komposita

Nr.	Stimulus	Schröder et al. 2004 Geschätztes Erwerbsalter [Monate]	Grimm u. Doil 2000 Produktiver Wortschatz [% mit 24 Monaten als gekonnt berichtet]	Anzahl Grapheme
a) Potenzielle Komposita ohne Markierung der Morphemgrenze („PK-oM")				
811	EISSOFA	/ 55,09	89,3 / 62,9	3 – 4
812	GLASSAFT	33,27 /	71,4 / 71,4	4 – 4
813	HAUS**SONNE**	19,09 / 32,50	83,6 /	4 – 5
814	**KEKS**PUPPE	/ 22,91	84,3 / 92,1	4 – 5
815	MAUSTISCH	24,00 / 22,91	/ 81,4	4 – 5
816	**BAUM**ENTE	32,5 / 25,64	84,3 / 90,0	4 – 4
817	**HUT**APFEL	32,50 /	/ 86,4	3 – 5
818	**BROTAFFE**	26,73 / 30,00	84,3 /	4 – 4
819	BUSTOPF	/ 32,73	78,6 /	3 – 4
8110	REIS**PINSEL**	/ 44,73	/	4 – 6
b) Potenzielle Komposita mit Markierung der Morphemgrenze („PK-mM")				
821	EISFISCH	/ 32,50	89,3 /	3 – 5
822	HAUSLÖFFEL	19,09 / 25,64	83,6 / 80,0	4 – 6
823	GLASNASE*	33,27 / 20,73	71,4 / 85,7	4 – 4
824	KEKSBESEN	/	84,3 /	4 – 5
825	MAUSLAMPE	24,00 / 33,27	/	4 – 5
826	BAUMHAND	32,5 / 22,36	84,3 / 83,6	4 – 4
827	HUTHOSE	32,50 / 26,18	/ 82,9	3 – 4
828	BROTHUND	26,73 / 20,73	84,3 / 97,9	4 – 4
829	BUSKAMM	/ 42,55	/ 51,4	3 – 4
8210	REISMUND	/ 21,82	/ 86,4	4 – 4
c) Usuelle Komposita ohne Fugenelement („UK-oFE")				
831	EISENBAHN	/	/ Komp: 66,4	5 – 4
832	SANDKASTEN	/	/ Komp: 65,0	4 – 6
833	**HAND**SCHUH	22,36 / 24,00	83,6 / 87,9 Komp: 60,0	4 – 5
834	SPIELPLATZ	/	/ Komp: 56,4	5 – 5
835	STRUMPF**HOSE**	/ 26,18	/ 82,9 Komp: 50,7	7 – 4

Tabelle 12.**20** (Fortsetzung)

Nr.	Stimulus	Schröder et al. 2004 Geschätztes Erwerbsalter [Monate]	Grimm u. Doil 2000 Produktiver Wortschatz [% mit 24 Monaten als gekonnt berichtet]	Anzahl Grapheme
836	BLEISTIFT	/	/ Komp: 45,0	4 – 5
837	TEEKANNE	/	/	3 – 5
838	ZAHNBÜRSTE	/ 49,64 Komp: 37,64	/	4 – 6
839	WASSERHAHN	/	/	6 – 4
8310	GUMMI**STIEFEL**	/ 45,27	/	5 – 7
d) Usuelle Komposita mit Fugenelement („UK-mFE")				
841	EIERBECHER	/	94,3 /	2 – 2 – 6
842	KLEIDERBÜGEL	/ Komp. 82,88	/	5 – 2 – 5
843	LÖWENZAHN	34,36 /	/	3 – 1 – 4
844	MÜCKENSTICH	/	/	5 – 1 – 5
845	BILDER**BUCH**	/ 34,91	/ 85,7	4 – 2 – 4
846	KINDERZIMMER	/	/	4 – 2 – 6
847	**SONNE**NSCHEIN	32,50/	/	5 – 1 – 6
848	**ORANGE**NSAFT	70,60/	/	6 – 1 – 4
849	**SCHAF**SKÄSE	29,30/	78,6 / 78,6	5 – 1 – 4
8410	SCHNECKENHAUS	/ 19,09	/ 83,6	8 – 1 – 4

* in fett markiert: Konstituenten, die in der Untersuchung auch als Simplizia vorkommen

Literatur

Abel, S., Schultz, A., Radermacher, I., Willmes, K., Huber, W. (2005) Decreasing and increasing cues in naming therapy for aphasia. Aphasiology 19, 831–848.

Ahrens, R. (1977) Wortfindungsstörungen für zusammengesetzte Worte (Nomina composita) bei Aphasien. Archiv für Psychiatrie und Nervenkrankheiten 224, 73–87.

Baron, J. (1979) Orthographic and word specific mechanisms in children's reading of words. Child Development 50, 60–72.

Baron, J., Thurston, I. (1973) An analysis of the word superiority effect. Cognitive Psychology 4, 207–28.

Barry, C. (1994) Spelling routes (or roots or rutes). In: Brown, G.D.A., Ellis, N.C. (eds.) Handbook of spelling: Theory, process, and intervention. Chichester/UK: Wiley, 27–49.

Bauer, D.W., Stanovich, K.E. (1980) Lexical access and the spelling-to-sound regularity effect. Memory and Cognition 8, 424–32.

Beckman, M.E., Edwards, J. (2000) Lexical frequency effects on young children's imitative productions. In: Broe, M.B., Pierrehumbert, J.B. (eds.) Acquisition of the Lexicon. Cambridge: University Press, 208–218 (= Papers in Laboratory Phonology V).

Beeson, P.M. (1999) Treating acquired writing impairment: strengthening graphemic representations. Aphasiology 13 (9–11), 767–785.

Beeson, P.M., Hisch, F.M., Rewega, M.A. (2002) Successful single word writing treatment: Experimental analysis of four cases. Aphasiology 16, 473–491.

Belke, E. (2004) Box-and-Arrow-Modelle und konnektionistische Modelle gesunden und gestörten Lesens: Ein vergleichender Überblick. Neurolinguistik 18, 5–38.

Berninger, V.W., Abbott, R.D., Zook, D., Ogier, S., Lemos-Britton, Z., Brooksher, R. (1999) Early intervention for reading disabilities: Teaching the alphabet principle in a connectionist framework. Journal of Learning Disabilities 32, 491–503.

Blanken, G. (1991) Einleitung. Was will und was tut die linguistische Aphasiologie? Eine Einführung am Beispiel der lexikalischen Verarbeitung. In: Blanken, G. (Hrsg.) Einführung in die linguistische Aphasiologie. Theorie und Praxis. Freiburg: Hochschulverlag, 1–41.

Blanken, G. (1996) Auditives Sprachverständnis: Wortbedeutungen. Materialien zur neurolinguistischen Aphasiediagnostik. Hochheim: NAT-Verlag.

Blanken, G. (1997) Simplizia – Ja! Komposita – Nein! Aphasische Fehler bei der Produktion von Nomina Komposita. Eine Einzelfallstudie. In: Rickheit, G. (Hrsg.) Studien zur Klinischen Linguistik. Opladen: Westdeutscher Verlag, 195–215.

Blanken, G., Kulke, F., Sinn, H. (1998) Die Produktion nominaler Komposita bei Aphasie. Poster, 25. Jahrestagung der Arbeitsgemeinschaft für Aphasieforschung und -behandlung. Aachen, 05.-07.11.1998.

Blanken, G. (1996) Visuelles Sprachverständnis: Wortbedeutungen. Materialien zur neurolinguistischen Aphasiediagnostik. Hochheim: NAT-Verlag.

Blanz, B. (2001) Wie arbeitet das Gehirn beim Lesen? Die Möglichkeiten bildgebender Verfahren in der Forschung über Lese-Rechtschreibstörungen. In: Schulte-Körne (Hrsg.) Legasthenie: erkennen, verstehen, fördern. Beiträge zum 13. Fachkongress des Bundesverbandes Legasthenie 1999. Bochum: Verlag Dr. Dieter Winkler, 23–29.

Boder, E. (1971) Developmental dyslexia: Prevailing diagnostic concepts. In: Mykelbust, H.R. (ed.) Progress in Learning Disabilities and a New Diagnostic Approach. New York: Grune and Stratton, 293–321.

Boder, E. (1973) Developmental dyslexia: A diagnostic approach based on three atypical reading-spelling patterns. Developmental Medicine and Child Neurology 15, 663–87.

Börner, A. (2002) Erwachsene auf dem Weg zur Schrift: Analphabetismus in Deutschland. In: Schulte-Körne, G. (Hrsg.) Legasthenie: Zum aktuellen Stand der Ursachenforschung, der diagnostischen Methoden und der Förderkonzepte. Bochum: Verlag Dr. Dieter Winkler, 163–187.

Brenner, G. (2000) Die Fundgrube für den Deutsch-Unterricht ab Klasse 5. Berlin: Cornelsen Verlag Scriptor.

Broom, Y.M., Doctor, E.A. (1995) Developmental surface dyslexia: A case study of the efficacy of a remediation programme. Cognitive Neuropsychology 12, 69–110.

Bruck, M. (1990) Word recognitions skills of adults with childhood diagnosis of dyslexia. Developmental Psychology 26, 439–454.

Bruck, M. (1992) Persistence of Dyslexics Phonological Awareness Deficits. Developmental Psychology 28, 874–886.

Brügelmann, H., Brinkmann, E. (2001) Die Schrift erfinden. Beobachtungshilfen und methodische Ideen für einen offenen Anfangsunterricht im Lesen und Schreiben. Lengwil: Libelle, 179–184.

Brunsdon, R.K., Hannan, T.J., Nickels, L., Coltheart, M. (2002a) Successful treatment of sublexical reading deficits in a child with dyslexia of the mixed type. Neuropsychological Rehabilitation 12 (3), 199–229.

Brunsdon, R.K., Hannan, T.J., Coltheart, M., Nickels, L. (2002b) Treatment of lexical processing in mixed dyslexia: A case study. Neuropsychological Rehabilitation 12 (5), 385 – 418.

Brunsdon, R., Coltheart, M, Nickels, L. (2005) Treatment of irregular word spelling in developmental surface dysgraphia. Cognitive Neuropsychology 22(2), 213 – 251.

Bryant, P., Impey, L. (1986) The similarities between normal readers and developmental and acquired dyslexics. Cognition 24, 121 – 137.

Burani, C., Marcolini, S., Stella, G. (2002) How early does morpholexical reading develop in readers of a shallow orthography? Brain and Language 81, 568 – 586.

Burger-Gartner, J., Heber, D. (2006) Auditive Verarbeitungs- und Wahrnehmungsleistungen bei Vorschulkindern. Diagnostik und Therapie. Dortmund: Verlag modernes lernen.

Bus, A.G., van IJzendoorn, M.H. (1999) Phonological awareness and early reading: A meta-analysis of experimental training studies. Journal of Educational Psychology 91, 403 – 414.

Bybee, J. (2001) Phonology and Language Use. Cambridge: Cambridge University Press.

Byrne, B. (1998) The foundation of literacy: The child's acquisition of the alphabetic principle. Hove: Psychology Press.

Campbell, R., Butterworth, B. (1985) Phonological dyslexia and dysgraphia in a highly literate subject: A developmental case with associated deficts in phonemic processing and awareness. Quarterly Journal of Experimental Psychology 37A, 435 – 475.

Caramazza, A., Miceli, G., Villa, G., Romani, C. (1987) The role of the graphemic buffer in spelling: Evidence from a case of acquired dysgraphia. Cognition 26, 59 – 85.

Carlomagno, S., Iavarone, A., Colombo, A. (1994) Cognitive approaches to writing rehabilitation: From single case to group studies. In: Riddoch, M.J., Humphreys, G.W. (eds.) Cognitive neuropsychology and cognitive rehabilitation. Hove: Lawrence Erlbaum, 485 – 502.

Carr, T.H., Davidson, B.J., Hawkins, H.L. (1978) Perceptual flexibility in word recognition: Strategies affect orthographic computation but not lexical access. Journal of Experimental Psychology: Human Perception and Performance 4, 674 – 90.

Castles, A., Coltheart, M. (1996) Cognitive correlates of developmental surface dyslexia: A single case study. Cognitive Neuropsychology 13, 25 – 50.

Cholewa, J. (1993) Störungen der lexikalisch-morphologischen Wortverarbeitung bei Aphasie: Ein Literaturüberblick. Neurolinguistik 7 (2), 105 – 126.

Cholewa, J. (2004) Analyse von Schreibfehlern auf psycholinguistischer Grundlage. Osnabrücker Beiträge zur Sprachtheorie 67, 115 – 142.

Cholewa, J., Mantey, S., Kamutzki, D. (2004) Schreibtraining bei einem Fall von Entwicklungsdysgraphie im Erwachsenenalter. Neurolinguistik 18, 79 – 106.

Coltheart, M. (1978) Lexical access in simple reading tests. In: Underwood, G. (ed.) Strategies of information processing. London: Academic Press, 151 – 216.

Coltheart, M. (1979) When can children learn to read – and when should they be taught? In: Waller, T.G., Mackinnon, G.E. (eds.) Reading research: Vol. 1. Advances in theory and practice. New York: Academic Press, 1 – 30.

Coltheart, M. (1984) Acquired dyslexias and normal reading. In: Malatesha, R.N., Whitaker, H.A. (eds.) Dyslexia: A global issue. The Hague, The Netherlands: Martinus Nijhoff, 357 – 374.

Coltheart, M. (1985) Cognitive neuropsychology and the study of reading. In: Posner, M.I., Marin, O.S.M. (eds.) Attention and performance XII, Hillsdale, NJ: Erlbaum, 3 – 37.

Coltheart, M., Besner, D., Jonasson, J.T., Davelaar, E. (1979) Phonological encoding in the lexical decision task. Quarterly Journal of Experimental Psychology 31, 489 – 507.

Coltheart, V., Masterson, J., Byng, S., Prior, M., Riddoch, J. (1983) Surface dyslexia. Journal of Experimental Psychology: Human Experimental Psychology 35, 469 – 495.

Coltheart, V., Patterson, K., Leahy, J. (1994) When a ROWS is a ROSE: Phonological effects in written word comprehension. Journal of Experimental Psychology: Human Experimental Psychology 47, 917 – 955.

Coltheart, M., Rastle, K., Perry, C., Langdon, R., Ziegler, J. (2001) DRC: A dual route cascade model of visual word recognition and reading aloud. Psychological Review 108, 204 – 256.

Cossu, G., Marshall, J.C. (1990) Are cognitive skills a prerequisite for learning to read and write. Cognitive Neuropsychology 7, 23 – 40.

Cossu, G., Rossini, F., Marshall, J.C. (1993) When reading is acquired but phonemic awareness is not: A study of literacy in Down's syndrome. Cognition 46, 129 – 138.

Costard, S. (2002) Neurolinguistische Untersuchungen zur Repräsentation von Nominalkomposita im mentalen Lexikon. Elektronisch veröffentlichte Inaugural-Dissertation. Universität zu Köln.

Costard, S. (2005) Diagnostik von Lauterwerbsstörungen. In: Moser, V., von Stechow, E. (Hrsg.) Lernstands- und Entwicklungsdiagnosen. Diagnostik und Förderkonzeptionen in sonderpädagogischen Handlungsfeldern. Bad Heilbrunn: Klinkhardt, 81 – 96.

De Bleser, R. (1988) Localization of aphasia: Science or fiction? In: Denes, G., Semenza, C., Bissiachi, P. (eds.) Perspectives on Cognitive Neuropsychology. London: LEA, 161 – 185.

De Bleser, R. (1991) Formen und Erklärungsmodelle der erworbenen Dyslexien. In: Blanken, G. (Hrsg.) Einführung in die linguistische Aphasiologie. Freiburg: Hochschulverlag, 329 – 347.

De Bleser, R., Cholewa, J., Stadie,N., Tabatabaie, S. (1997) LeMo, an expert system for single case assessment of word processing impairments in aphasic patients. Neuropsychological Rehabilitation 7, 339 – 365.

De Bleser, R., Cholewa, J., Stadie, N., Tabatabaie, S. (2004) LEMO. Lexikon modellorientiert. Einzelfalldiagnostik bei Aphasie, Dyslexie und Dysgraphie. München: Urban & Fischer.

Deimel, W. (2002a) Diagnostik der Lese-Rechtschreibstörung. In: Schulte-Körne, G. (Hrsg.) Legasthenie: Zum aktuellen Stand der Ursachenforschung, der diagnostischen Methoden und der Förderkonzepte. Bochum: Verlag Dr. Dieter Winkler, 115 – 129.

Deimel, W. (2002b) Testverfahren zur Diagnostik der Lese-Rechtschreibstörung – eine Übersicht. In: Schulte-Körne, G. (Hrsg.) Legasthenie: Zum aktuellen Stand der Ursachenforschung, der diagnostischen Methoden und der Förderkonzepte. Bochum: Verlag Dr. Dieter Winkler, 149 – 160.

De Langen, E. G. (1988) Lesen und Schreiben. In: Van Cramon, D. und J. Zihl (Hrsg.) Neuropsychologische Rehabilitation. Berlin: Springer, 289 – 305.

De Langen, E.G. (2001) Kognitive und klinische Aspekte der Schriftsprache aus neurolinguistischer und neuropsychologischer Sicht. Neurolinguistik 15 (1 – 2), 7 – 195.

De Langen, E.G. (2004) Kognitive und klinische Aspekte der Schriftsprache aus neurolinguistischer und neuropsychologischer Sicht. Habilitationsschrift Universität Potsdam.

Delazer, M., Semenza, C. (1998) The Processing of Compound Words: A Study in Aphasia. Brain and Language 61, 54 – 62.

Dell, G.S. (1988) The retrieval of phonological forms in production: test of predictions from a connectionist model. Journal of memory and language 27, 124 – 142.

Dell, G.S., Lawler, E.N., Harris, H.D., Gordon, J.K. (2004) Models of errors of omission in aphasic naming. Cognitive Neuropsychology 21 (2 / 3 / 4), 125 – 145.

De Luca, M., Borrelli, M., Judica, A., Spinelli, D., Zoccolotti, P. (2002) Reading words and pseudowords: an eye movement study of developmental dyslexia. Brain and Language 80, 617 – 626.

De Partz, M.P. (1986) Re-education of a deep dyslexic patient: Rationale of the method and results. Cognitive Neuropsychology 3, 149 – 177.

Di Betta, A.M., Romani, C. (2006) Lexical learning and dysgraphia in a group of adults with developmental dyslexia. Cognitive Neuropsychology 23 (3), 376 – 400.

Dijkstra, T., Kempen, G. (1993) Einführung in die Psycholinguistik. Bern: Huber Verlag.

Dilling, H., Mombour, W., Schmidt, M.H. (1993) Internationale Klassifikation psychischer Störungen: ICD–10 Kapitel V (F) Klinisch-diagnostische Leitlinien. Bern: Huber.

Duden-Redaktion. (1995) Die Grammatik. 5. Aufl. Mannheim: Dudenverlag.

Dummer-Smoch, L., Hackethal, R. (1993) Handbuch zum Kieler Leseaufbau. Kiel: Veris Verlag.

Dyer, F.N. (1973) The Stroop phenomenon and its use in the study of perceptual, cognitive and response processes. Memory & Cognition 1, 106 – 120.

Eden, G.F., Stein, J.F., Wood, H.M., Wood, F.B. (1994) Differences in eye movements and reading problems in dyslexic and normal children. Vision Research 34, 1345 – 1358.

Edwards, J., Beckman, M.E., Monson, B. (2004) The interaction between vocabulary size and phonotactic probability effects on children's production accuracy and fluency in nonword repetition. Journal of

Speech, Language, and Hearing Research 47, 421 – 436.

Ehri, L.C. (1998) Grapheme-phoneme knowledge is essential for learning to read words in English. In: Metsala, J.L., Ehri, L.C. (eds.) Word recognition in beginning literacy. Mahway NJ: Erlbaum, 3 – 40.

Ehri, L.C. (1999) Phases of development in learning to read words. In: Oakhill, J., Beard, R. (eds.) Reading development and the teaching of reading: A psychological perspective. Blackwell: Malden / MA, 79 – 108.

Ehri, L., Nunes, S.R., Willows, D.M., Schuster, B.V., Yahhoub-Zadeh, Z., Shanahan, T. (2001) Phonemic awareness instruction helps children learn to read: Evidence from the National Panel's meta-analysis. Reading Research Quarterly 36 (3), 250 – 287.

Eisenberg, P. (1998) Grundriß der deutschen Grammatik. Band 1: Das Wort. Stuttgart: Metzler.

Elbro, C., Borstrom, I., Petersen, D.K. (1998) Predicting dyslexia from kindergarten: The importance of distinctness of phonological representation of lexical items. Reading Research Quarterly 33, 36 – 60.

Ellis, A.W. (1982) Spelling and writing (and reading and speaking). In: Ellis, A.W. (ed.) Normality and pathology in cognitive function. London: Academic Press, 113 – 146.

Ellis, A.W., Young, A. (1988) Human cognitive neuropsychology. London: Erlbaum.

Ellis, R., Humphreys, G. (1999) Connectionist Psychology. A Text with Readings. Hove: Psychology Press.

Elsner S., Huber, W. (1995) Die Verarbeitung von N-N-Komposita bei Aphasie. Neurolinguistik 9 (2), 59 – 80.

Elsner, S., Huber, W. (1998) Word Formation versus Inflection: Processing of 'Binding Morphemes' in German Aphasics. In: Ziegler, W., Deger, K. (1998). Clinical Phonetics and Linguistics. London: Whurr Publishers, 262 – 274.

Erichson, C. (1986) Der Klotz am Bein des Pegasus. Plädoyer für eine Integration von spontanem Schreiben und Rechtschreiben. In: Valtin, R., Naegele, I. (Hrsg.) „Schreiben ist wichtig" Grundlagen und Beispiele für kommunikatives Schreiben(lernen). Frankfurt / M.: Arbeitskreis Grundschule e.V., 3 – 20.

Ferguson, C.A. (1977) Baby talk as a simplified register. In: Snow, C.E., Ferguson, C.A. (eds.) Talking to children. Language input and acquisition. Cambridge: CUP, 209 – 235.

Findeisen, U., Melenk, G., Schillo, H. (1995) Lesen lernen durch lauttreue Leseübungen. Leseschwäche Leselernprozeß Leseübungen. Bochum: Verlag Dr. Dieter Winkler.

Fiori, A. (2002) Erworbene Dyslexie im Kindesalter. Unveröff. Diplomarbeit, RWTH Aachen.

Fischer, B., Weber, H. (1990) Saccadic reaction times of dyslexic and age-matched normal subjects. Perception 19, 805 – 818.

Foorman, B.R., Francis, D.J., Fletcher, J.M., Lynn, A. (1996) Relation of phonological and orthographic processing to early reading: Comparing two approaches to regression-based, reading-level-match designs. Journal of Educational Psychology 88, 639 – 652.

Forster, M., Martschinke, S. (2006) Leichter lesen und

schreiben lernen mit der Hexe Susi. Übungen und Spiele zur Förderung der phonologischen Bewusstheit. Donauwörth: Auer (= Diagnose und Förderung im Schriftspracherwerb, Band 2).

Francis, D.J., Shaywitz, S.E., Stuebing, K.K., Shaywitz, B.A., Fletcher, J.M. (1996) Developmental lag versus deficit models of reaeding disability: A longitudinal, individual growth curves analysis. Journal of Educational Psychology 88, 3–17.

Friederici, A. (1976) Phonische und graphische Sprachperformanz bei Aphasikern. Diss. phil. Bonn.

Frith, U. (1985) Beneath the surface of developmental dyslexia. In: Patterson, K.E., Marshall, J.C., Coltheart, M. (eds.) Surface dyslexia: Neuropsychological and cognitive studies of phonological reading. London: Erlbaum, 301–330.

Frith, U. (1986) Psychologische Aspekte des orthographischen Wissens. In: Augst, G. (ed.) New Trends in Graphemics and Orthography. Berlin: De Gruyter, 218–233.

Füssenich, J., Löffler, C. (2005) Materialheft Schriftspracherwerb. Einschulung, erstes und zweites Schuljahr. München: Ernst Reinhardt Verlag.

Gelb, I.J. (1963) A study of writing. Chicago: Univ. of Chicago Press.

Gleitman, L., Rozin, P. (1977) The structure and acquisition of reading I: Relations between orthographies and the structure of language. In: Reber, A.S., Scarborough (eds.) Toward a psychology of reading. Hillsdale: Erlbaum, 1–53.

Gleitman, L.R., Wanner, E. (1982) Language acquisition. The state of the state of the art. In: Wanner, E., Gleitman, L.R. (eds.) Language acquisition. The state of the art. Cambridge: CUP, 3–48.

Glushko, R.J. (1979) The organization and activation of orthographic knowledge in reading aloud. Journal of Experimental Psychology: Human Perception and Performance 5, 674–691.

Grimm, H., Doil, H. (2000) ELFRA. Elternfragebögen für die Früherkennung von Risikokindern. Göttingen: Hogrefe.

Gough, P.B. (1972) One second of reading. In: Kavanagh, J.F., Mattingly, I.G. (eds.) Language by ear and by eye. Cambridge, MA.: MIT Press, 331–58.

Gough, P.B., Cosky, M.J. (1977) One second of reading again. In: Castellan, N.J., Pisoni, D.B., Potts, G.R. (eds.) Cognitive theory, vol. 2. Hillsdale: Erlbaum, 271–288.

Goulandris, N., Snowling, M.J. (1991) Visual memory deficits: A plausible cause of developmental dyslexia? Evidence from a single case study. Cognitive Neuropsychology 8, 127–54.

Günther, H. (1988) Schriftliche Sprache. Strukturen geschriebener Wörter und ihre Verarbeitung beim Lesen. Tübingen: Niemeyer.

Günther, K.B. (1986) Ein Stufenmodell der Entwicklung kindlicher Lese- und Schreibstrategien. In: Brügelmann, H. (Hrsg.) ABC und Schriftsprache. Rätsel für Kinder, Lehrer und Forscher. Konstanz: Faude, 32–54.

Habib, M. (2000) The neurological basis of developmental dyslexia. An overview and working hypthesis. Brain 123, 2373–2399.

Hacke, A., Sowa, M. (2004) Der weisse Neger Wumbaba. München: Verlag Antje Kunstmann.

Hackethal, R. (1995) Praxis zum Kieler Leseaufbau und Kieler Rechtschreibaufbau. Kiel: Veris Verlag.

Hall, T.A. (2000) Phonologie. Eine Einführung. Berlin: Walter de Gruyter.

Hanley, J.R., Hastie, K., Kay, J. (1992) Developmental surface dyslexia and dysgraphia: An orthographic processing impairment. Quarterly Journal of Experimental Psychology 44A, 285–319.

Hayes, M., Masterson, J., Roberts, M.J. (2004) Improvement in reading speed in an adult with developmental dyslexia of the „mixed" type. Neuropsychological Rehabilitation 14 (3), 365–382.

Heike, G. (1992) Zur Phonetik der Silbe. In: Eisenberg, P., Ramers, K.H., Vater, H. (Hrsg.) Silbenphonologie des Deutschen. Tübingen: Narr (=SdG42), 1–44.

Hillis, A.E., Caramazza, A. (1991) Mechanisms for accessing lexical representations for output: Evidence from a category semantic deficit. Brain and Language 40, 106–144.

Hillis, A.E., Caramazza, A. (1995) Converging evidences for the interaction of semantic and phonological information in accessing lexical representations for spoken output. Cognitive Neuropsychology 12, 187–227.

Ho, C.S-H., Chan, D. W.-O., Lee, S.-H., Tsang, S.-M., Luan, V.H. (2004) Cognitive profiling and preliminary subtyping in Chinese developmental dyslexia. Cognition 91, 43–75.

Howard, D., Best, W. (1996) Developmental phonological dyslexia: Real word reading can be completely normal. Cognitive Neuropsychology 13, 887–934.

Humphreys, G.W., Evett, L.J. (1985) Are there independent lexical and non-lexical routes in word processing? An evaluation of the dual-route theory of reading. The Behavioral and Brain Sciences 8, 689–740.

Huber, W. (1997) Alexie und Agraphie. In: Hartje, W., Poeck, K. (Hrsg.) Klinische Neuropsychologie. Stuttgart: Thieme, 169–190.

Huber, W., Poeck, K., Springer, L. (2006) Klinik und Rehabilitation der Aphasie. Eine Einführung für Therapeuten, Angehörige und Betroffene. Stuttgart: Thieme.

Hulme, C., Snowling, M.J. (1992) Deficits in output phonology: An explanation of reading failure? Cognitive Neuropsychology 9, 47–72.

Jackson, N.E., Coltheart, M. (2001) Routes to Reading Success and Failure. New York: Psychology Press.

Jahn, T. (2006) Phonologische Störungen bei Kindern. Stuttgart: Thieme.

James, C.T. (1975) The role of semantic information in lexical decisions. Journal of Experimental Psychology: Human Perception and Performance 1, 130–36.

Jansen, H., Mannhaupt, G., Marx, H., Skowronek, H. (2002) Bielefelder Screening zur Früherkennung von Lese-Rechtschreibschwierigkeiten (BISC). Göttingen: Hogrefe.

Johnston, R.S. (1983) Developmental deep dyslexia? Cortex 19, 133–9.

Judica, A., De Luca, M., Spinelli, D., Zoccolotti, P. (2002) Training of developmental surface improves reading performance and shortens eye fixation duration in reading. Neuropsychological Rehabilitation 12, 177 – 197.

Jusczyk, P.W., Luce, P.A., Charles-Luce, J. (1994) Infants'sensitivity to phonotactic patterns in the native language. Journal of Memory and Language 33, 630 – 645.

Just, M.A., Carpenter, P.A. (1980) A theory of reading: From eye fixations to comprehension. Psychological Review 87, 329 – 54.

Kay, J., Lesser, R., Coltheart, M. (1992) PALPA: Psycholinguistic Assessments of Language Processing in Aphasia. Hove: Lawrence Erlbaum.

Kay, J., Marcel, A.J. (1981) One process, not two, in reading aloud: Lexical analogies do the work of nonlexical rules. Quarterly Journal of Experimental Psychology 33A, 397 – 414.

Kendall, D.L., McNeil, M.R., Small, S.L. (1998) Rule-based treatment for acquired phonological dyslexia. Aphasiology 12, 587 – 600.

Kiran, S. (2005) Training phoneme to grapheme conversion for patients with written and oral production deficits: A model-based approach. Aphasiology 19 (1), 53 – 76.

Kiran, S., Thompson, C.K., Hashimoto, N. (2001) Effect of training grapheme to phoneme conversion in patients with severe oral reading and naming deficits: A model-based approach. Aphasiology 15 (9), 855 – 876.

Klauer, K.J., Lauth, G.W. (1997) Lernbehinderungen und Leistungsschwierigkeiten bei Schülern. In: Weinert, F.E. (Hrsg.) Psychologie des Unterrichts und der Schule. Göttingen: Hogrefe, 701 – 738.

Klicpera, C., Gasteiger-Klicpera, B. (1994) Die langfristige Entwicklung der mündlichen Lesefertigkeit bei guten und schwachen Lesern. Zeitschrift für Entwicklungspsychologie und Pädagogische Psychologie 26, 278 – 290.

Klicpera, C., Gasteiger-Klicpera, B. (1998) Psychologie der Lese- und Schreibschwierigkeiten. Entwicklung, Ursachen, Förderung. 2. Aufl. Weinheim: PsychologieVerlagsUnion.

Klicpera, C., Gasteiger-Klicpera, B., Hütter, E. (1993a) Die Praxis der Legasthenikerförderung in zwei Wiener Schulbezirken. In: Bundesministerium für Unterricht und Kunst (Hrsg.) Was macht die Förderung effektiv? Kontroverse (?) Konzepte zur Legasthenikerbetreuung. Wien: Ketterl-Verlag, 41 – 147.

Klicpera, C., Gasteiger-Klicpera, B., Schabmann, A. (1993b) Lesen und Schreiben – Entwicklung und Schwierigkeiten: Die Wiener Längsschnittuntersuchungen über die Entwicklung, den Verlauf und die Ursachen von Lese- und Schreibschwierigkeiten in der Pflichtschulzeit. Bern: Huber.

Klicpera, C., Schabmann, A., Gasteiger-Klicpera, B. (2003) Legasthenie. Modelle, Diagnose, Therapie und Förderung. München: Ernst Reinhardt Verlag.

Klingenberg, G. (1990) Zur Erfassung von Oberflächendyslexie mithilfe des AAT-Supplements ‚Dyslexie'. In: Mellies, R., Ostermann, F., Winnecken, A. (Hrsg.) Beiträge zur interdisziplinären Aphasieforschung. Arbeiten zum Workshop „Klinische Linguistik II". Tübingen: Narr, 31 – 45.

Krehnke, P., Stadie, N. (2003) Kognitiv-neuropsycho-

logische Untersuchung assoziierter Störungen des Lesens und der phonologischen Verarbeitung bei Entwicklungsdyslexie. Neurolinguistik 17(1), 55 – 76.

Kremin, H., Ohlendorf, I. (1988) Einzelwortverarbeitung im Logogen-Modell. Neurolinguistische Evidenzen. Neurolinguistik 1988 (2), 67 – 100.

Küspert, P., Schneider, W. (1998) Würzburger Leise Leseprobe (WLLP). Göttingen: Hogrefe.

Küspert, P., Schneider, W. (2003) Hören, lauschen, lernen. Sprachspiele für Kinder im Vorschulalter – Würzburger Trainingsprogramm zur Vorbereitung auf den Erwerb der Schriftsprache. 4. Aufl. Göttingen: Vandenhoeck & Ruprecht.

LaBerge, D., Samuels, S.J. (1974) Towards a theory of automatic information processing in reading. Cognitive Psychology 6, 293 – 323.

Landerl, K. (1996) Legasthenie in Deutsch und Englisch. Frankfurt: Peter Lang.

Landerl, K., Wimmer, H. (1994) Phonologische Bewusstheit als Prädikator für Lese- und Schreibfertigkeiten in der Grundschule. Zeitschrift für Pädagogische Psychologie 8, 153 – 164.

Landerl, K., Wimmer, H., Moser, E. (1997) SLRT Salzburger Lese- und Rechtschreibtest. Verfahren zur Differenzialdiagnose von Störungen des Lesens und Schreibens für die 1. bis 4. Schulstufe. Bern: Huber.

Landesinstitut für Schule (2002) So lernen Kinder Rechtschreiben. Soest: Verlag für Schule und Weiterbildung.

Leder, M., Seyler, H., Köllen, K., Gerweiler, M., Tegeler, C. (2006) Profitieren Kinder mit Sprachentwicklungsstörungen vom Würzburger Trainingsprogramm? Logos interdisziplinär 14 (1), 22 – 30.

Lehmann, R.H., Peek, R., Poerschke, J. (1997) Hamburger Leseteste für 3. und 4. Klassen (HAMLET 3 – 4). Weinheim: Beltz.

Lewis, C., Hitch, G.J., Waker, P. (1994) The prevalence of specific artihmetic difficulties and specific reading difficulties in 9- to 10-year-old boys and girls. Journal of Child Psychology and Psychiatry 35, 283 – 292.

Libben, G. (1987) Morpheme Decomposition and the Mental Lexicon: Evidence from the Visual Recognition of Compounds. Ph.D. Dissertation, McGill University, Calgary Alberta.

Linder, M., Grissemann, H. (2003) Zürcher Lesetest ZLT. Förderdiagnostik bei gestörtem Schriftspracherwerb. Bern: Huber.

Lindgren, Astrid (1987) Pippi Langstrumpf, Pippi geht an Bord. Hamburg: Verlag Friedrich Oetinger.

Lonigan, C.J. (2007) Vocabulary Development and the Development of Phonological Awareness Skills in Preschool Children. In: Wagner, R.K., Muse, A.E., Tannenbaum, K.R. (eds.) Vocabulary Acquisition. Implications for reading comprehension. New York: Guilford Press, 15 – 31.

Mahlstedt, D. (1999) Lernkiste Lesen und Schreiben. Fibelunabhängige Materialien zum Lesen und Schreiben für Kinder mit Lernschwächen. Weinheim: Beltz.

Mann, V. (1986) Phonological awareness: The role of reading experience. Cognition 24, 65 – 92.

Mannhaupt, G., Jansen, H. (1989) Phonologische Bewußtheit: Aufgabenentwicklung und Leistungen im Vorschulalter. Heilpädagogische Forschung 15, 50–56.

Marshall, J.C., Newcombe (1966) Syntactic and semantic errors in paralexia. Neuropsychologia 4, 169–176.

Marshall, J.C., Newcombe, F. (1973) Patterns of paralexia: A psycholinguistic approach. Journal of Psychological Research 2, 175–199.

Masuhr. K.F., Neumann, M. (1992) Neurologie. 2. Aufl. Stuttgart: Hippokrates.

Matthews, C. (1991) Serial processing and the „phonetic route": Lessons learned in the functional reorganization of deep dyslexia. Journal of Communication Disorders 24, 21–39.

May, P. (2002) Hamburger Schreib-Probe (HSP) Diagnose orthografischer Kompetenz zur Erfassung der grundlegenden Rechtschreibstrategien. Hamburg: verlag für pädagogische medien.

Mayringer, H., Wimmer, H. (1999) Kognitive Defizite lese-rechtschreibschwacher Kinder. Kindheit und Entwicklung 8 (3), 141–146.

McClelland, J.L. (1976) Preliminary letter identification in the perception of words and nonwords. Journal of Experimental Psychology: Human Perception and Performance 1, 80–91.

Miceli, G., Silveri, M.C., Caramazza, A. (1985) Cognitive analysis of a case of pure dysgraphia. Brain and Language 25, 187–212.

Mitchum, C.C., Berndt, R.S. (1991) Diagnosis and treatment of the non-lexical route in acquired dyslexia: An illustration of the cognitive neuropsychological approach. Journal of Neurolinguistics 6 (2), 103–137.

Mitterer, J.O. (1982) There are at least two kinds of poor readers: Whole word poor readers and recoding poor readers. Canadian Journal of Psychology 36, 445–461.

Moll, K., Hutzler, F., Wimmer, H. (2005) Developmental dyslexia in a regular orthography: A single case study. Neurocase 11, 433–440.

Morais, J. (1985) Literacy and awareness of the units of speech: Implications for research on the units of perception. Linguistics 23, 707–721.

Morais, J., Cary, L., Alegria, J., Bertelson, P. (1979) Does awareness of speech as a sequence of phones arise spontaneously? Cognition 7, 323–331.

Morgan, W.P. (1896) A case of congenital word blindness. British Medical Journal 2, 1378–1379.

Morton, J. (1969) Interaction of information in word recognition. Psychological Review 76, 165–178.

Morton, J. (1980) The logogen model and orthographic structure. In: Frith, U. (ed.) Cognitive approaches in spelling. London: Academic Press, 117–133.

Morton, J., Patterson, K.E. (1980) A new attempt at interpretation, or, an attempt at a new interpretation. In: Coltheart, K.E., Patterson, K.E., Marshall, J.C. (eds.) Deep dyslexia. London: Routledge & Kegan Paul, 335–360.

Müller, R. (2004) Diagnostischer Rechtschreibtest (DRT). 2. Aufl. Göttingen: Beltz.

Muter, V., Snowling, M. (1997) Grammar and phonology predict spelling in middle childhood. Reading and Writing 9, 407–425.

Nachteilsausgleich für Schülerinnen und Schüler mit Funktionsbeeinträchtigungen, Behinderungen oder für Schülerinnen und Schüler mit besonderen Schwierigkeiten beim Lesen, Rechtschreiben oder Rechnen. Erlass vom 18. Mai 2006.

Näslund, J.C. (1990) The interrelationships among pre-school predictors of reading acquisition for German children. Reading and Writing 2, 327–360.

Naumann, C.L. (1989) Gesprochenes Deutsch und Orthographie: Linguistische und didaktische Studien zur Rolle der gesprochenen Sprache in System und Erwerb der Rechtschreibung. Frankfurt: Lang.

Nickel, S. (2004) Schriftspracherwerb von Kindern, Jugendlichen und Erwachsenen unter massiv erschwerten Bedingungen. In: Thomé, G. (Hrsg.) Lese-Rechtschreib-Schwierigkeiten (LRS) und Legasthenie. Eine grundlegende Einführung. Weinheim: Beltz, 86–106.

Nickels, L. (1992) The autocue? Self-generated phonemic cues in the treatment of a disorder of reading and naming. Cognitive Neuropsychology 9, 155–182.

Nickisch, A., Heber, D., Burger-Gartner, J. (2005) Auditive Verarbeitungs- und Wahrnehmungsleistungen (AVWS) bei Schulkindern. Dortmund: Verlag Modernes Lernen Borgmann.

Nolan, K.A., Caramazza, A. (1983) An analysis for writing in a case of deep dyslexia. Brain and Language 20, 305–328.

Olsen, R.K., Wise, B. (1992) Reading on the computer with orthographic and speech feedback. An overview of the Colorado remediation project. Reading and Writing: An Interdisciplinary Journal 4, 107–144.

Paap, K.R., Newsome, S.L., McDonald, J.E., Schvaneveldt, R.W. (1982) An activation- verification model for letter and word recognition: The word superiority effect. Psychological Review 89, 573–594.

Pallasch, W., Zopf von Beltz (1994) Praktix. Bausteine für den Unterricht II. Weinheim: Beltz.

Patterson, K.E. (1986) Lexical but nonsemantic spelling? Cognitive Neuropsychology 3, 341–367.

Patterson, K.E., Coltheart, V. (1987) Phonological processes in reading: A tutorial review. In: Coltheart, M. (ed.) Attention and Performance, XII: The psychology of reading. London: Lawrence Erlbaum Associates Ltd, 421–447.

Pennington B.F,. Gilger, J., Olson, R.K., DeFries, I.C. (1992) The external validity of age versus IQ-discrepency definitions of reading disability: Lessons from a twin study. Journal of Learning Disabilties 25, 562–573.

Placke, L., Starr, M., Inhoff, A.W. (1999) Accessing Compound Words: The Role of Meaning and Decomposition. Poster, 10. European Conference on Eye Movements, Utrecht, 23.–25.09.1999.

Plaut, D.C., McClelland, J.L., Seidenberg, M.S., Patterson, K. (1996) Understanding normal and impaired word reading: Computational principles in quasi-regular domains. Psychological Review 103, 56–115.

Plume, E., Schneider, W. (2004) Hören, lauschen, lernen 2. Spiele mit Buchstaben und Lauten für Kinder im Vorschulalter. Würzburger Buchstaben-Laut-Training. Göttingen: Vandenhoeck & Ruprecht.

Poeck, K., De Bleser, R., Keyserlingk, Graf von D.G.

175

(1984) Computed tomography localization of standard aphasia syndromes. In: Rose, F.C. (ed.) Advances in neurology 42: Progress in aphasiology 71 – 89.

Poeck, K., Göddenhenrich, S. (1988) Standardized test for the detection of dissociations in aphasic language performance. Aphasiology 2, 375 – 380.

Portmann, R., Schneider, E. (2000) Mit Sprache spielen. München: Don-Bosco.

Posner, M.I., Snyder, C.R.R. (1975) Attention and cognitive control. In: Solso, R.L. (ed.) Theories in information processing. Hillsdale, NJ: Erlbaum, 55 – 85.

Posteraro, L., Zienelli, P., Mazzucchi, A. (1988) Selective impairment of the graphemic buffer in acquired dysgraphia: A case study. Brain and Language 35, 274 – 286.

Pugh, K.R., Mencl, W.E., Jenner, A.R., Katz, L., Frost, S., Lee, J.R., Shaywitz, S.E., Shaywitz, B.A. (2000) Functional neuroimaging studies of reading and reading disability (developmental dyslexia). Mental retardation and developmental disabilities research reviews 6, 207 – 213.

Pugh, K.R., Mencl, W.E., Jenner, A.R., Katz, L., Frost, S. J., Lee, J.R., Shaywitz, S.E., Shaywitz, B.A. (2001) Neurobiological studies of reading and reading disability. Journal of communication disorders 34, 479 – 492.

Rack, J.P., Snowling, M.J., Olson, R.K. (1992) The nonword reading deficit in developmental dyslexia: A review. Reading Research Quarterly 27, 29 – 53.

Ramers, K.H. (1992) Ambisilbische Konsonanten im Deutschen. In: Eisenberg, P., Ramers, K.H., Vater, H. (Hrsg.) Silbenphonologie des Deutschen. Tübingen: Narr, 246 – 283.

Ramers, K.-H., Vater, H. (1992) Einführung in die Phonologie. Hürth: Gabel-Verlag.

Ramus, F. (2001) Dyslexia. Talk of two theories. Nature 412, 393 – 395.

Ranschburg, Paul (1916) Die Leseschwäche (Legasthenie) und Rechenschwäche (Arithmasthenie) der Schulkinder im Lichte des Experiments. Berlin: Springer.

Rapp, B. (2005) The relationship between treatment outcomes and the underlying cognitive deficit: Evidence from the remediation of acquired dysgraphia. Aphasiology 19 (10 / 11), 994 – 1008.

Rapp, B., Kane, A. (2002) Remediation of deficits affecting different components of the spelling process. Aphasiology 16 (4 / 5 / 6), 439 – 454.

Raymer, A.M., Cudworth, C., Haley, M. (2003) Spelling treatment for an individual with dysgraphia: Analysis of generalisation to untrained words. Aphasiology 17 (6 / 7), 607 – 624.

Rayner, Keith, Pollatsek, Alexander (1989) The psychology of reading. Englewood Cliffs, New Jersey: Prentice Hall.

Read, C., Zhang, Y., Nie, H., Ding, B. (1986) The ability to manipulate speech sounds depends on knowing alphabetic spelling. Cognition 24, 31 – 44.

Reichen, J. (2001) Hannah hat nur Kino im Kopf. Die REICHEN-Methode Lesen durch Schreiben und ihre Hintergründe für LehrerInnen, Studierende und Eltern. Hamburg: Heinevetter-Verlag.

Reicher, G.M. (1969) Perceptual recognition as a function of meaningfulness of stimulus material. Journal of Experimental Psychology 81, 275 – 280.

Reuter-Liehr, C. (2000) Lautgetreue Lese- und Rechtschreibförderung. Band 2. Lerngruppe I: 40 exakte Stundenabläufe je 90 Minuten für die Förderung ab Mitte 3. Klasse. Bochum: Verlag Dr. Dieter Winkler.

Reuter-Liehr, C. (2001) Lautgetreue Lese- und Rechtschreibförderung. Band 1. Eine Einführung in das strategiegeleitete Lernen zum Training von Phonemstufen auf der Basis des rhythmischen Syllabierens. Bochum: Verlag Dr. Dieter Winkler.

Röber-Siekmeyer, C. (1997) Die Schriftsprache entdecken. Rechtschreiben im offenen Unterricht. Weinheim: Beltz.

Röber-Siekmeyer, C., Pfisterer, K. (1998) In: Weingarten, R., Günther, H. (1998) Schriftspracherwerb. Baltmannsweiler: Schneider Verlag Hohengehren, 36 – 61.

Romonath, R., Gregg, N. (2002) Landesforschungsprojekt, M.-V. „Optimierung von Lese-Rechtschreibfähigkeiten legasthener Schüler im mittleren und älteren Schulalter, Untersuchung der phonologischen und orthographischen Verarbeitungsfähigkeiten" – Konzept und erste Ergebnisse. In: Schulte-Körne, G. (Hrsg.) Legasthenie: Zum aktuellen Stand der Ursachenforschung, der diagnostischen Methoden und der Förderkonzepte. Bochum: Verlag Dr. Dieter Winkler, 347 – 358.

Saffran, E.M. (1980) Reading in deep dyslexia is not ideographic. Neuropsychologia 18, 219 – 223.

Saffran, E., Schwartz, M.F., Marin, O.S. (1976) Semantic mechanisms in paralexia. Brain and Language 3, 255 – 265.

Saß, H., Wittchen, H.U., Zaudig, M. (1996) Diagnostisches und statistisches Manual psychischer Störungen, DSM-IV. Göttingen: Hogrefe.

Scheerer-Neumann, G. (2004) Lese-Rechtschreib-Schwäche: Wo stehen wir heute? In: Thomé, G. (Hrsg.) Lese-Rechtschreib-Schwierigkeiten (LRS) und Legasthenie. Eine grundlegende Einführung. Weinheim: Beltz, 22 – 39.

Scheerer-Neumann, G., Hofmann, C.D. (2002) Phonologische Bewusstheit im Grundschulalter: Die Entwicklung eines Testverfahrens und sprachvergleichende Befunde. In: Schulte-Körne, G. (Hrsg.) Legasthenie: Zum aktuellen Stand der Ursachenforschung, der diagnostischen Methoden und der Förderkonzepte. Bochum: Verlag Dr. Dieter Winkler, 131 – 148.

Schmalohr, E. (1968) Zur akustischen Durchgliederungsfähigkeit als Voraussetzung des Lesenlernens bei 4- bis 6jährigen Kindern. Schule und Psychologie 15, 295 – 303.

Schmalohr, E. (1976) Psychologie des Erstlese- und schreibunterrichtes. 3. Auflage. München: Reinhardt Verlag.

Schneider, W., Küspert, P., Roth, E., Vise, M., Marx, H. (1997) Short- and long-term effects of training phonological awareness in kindergarden: evidence from two German studies. Journal of Experimental Child Psychology 66, 311 – 340.

Schneider, W., Roth, E., Ennemoser, M. (2000) Training phonological skills and letter knowledge in children at risk for dyslexia: A comparison of three kindergarden intervention programs. Journal of Educational Psychology 92, 284–295.

Schneider, W., Visé, M., Reimers, P., Blaesser, B. (1994) Auswirkungen eines Trainings der sprachlichen Bewusstheit auf den Schriftspracherwerb in der Schule. Zeitschrift für Pädagogische Psychologie 8, 177–188.

Schröder, A., Kauschke, C., De Bleser, R. (2004) Messungen des Erwerbsalters für konkrete Nomina. Neurolinguistik 18, 107–138.

Schröder, A., Stadie, N. (2003) Analyse des buchstabierenden Lesens bei Entwicklungsdyslexie. Neurolinguistik 17 (1), 33–54.

Schründer-Lenzen, A. (2004) Schriftspracherwerb und Unterricht. Bausteine professionellen Handlungswissens. Opladen: Leske & Budrich.

Schulte-Körne, G. (2001a) Lese-Rechtschreibstörung und Sprachwahrnehmung. Münster: Waxmann.

Schulte-Körne, G. (2001b) Legasthenie: erkennen, verstehen, fördern. Beiträge zum 13. Fachkongress des Bundesverbandes Legasthenie 1999. Bochum: Verlag Dr. Dieter Winkler.

Schulte-Körne, G. (2002a) Neurobiologie und Genetik der Lese-Rechtschreibstörung (Legasthenie). In: Schulte-Körne, G. (Hrsg.) Legasthenie: Zum aktuellen Stand der Ursachenforschung, der diagnostischen Methoden und der Förderkonzepte. Bochum: Verlag Dr. Dieter Winkler, 13–42.

Schulte-Körne, G. (2002b) Legasthenie: Zum aktuellen Stand der Ursachenforschung, der diagnostischen Methoden und der Förderkonzepte. Bochum: Verlag Dr. Dieter Winkler.

Schulte-Körne, G. (2004) Lese-Rechtschreib-Störung. Symptomatik, Diagnostik, Verlauf, Ursachen und Förderung. In: Thomé, G. (Hrsg.) 2004. Lese-Rechtschreib-Schwierigkeiten (LRS) und Legasthenie. Eine grundlegende Einführung. Weinheim: Beltz, 64–85.

Schulte-Körne, G., Deimel, W., Remschmidt, H. (2001) Zur Diagnostik der Lese-Rechtschreibstörung. Zeitschrift für Kinder- und Jugendpsychiatrie und Psychotherapie 29/2001c, 113–116.

Schulte-Körne, G., Mathwig, F. (2004) Das Marburger Rechtschreibtraining. Ein regelgeleitetes Förderprogramm für rechtschreibschwache Kinder. 2. Aufl. Bochum: Verlag Dr. Dieter Winkler.

Seidenberg, M.S., McClelland, J.L. (1989) A distributed developmental model of word recognition and naming. Psychological Review 96, 523–568.

Seidenberg, M.S., Waters, G.S., Barnes, M.A., Tanenhaus, M.K. (1984) When does irregular spelling or pronounciation influence word recognition? Journal of Verbal Learning and Verbal Behavior 23, 383–404.

Semenza, C., Luzzatti, C., Carabelli, S. (1997) Morphological Representation of Compound Nouns: A Study On Italian Aphasic Patients. Journal of Neurolinguistics 10 (1), 33–43.

Seymour, Ph., Bunce, F. (1994) Application of cognitive models to remediation in case of developmental dyslexia. In: Riddoch, M.J., Humphreys, G.W. (eds.) Cognitive Neuropsychological Rehabilitation, 349–377.

Seymour, P.H.K., MacGregor, C.J. (1984) Developmental dyslexia: Experimental analysis of phonological, morphemic, and visual impairments. Cognitive Neuropsychology 1, 43–82.

Shallice, T. (1988) From Neuropsychology to Mental Structure. Cambridge: University Press.

Share, S.P.A. (1989) IQ and reading progress: A test of the capacity notion of IQ. Journal of the American Academy of Child and Adolescent Psychiatry 28, 97–100.

Share, D.L., Stanovich, K.E. (1995) Accommodating individual differences in critiques: Replies to our commentators. Issues in Education 1, 105–121.

Shaywitz, S.E. (1997) Legasthenie – gestörte Lautverarbeitung. Spektrum der Wissenschaft 1, 68–76.

Shaywitz, S.E., Fletcher, J.M., Holahan, J.M., Schneider, A.E., Marchione, K.E., Stuebing, K.K., Francis, D.J., Pugh, K.R., Shaywitz, B.A. (1999) Persistence of dyslexia: The Conneticut longitudinal study at adolescence. Pediatrics 104 (6), 1351–1359.

Shaywitz, S.E., Shaywitz, B.A., Fletcher, J.M., Escobar, M.D. (1990) Prevalence of reading disabilities in boys and girls. The Journal of the American Medical Association 264, 998–1002.

Shu, H., Meng, X., Chen, X., Luan, H., Cao, F. (2005) The Subtypes of Developmental Dyslexia in Chinese: Evidence from Three Cases. Dyslexia 11, 292–310.

Shulman, H.G., Hornak, R., Sanders, E. (1978) The effects of graphemic phonetic and semantic relationships on access to lexical structures. Memory and Cognition 6, 115–23.

Siegel, S. (1956) Nonparametric statistics for the behavioral sciences. New York: McGraw Hill.

Simon, D.P., Simon, H.A. (1973) Alternative uses of phonemic information in spelling. Review of Educational Research 43, 115–137.

Ska, B., Garneau-Beaumont, D., Chesneau, S., Damien, B. (2003) Diagnosis and rehabilitation attempt of a patient with acquired deep dyslexia. Brain and Cognition 53, 359–363.

Spencer, P.G. (2006) Kindliche Aphasie – Hintergründe und Praxis. Not durch Hirnverletzung, Schlaganfall oder sonstige erworbene Hirnschäden, 3, 24–28.

Springer, L., Wucher, K. (2001) Therapie der Entwicklungsdyslexie und -dysgraphie (Lese-Rechtschreib-Schwäche). In: Böhme, G. (Hrsg.) Sprach-, Sprech-, Stimm- und Schluckstörungen. Band 2: Therapie. 3. Aufl. München: Urban & Fischer, 48–66.

Stachowiak, F.-J. (1979) Zur semantischen Struktur des subjektiven Lexikons. München: Wilhelm Fink.

Stackhouse, J., Wells, B. (1997) Children's speech and literacy difficulties. A psycholinguistic framework. Whurr: London.

Stadie, N., Cholewa, J., De Bleser, R., Tabatabaie, S. (1994) Das neurolinguistische Expertensystem LeMo. Neurolinguistik 1, 1–27.

Stadie, N., Rilling, E. (2006) Evaluation of lexically and nonlexically based reading treatment in a deep dyslexic. Cognitive Neuropsychology 23 (4), 643–672.

Stager, C.L., Werker, J.F. (1997) Infants listen for more phonetic detail in speech perception than in word-learning tasks. Nature 388, 381–382.

Stahl, S.A., Murray, B. (1998) Issues involved in defining phonological awareness and its relation to early reading. In: Metsala, J.L., Ehri, L.C. (eds.) Word recogni-

177

tion in beginning literacy. Mahwah, NJ: Erlbaum, 89–120.

Stanovich, K.E. (1994) Does dyslexia exist? Journal of Child Psychology and Psychiatry 35, 579–595.

Stanovich, K.E., Bauer, D.W. (1978) Experiments on the spelling-to-sound regularity effect in word recognition. Memory and Cognition 6, 410–15.

Stanovich, K.E. Nathan, R.G., Zolman, E.B. (1988) The developmental lag hypthotesis in reading: Longitudinal and reading-level comparison. Child Development 59, 71–86.

Stark, L.W., Giveen, S.C., Terdiman, J.F. (1991) Specific dyslexia and eye movements. In: Stein, J.F. (ed.) Vol. 13: Vision and visual dysfunction. Boca Raton, FL: CRC-Press, 203–232.

Strauch, B. (2005) Dialekt in Mittelhessen. Oberhessisches Taschenwörterbuch. Gießen: Köhler KG.

Stroop, J.R. (1935) Studies of interference in serial verbal reactions. Journal of Experimental Psychology 18, 643–662.

Stuart, M., Howard, D. (1995) KJ: A developmental deep dyslexic. Cognitive Neuropsychology 12, 793–824.

Stumpf, P., Coninx, F. (2005) Das Ravensburger Projekt zur Sprachförderung im Vorschulalter. Die Sprachheilarbeit 50 (6), 300–309.

Suchodoletz, von, W. (2003) Therapie der Lese-Rechtschreib-Störung (LRS). Traditionelle und alternative Behandlungsmethoden im Überblick. Stuttgart: Kohlhammer.

Taft, M., Forster, K.I. (1976) Lexical storage and retrieval of polymorphemic and polysyllabic words. Journal of Verbal Learning and Verbal Behavior 15, 607–620.

Tallal, P. (1980) Auditory temporal perception, phonics, and reading disability in children. Brain and Language 9, 182–198.

Temple, C.M. (1985) Developmental surface dysgraphia: A case report. Applied Psycholinguistics 6, 391–406.

Temple, C., Marshall, J. (1983) A case study of developmental phonological dyslexia. British Journal of Psychology 74, 517–33.

Thomé, G. (2004) Lese-Rechtschreib-Schwierigkeiten (LRS) und Legasthenie. Eine grundlegende Einführung. Weinheim: Beltz.

Topsch, W. (2000) Grundkompetenz: Schriftspracherwerb. Neuwied: Luchterhand (= Studientexte für das Lehramt Band 5).

Torgesen, J.K. (1989) Cognitive and behavioral characteristics of children with learning disabilities: Concluding comments. Journal of Learning Disabilities 22, 166–168.

Treiman, R.A. (1984) Individual differences among children in reading and spelling styles. Journal of Experimental Child Psychology 37, 463–477.

Underwood, G., Petley, K., Clews, S. (1990) Searching for Information during Sentence Comprehension. In: Groner, R., d'Ydewalle, G., Pakham, R. (eds.) From Eye to Mind: Information Acquisition in Perception, Search and Reading. North Holland: Elsevier, 191–203.

Valdois, S., Gerard, C., Vanault, P., Dugas, M. (1995) Peripheral developmental dyslexia: a visual attentional account? Cognitive Neuropsychology 12 (1), 31–67.

Van Orden, G.C., Pennington, B.F., Stone, G.O. (1990) Word identification in reading and the promise of subsymbolic psycholinguistics. Psychological Review 97, 488–522.

Vater, H. (1992) Zum Silben-Nukleus im Deutschen. In: Eisenberg, P., Ramers, K.H., Vater, H. (Hrsg.) Silbenphonologie des Deutschen. Tübingen: Narr (= SdG 42), 1–44.

Vellotino, F.R., Scanlon, D.M., Sipay, E.R., Small, S.G., Pratt, A., Chen, R.S., Denckla, M.B. (1996) Cognitive profiles of difficult-to-remediate and readily remediated poor readers: Early intervention as a vehicle for distinguishing between cognitive and experiential deficits as basic causes of specific reading disability. Journal of Educational Psychology 88, 601–638.

Venetzky, R.L. (1970) The structure of English orthography. The Hague: Mouton.

Venetzky, R.L. (1991) The development of literacy in the industrialized nations of the west. In: Barr, R., Kamil, M.L., Mosenthal, P., Pearson, P.D. (eds.) Handbook of research on reading. Vol. II. New York: Longman, 46–67.

Viswanathan, M., Kiran, S. (2005) Treatment for pure alexia using a model based approach: Evidence from one acute aphasic individual. Brain and Language 95, 204–206.

Warnke, A., Hemminger, U., Plume, E. (2004) Lese-Rechtschreibstörungen. Göttingen: Hogrefe.

Warnke, A., Wewetzer, C., Grimm, T. (1998) Lese- und Rechtschreibstörungen: Begriff – neurobiologische Befunde – Prognose. Sprache-Stimme-Gehör 22, 3–7.

Watson, B.U. (1992) Auditory temporal acuity in normally achieving and learning-disabled college students. Journal of Speech and Hearing Research 35, 148–156.

Weekes, B., Coltheart, M. (1996) Surface dyslexia and surface dysgraphia: Treatment studies and their theoretical implications. Cognitive Neuropsychology 13, 277–315.

Weissenberg, S. (1891) Ein Beitrag zur Lehre von den Lesestörungen auf Grund eines Falles von Dyslexie. Archiv für Psychiatrie und Nervenkrankheiten 22, 414–436.

Werker, J.F., Lalonde C.E. (1988) Cross-language speech perception: Initial capabilities and developmental change. Developmental Psychology 24, 672–683.

Werker, J.F., Stager, C.L. (2000) Developmental changes in infant speech perception and early word learning: Is there a link? In: Broe, M.B., Pierrehumbert, J.B. (eds.) Acquisition of the Lexicon. Cambridge: University Press, 181–193 (= Papers in Laboratory Phonology V).

Werker, J., Tees, R. (1984) Cross-language speech production: Evidence for perceptual reorganization during the first year of life. Infant Behavior and Development 7, 49–63.

Wiese, R. (1986) Zur Theorie der Silbe. Studium Linguistik 20, 1–15.

Wiese, R. (1988) Silbische und Lexikalische Phonologie. Studien zum Chinesischen und Deutschen. Tübingen: Niemeyer.

Wiese, R. (2000) The Phonology of German. Oxford: Oxford University Press.

Wildegger-Lack, E. (2003) Littera. Gemering: Verlag Wildegger.

Willmes, K., Poeck, K. (1993) To what extent can aphasic syndromes be localized? Brain 116, 1527–1540.

Wimmer, H. (1996) Legasthenie – eine phonologische Störung? In: Spiel, U. Kastner-Koller, Deimann, P. (Hrsg.) Motivation und Lernen aus der Perspektive lebenslanger Entwicklung. Münster: Waxmann, 75–85.

Wimmer, H., Goswami, U. (1994) The influence of orthographic consistency on reading development: Word recognition in English and German children. Cognition 51, 91–103.

Wimmer, H., Landerl, K. (1998) Lese-Rechtschreib-Schwächen. In: Rost, D.H. (Hrsg.) Handwörterbuch Pädagogische Psychologie. Weinheim: Psychologie Verlags Union, 322–327.

Wimmer, H., Landerl, K., Linorter, R., Hummer, P. (1991)

The relationship of phonemic awareness to reading acquisition: More consequence than precondition but still important. Cognition 40, 219–249.

Wise, B., Ring, J., Olson, R.K. (1999) Training phonological awareness with and without explicit attention to articulation. Journal of Experimental Child Psychology 72, 271–304.

Yampolsky, S., Waters, G. (2002) Treatment of single word oral reading in an individual with deep dyslexia. Aphasiology 16 (4/5/6), 455–471.

Zoccolotti, P., De Luca, M., Di Pace, E., Gasperini, F., Judica, A., Spinelli, D. (2005) Word length effect in early reading and in developmental dyslexia. Brain and Language 93, 369–373.

Zwitserlood, P. (1994) The Role of Semantic Transparency in the Processing and Representation of Dutch Compounds. Language and Cognitive Processes 9 (3), 341–368.

Sachverzeichnis